感染病学临床典型病例荟萃

主编 秦恩强 郭彩萍 王凌航

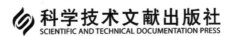

·北京·

图书在版编目（CIP）数据

感染病学临床典型病例荟萃/秦恩强，郭彩萍，王凌航主编．—北京：科学技术文献出版社，2018.8

ISBN 978－7－5189－4771－3

Ⅰ.①感… Ⅱ.①秦… ②郭… ③王… Ⅲ.①感染—疾病学—病案 Ⅳ.①R4

中国版本图书馆 CIP 数据核字（2018）第 195432 号

感染病学临床典型病例荟萃

| 策划编辑：张 微 | 责任编辑：张 微 | 责任校对：赵 瑷 | 责任出版：张志平 |

出 版 者　科学技术文献出版社
地　　址　北京市复兴路 15 号　邮编　100038
编 务 部　（010）58882938，58882087（传真）
发 行 部　（010）58882868，58882870（传真）
邮 购 部　（010）58882873
官方网址　www.stdp.com.cn
发 行 者　科学技术文献出版社发行　全国各地新华书店经销
印 刷 者　石家庄文义印刷有限公司
版　　次　2018 年 8 月第 1 版　2018 年 8 月第 1 次印刷
开　　本　787×1092　1/16
字　　数　335 千
印　　张　14.25　彩插 14 面
书　　号　ISBN 978－7－5189－4771－3
定　　价　135.00 元

版权所有　违法必究

购买本社图书，凡字迹不清、缺页、倒页、脱页者，本社发行部负责调换

《感染病学临床典型病例荟萃》编委会

主　编

秦恩强　中国人民解放军第三〇二医院
郭彩萍　北京佑安医院
王凌航　北京地坛医院

副主编

涂　波　中国人民解放军第三〇二医院
徐　哲　中国人民解放军第三〇二医院
张　昕　中国人民解放军第三〇二医院
黄　磊　中国人民解放军第三〇二医院
董景辉　中国人民解放军第三〇二医院
周光德　中国人民解放军第三〇二医院
王兆海　中国人民解放军第三〇二医院
刘素霞　中国人民解放军第三〇二医院
赵　鹏　中国人民解放军第三〇二医院
毕京峰　中国人民解放军第三〇二医院
田亚坤　北京佑安医院

编　委
（按姓氏笔画排序）

石　磊　中国人民解放军第三〇二医院
冯　宇　中国人民解放军第三〇二医院
朱海燕　中国人民解放军总医院

向　攀　北京地坛医院
李　丽　北京地坛医院
杨　光　中国人民解放军第三〇二医院
吴　丹　中国人民解放军第三〇二医院
余灵祥　中国人民解放军第三〇二医院
张玉林　北京佑安医院
张玉敏　中国人民解放军第三〇二医院
陈大为　中国人民解放军第三〇二医院
画　伟　北京佑安医院
赵　新　中国人民解放军第三〇二医院
崔恩博　中国人民解放军第三〇二医院
谢杨新　中国人民解放军第三〇二医院
赖　曼　北京佑安医院

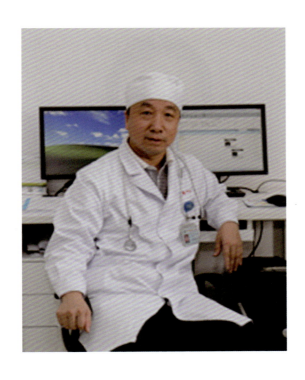

第一主编简介

秦恩强,医学博士,副主任医师,北京大学医学部副教授、硕士研究生导师,中国人民解放军第三〇二医院感染性疾病诊疗与研究中心二科主任。系中华医学会热带病分会肝炎组副组长,中国老年医学学会感染病管理和控制分会委员,北京医师协会感染分会理事,北京医学会感染分会青年委员,中国医院协会艾滋病综合诊治组副组长,北京市丰台区食源性疾病处置专家。

从事传染病诊治工作20余年,对各种病因所致肝炎、不明原因发热、中枢神经系统感染、感染性腹泻、艾滋病及机会性感染等的诊治有较为丰富的临床经验。先后参加首都抗击SARS、甲型H_1N_1流感疫情,多次赴非洲执行疫情控制和援外任务,2014年作为首批解放军援塞医疗组负责人赴塞拉利昂抗击埃博拉病毒病,圆满完成任务。作为技术骨干参与完成了国家重大科技攻关计划、国家自然科学基金等课题10余项;发表论文100余篇,其中SCI论文15篇,主编、副主编、参编专著10余部,获军队医疗成果三等奖和科技进步二等奖各1项。获北京市优秀中青年医师、北大医学部优秀教师等荣誉。荣立二等功、三等功各1次。

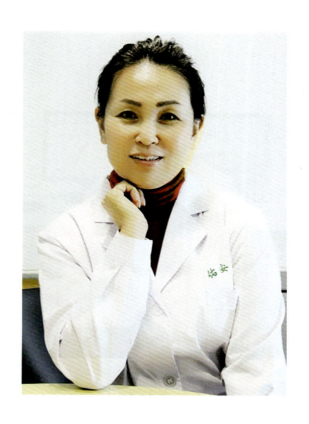

第二主编简介

郭彩萍，主任医师，副教授，首都医科大学附属北京佑安医院感染中心副主任，感染一科主任。中国亚健康防治协会理事，中国性病艾滋病防治协会学术委员会临床治疗学组副组长，中国医院协会传染病医院管理分会艾滋病综合管理专业学组委员，北京医师协会感染分会理事，北京市艾滋病二线治疗组专家。1993年以来一直在传染病临床一线工作，2003年以后重点从事包括艾滋病在内的各类感染性疾病的防治工作及科学研究。于2004年赴泰国交流学习半年。先后多次受国家卫生部、国家CDC，以及国家预防医学会的邀请和委托赴多省市进行学术交流、技术指导工作。擅长包括肝炎、艾滋病在内的各类感染性疾病的诊疗，尤其是各种机会性感染的诊断、鉴别诊断，以及治疗。近5年来以第一作者和通讯作者发表论文20余篇，参与副主编及编辑书籍3部。承担十二五重大科技专项、北京市科委艾滋病重大专项，以及首都医学发展科学基金4项。

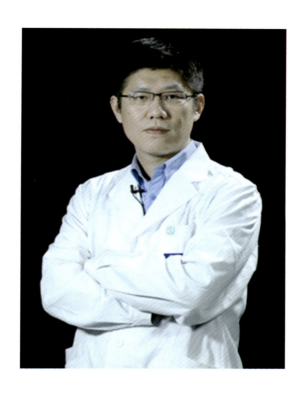

第三主编简介

  王凌航，主任医师，首都医科大学附属北京地坛医院感染性疾病诊治与研究中心主任，感染病急诊主任，首都医科大学传染病研究所副所长。英国牛津大学临床免疫学博士，北京医学会感染病学分会青年委员会副主任委员，北京医师协会感染科专科医师分会理事，中国医院协会传染病医院管理分会艾滋病综合管理专业学组副组长，北京市青年联合会第十一届委员会委员，北京市朝阳区医学会第十届内科学学科委员。

  从1998年起在北京地坛医院工作至今，历经2003年SARS、2008年手足口病、2010年H_1N_1、2013年H_7N_9等重大疫情，一直战斗在临床一线，2014年作为国家卫生计生委抗击埃博拉专家援助几内亚。在地坛医院感染科工作10年，感染病重症监护病房工作5年；2006年在法国勒芒医院进修气管镜检查技术后回地坛医院建立了气管镜检查室，给艾滋病合并肺部机会致病病原感染的检测提供了有力平台，迄今完成镜下检查400余例。

  北京医科大学传染病学授课教师，多年来承担了各类临床带教及临床大课讲授。主要研究方向：感染免疫和宿主免疫细胞及分子多态性分析；共发表国内核心期刊文章 12 篇，SCI 论文 20 篇，参编专著 2 部。目前主持国家传染病重大专项子课题 2 项。

获奖情况：

2015 年 第 29 届北京青年五四奖章获得者

2014 年 中华之光 传播中华文化年度获奖集体 中国援非医疗队

2016 年 获北京市科学技术奖一等奖

2016 年 获首都优秀青年医生

序

感染性疾病是由各种致病微生物感染所致，长期以来，人类饱受其侵扰之苦。历史上曾发生过多次诸如鼠疫、霍乱、流行性感冒等感染性疾病/传染病的暴发性流行，给人类带来了巨大的灾难，很多人甚至失去了生命。近代以来，随着医学科学水平和人类防御疾病能力的不断提高，很多传统的、经典的传染病发病率和病死率有了明显的降低。但各种新发、再发传染病，如SARS、AIDS、MERS、人感染禽流感、结核病等仍层出不穷，对感染病科医生不断提出更大、更多的挑战。

本书三位主编秦恩强、郭彩萍、王凌航教授分别来自中国人民解放军第三〇二医院、首都医科大学附属北京佑安医院和首都医科大学附属北京地坛医院，作为三家全国知名的三级甲等传染病专科医院的中青年专家学者，长期工作在传染病临床一线，对各种感染性疾病如不明原因发热、发疹性传染病、中枢神经系统感染、感染性腹泻、艾滋病及机会性感染、各种病因所致肝炎，以及经典传染病的诊断与鉴别诊断、临床治疗和新发、突发传染病的甄别及防治等有着丰富的临床经验和独到的见解。特别是秦恩强教授还在2014年作为首批解放军援塞医疗组负责人赴塞拉利昂抗击埃博拉病毒病，圆满完成任务。

本书内容精选汇编了四家医院感染科相关专家学者临床工作多年来的典型病例，每个病例包括基本资料、入院查体、诊断依据、初步诊断、诊治经过、出院诊断、经验总结等内容，结构清晰，图文并茂，重点突出。这些病例中有常见典型病例，有疑难病例，也有罕见少见病例，都是临床宝贵的学术资料，从临床诊疗出发，经提炼汇总成编，这一定会对同行有着很好的借鉴意义，同时对提高行业诊疗水平有极高重要的临床指导价值。

我衷心希望由秦恩强、郭彩萍、王凌航三位教授主编的《感染病学临床典型病例荟萃》的出版将有助于提高我国感染科广大中青年医生的临床诊疗能力，增强我国应对各种感染性疾病的整体能力和水平，为在中国实现WHO所倡导的2030健康相关可持续发展目标起到积极的促进作用。

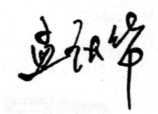

中央保健局会诊专家
卫生部疾病预防控制专家委员会传染病防治分会委员
中华医学会感染性疾病学会常委兼秘书长
2018年5月28日

前　言

感染性疾病既包括临床常见病和多发病，也包括少见病，甚至罕见疾病。对临床医生而言，不但要掌握常见病和多发病的诊治特点，对少见病和罕见病的临床规律也要熟悉，以做到早诊断、早治疗、有效治疗，改善预后。作者行医 20 余年，对感染性疾病的诊疗经历了从陌生到熟悉、从懵懵懂懂到豁然开朗、从不得要领到精准诊断的过程，第一时间亲身经历了非典型肺炎、甲型 H_1N_1 流感、非洲埃博拉病毒病等重大传染病防控事件，体会到了做一名合格的感染科医生的艰难历程，一般来说感染性疾病具备以下特点：

1. 发热是感染性疾病最有意义的临床特征。有病原体感染是感染性疾病的特征，病原体进入机体导致最早的症状就是发热，但发热并不仅见于感染性疾病，如肿瘤性疾病、结缔组织疾病等许多疾病的发病形式也是发热，并且具有长期性、顽固性，这就要求临床医生对发热性疾病的疾病谱要熟悉，熟练掌握诊治流程和规律，不断提高诊疗水平。

2. 感染性疾病症状多种多样，临床上呈现不同的症候群。如呼吸道症候群、消化道症候群、脑炎脑膜炎症候群、发热伴出疹症候群、发热伴出血症候群等，并且上述症候群经常重叠出现，如临床医生熟悉的很多呼吸道感染性疾病如 SARS、人感染高致病性禽流感，部分患者可以出现腹泻等消化道症状；再比如轮状病毒腹泻在发病前很多患者首先出现上呼吸道感染症状。

3. 临床医生应重视物理诊断在感染性疾病中的地位。目前临床检查手段越来越丰富，可选择的方法很多，但详细的采集病史、系统的体格检查仍是最重要的诊断手段，可以解决绝大部分临床问题，如皮肤的皮疹、咽部扁桃体的改变、心肺听诊的异常、脑膜刺激征的存在等对诊断具有极大的帮助。但近年来很多医生这方面的能力出现下降，盲目开检查，大撒网式诊断，这不但无助于临床能力的提高，也是看病难、看病贵的原因之一。

4. 临床医生应熟悉许多感染性疾病有其独特的特点，对诊断具有指向性作用。临床医生必须熟练掌握该特点以提高早期诊断水平和能力。如麻疹患者早期除发热外，在未出疹前最具诊断价值的体征就是口腔黏膜的 Koplik 斑，该体征具有特异性，一旦发现可早期诊断，如果临床医生不了解该特点，十之八九早期是要误诊的。

5. 临床医生应重视常规实验室检查对感染性疾病的诊断价值。如引起白细胞升高的疾病，临床医生可能首先想到的是细菌性感染，而某些病毒性疾病如传染性单核细胞增多症、流行性乙型脑炎、肾综合征出血热、狂犬病的实验室特点就是白细胞明显升高。

6. 临床医生应重视流行病学史在感染性疾病诊断中的地位。许多感染性疾病是有传染性的，而多人同时发病是其特点，临床医生在问诊过程中必须引起足够的重视，否则一旦由于误诊、漏诊造成传染病播散是要担负责任的，我国传染病防治法有明确的要求，2003 年的 SARS 所带来的教训足够深刻。流行病学史有时也是对诊断有帮助的最重要的线索，如目前布鲁菌病发病逐渐增多，从事与牛、羊、猪等牲畜接触、加工等工作是患病的危险因素，如果出现发热、关节疼痛等相关症状，第一时间就要考虑到感染布鲁菌的可能。

7. 临床医生应合理选择特殊的检查方法用于疑难疾病的诊断。在临床上很多发热性疾病是很难经过常规检查做出诊断的，这就需要临床医生选择合适的方法以达到明确诊断的目的，如骨髓穿刺、肝肺等器官组织穿刺、淋巴结活检、各种组织培养、PET－CT 等，对于疑难疾病明确诊断非常有帮助。

患者的临床症状千变万化，表现多种多样，但万变不离其宗，只要掌握疾病的本质特点就能在看似乱麻中发现线索，及时诊断，有效治疗，这需要经年累月的积累和付出。出版本书的目的在于回顾总结感染性疾病典型病例，期望对基层和低年资临床医生提高临床诊疗水平有帮助，对读者有益。由于水平有限，书中难免有遗漏和错误之处，恳请广大的读者朋友和同道批评指正。

编者

2018 年 4 月

目　录

第一章　病毒感染 …………………………………………………………… (1)
　第一节　流行性感冒 ……………………………………………………… (1)
　　病例1　流行性感冒 …………………………………………………… (1)
　　病例2　甲型 H_1N_1 流感合并肺炎 …………………………………… (3)
　　病例3　H_7N_9 禽流感合并肺炎 ……………………………………… (7)
　第二节　55型腺病毒肺炎 ………………………………………………… (11)
　第三节　流行性腮腺炎 …………………………………………………… (15)
　　病例1　流行性腮腺炎合并脑膜炎 …………………………………… (15)
　　病例2　流行性腮腺炎合并睾丸炎 …………………………………… (17)
　第四节　病毒性肝炎 ……………………………………………………… (19)
　　病例1　急性甲型病毒性肝炎 ………………………………………… (19)
　　病例2　急性乙型病毒性肝炎 ………………………………………… (21)
　　病例3　急性丙型病毒性肝炎 ………………………………………… (23)
　　病例4　急性戊型病毒性肝炎 ………………………………………… (25)
　第五节　麻疹合并肺炎 …………………………………………………… (28)
　第六节　风　疹 …………………………………………………………… (32)
　第七节　水　痘 …………………………………………………………… (34)
　　病例1　水痘合并肺炎 ………………………………………………… (34)
　　病例2　水痘合并脑炎 ………………………………………………… (38)
　第八节　EB病毒感染 ……………………………………………………… (40)
　　病例1　传染性单核细胞增多症 ……………………………………… (40)
　　病例2　慢性活动性EB病毒感染 ……………………………………… (43)
　第九节　肠道病毒感染 …………………………………………………… (46)
　　病例1　手足口病 ……………………………………………………… (46)
　　病例2　轮状病毒腹泻 ………………………………………………… (49)

第十节	流行性乙型脑炎	(52)
第十一节	肾综合征出血热	(55)
第十二节	登革热	(59)
第十三节	黄热病	(62)
第十四节	巨细胞病毒感染	(66)
第十五节	艾滋病	(69)

  病例1 卡氏肺孢子菌肺炎 (69)
  病例2 肺曲霉菌病 (73)
  病例3 马尔尼菲青霉菌感染 (78)
  病例4 巨细胞病毒视网膜炎 (83)
  病例5 消化道念珠菌病 (86)
  病例6 新型隐球菌脑膜炎 (90)
  病例7 隐孢子虫肠炎 (96)
  病例8 肺结核 (99)
  病例9 播散性结核 (102)

第十六节 狂犬病 (105)
第十七节 发热伴血小板减少综合征 (108)

第二章 细菌感染 (112)

第一节 猩红热 (112)
第二节 皮肤炭疽 (114)
第三节 细菌性脑膜炎 (118)
  病例1 流行性脑脊髓膜炎 (118)
  病例2 化脓性脑膜炎 (121)
第四节 霍乱 (125)
第五节 中毒型菌痢 (127)
第六节 鼠疫 (129)
第七节 百日咳 (131)
第八节 布鲁菌病（骨关节病变） (133)
第九节 结核病 (136)
  病例1 肝结核 (136)
  病例2 骨结核（腰椎结核） (141)
第十节 肝脓肿 (144)
  病例1 肺炎克雷伯杆菌肝脓肿 (144)
  病例2 木糖氧化产碱杆菌肝脓肿 (146)

第十一节　败血症 …………………………………………………… (153)
第十二节　军团菌肺炎 ………………………………………………… (156)
第十三节　类鼻疽 ……………………………………………………… (160)
第十四节　感染性心内膜炎 …………………………………………… (163)
第十五节　鼠伤寒沙门菌肠炎 ………………………………………… (167)

第三章　部分其他病原体所致感染性疾病 …………………………… (170)
第一节　华支睾吸虫病 ………………………………………………… (170)
第二节　嗜酸性粒细胞增多性脑膜炎 ………………………………… (173)
第三节　支原体肺炎 …………………………………………………… (176)
第四节　立克次体病 …………………………………………………… (179)
　病例1　斑疹伤寒 …………………………………………………… (179)
　病例2　恙虫病 ……………………………………………………… (183)
　病例3　人无形体病 ………………………………………………… (186)
第五节　螺旋体感染 …………………………………………………… (190)
　病例1　梅毒（神经梅毒）………………………………………… (190)
　病例2　莱姆病 ……………………………………………………… (193)
第六节　原虫感染 ……………………………………………………… (195)
　病例1　阿米巴病 …………………………………………………… (195)
　病例2　疟疾 ………………………………………………………… (199)
　病例3　黑热病 ……………………………………………………… (204)
　病例4　弓形虫病 …………………………………………………… (209)

彩色插图 ………………………………………………………………… (213)

第一章 病毒感染

第一节 流行性感冒

病例1 流行性感冒（甲型病毒）

一、病例资料

患者，女，35岁，主因"发热3天"于2017年3月21日入院。

病前1周有流感患者接触史。既往体健，否认肝炎、伤寒、结核病史，无慢性病史，2012年行剖宫产，无外伤史，无中毒史，无药物过敏史。无烟酒嗜好。

缘于2017年3月18日因劳累后出现发热，体温最高达39.1℃，伴畏寒、寒战、咽痛、全身酸痛、头痛、咳嗽，痰不易咳出，有流涕，无胸痛、喘憋、呼吸困难，无腹痛、腹泻。自服"阿莫西林、头孢类抗生素及退热药"（具体不详）效果不佳，仍有间断发热，出现恶心、呕吐，呕吐胃内容物1次，无咖啡样物，无腹痛、腹泻，3月21日测体温38.6℃，仍咳嗽，为求进一步诊治来我院，门诊查甲型流感病毒抗原阳性。血常规：WBC 6.10×10^9/L、N 79%。CRP 31.88mg/L。以"呼吸道感染"收住院。患者发病以来精神睡眠食欲一般，大小便正常，体重无明显减轻。

二、入院查体

T：37.8℃，HR：90次/分，R：18次/分，BP：111/75mmHg。发育正常，营养中等，急性热病容，神志清楚，问答切题，查体合作。全身皮肤未见皮疹，无皮下结节，全身皮肤无黄染，无皮下出血点。浅表淋巴结未触及肿大。双眼睑无充血，巩膜无黄染，瞳孔等大等圆，对光反射灵敏。鼻腔通畅，口唇淡红，牙龈无溢血、萎缩，舌苔厚白，伸舌居中，无震颤，口腔黏膜完整，咽部充血，扁桃体无肿大。颈部软，运动无受限，无颈静脉怒张，气管居中，甲状腺不肿大，无结节、震颤。胸廓无畸形，运动无受限，胸壁无水肿，肋骨无压痛，双乳对称，无红肿、压痛，无肿块，呼吸运动对称，语颤两侧相称，两肺叩诊呈清音，听诊呼吸音清，双下肺未闻及啰音，无胸膜摩擦音。心尖冲动有力，心前区无异常搏动，无抬举性冲动及细震颤，心界不扩大，心率90次/分，律齐，心音有力，心脏各瓣膜听诊区未闻及杂音，无心包摩擦音。腹平坦，下腹可见长约10cm陈旧手术瘢痕，无腹壁静脉曲张，腹软，全腹无压痛及反跳痛，未触及肿块，肝右肋、剑突下未触及，脾左肋下未触及，莫菲氏征阴性，肝上界右锁骨中线第五肋间，肝脾区轻叩痛，移动性浊音阴性，肠鸣音 3 次/分。肛门及外阴未见异常。脊柱无畸形，棘突无压痛，双肾区无叩痛，四肢关节无红肿及运动障碍，双下肢无水肿。生理反射存在，病理反射未引出。

三、诊断依据

（一）病情特点

1. 青年女性，急性起病，病程 3 天。
2. 病前 1 周有流感患者接触史。
3. 主要表现为发热、头痛、咽痛、咳嗽，外院使用口服多种抗生素治疗无效。
4. 查体　见咽部充血。其他无明确异常。
5. 实验室和辅助检查　提示血白细胞正常，甲型流感抗原阳性。

（二）诊断思路

该患者发病前有类似患者接触史，冬季为流感高发季节，典型的发热、咳嗽、全身肌肉酸痛及卡他症状，流感抗原检测阳性，可明确诊断。

四、初步诊断

流行性感冒（甲型病毒）

五、诊治经过

入院后给予磷酸奥司他韦（75mg，每 12 小时 1 次），同时给予解热镇痛药等对症处理。完善胸片：双肺未见异常。入院第 3 天患者体温恢复正常，临床症状缓解。第 4 天复查甲型流感抗原阴性，血常规：WBC 3.5×10^9/L、N 56%。CRP 10.6mg/L，第 5 天治愈出院。

六、出院诊断

流行性感冒（甲型病毒）

七、经验总结

1. 流行性感冒的诊断　该病是由流感病毒引起的一种急性呼吸道传染病，在世界范围内引起暴发和流行。典型表现是全身症状重（发热、乏力、头痛、肌肉关节酸痛等），而呼吸道症状轻（咳嗽、打喷嚏、流鼻涕等）。而普通感冒主要表现为呼吸道症状明显，全身症状轻。

2. 流行性感冒的治疗　早期使用奥司他韦、帕拉米韦抗病毒治疗有效，特别是在发病 24~48 小时使用效果好，所以早期诊断非常重要，一旦出现流感相关症状，尤其是具有高危因素的人群（有基础疾病、孕妇、老人、小孩等）应尽快到医院就诊，明确诊断，早期治疗。

3. 警惕流行性感冒的并发症　绝大多数流感病程在 5~10 天，预后好。但有基础疾病、孕妇、老人、小孩等可以出现肺炎、抽搐、脑炎等严重并发症，少数重症病例病情进展快，可因急性呼吸窘迫综合征（ARDS）和（或）多脏器衰竭而死亡。最好的预防方法是接种流感疫苗。

参 考 文 献

[1] 中华人民共和国国家卫生和计划生育委员会. 流行性感冒诊疗方案, 2018
[2] 姜波. 奥司他韦治疗甲型 H_1N_1 流感的疗效与安全性分析. 现代诊断治疗, 2016, 27(2): 260-261
[3] 张国良, 李秀惠, 夏章, 等. 奥司他韦对新型甲型 H_1N_1 流感轻症病例治疗效果的回顾性分析. 中华实验和临床病毒学杂志, 2012, 26(3): 211-213
[4] Goldstein E, Greene SK, Olson DR, et al. Estimating the hospitalization burden associated with influenza and respiratory syncytial virus in New York City, 2003—2011. Influenza Other Respir Viruses, 2015, 9(5): 225-233
[5] Takemoto Y, Asai T, Ikezoe I, et al. Clinical effeets of oseltamivir, zanamivir, laninamivir and peramivir on seasonalinfluenza infection in outpatients in Japan during the winter of 2012—2013. Chemotherapy, 2013, 59(5): 373-378

病例 2　甲型 H_1N_1 流感合并肺炎

一、病例资料

患者，男，45 岁，主因"发热、咳嗽 8 天，气短 4 天"于 2016 年 1 月 20 日入院。

发病前 1 周有类似症状患者接触史，否认禽类接触史。饮红酒 10 余年，每日约 1000ml，现未戒酒，吸烟 20 年，约每日 30 支，现未戒烟。

缘于 2016 年 1 月 12 日无明显诱因出现发热，体温最高可至 40℃，发热无明显规律。伴咳嗽、咳痰，痰为少量白色黏痰，有流涕症状，无咽痛、胸闷、腹痛、腹泻等其他不适，于当日就诊于当地医院，胸片提示双肺纹理增多，双肺可见斑片状影，给予头孢呋辛抗感染治疗 3 日后，体温仍未下降至正常，1 月 16 日改为莫西沙星抗感染治疗 2 日后，体温下降至 38℃以下，1 月 17 日出现气短，活动后明显，1 月 18 日入住当地医院查肺 CT 提示：双肺弥漫性斑片影，双侧少量胸腔积液。化验血 WBC 7.3×10^9/L，N 78.9%。PCT 0.06ng/ml，G 试验阴性，CRP 102.6mg/L，血气分析：pH 7.44、氧分压 56mmHg、二氧化碳分压 37mmHg、FiO_2 21%，当地疾控中心血及咽拭子回报：甲型 H_1N_1 流感核酸阳性，给予头孢噻肟钠、氟康唑、更昔洛韦、奥司他韦联合抗感染治疗，症状无明显缓解，为进一步诊治急诊转入我院，急诊以"甲型 H_1N_1 流感；重症肺炎"收住院。自发病以来，精神一般，食欲、睡眠欠佳，大小便正常，体重无明显变化。

二、入院查体

T：36.2℃，HR：72 次/分，R：22 次/分，BP：114/65mmHg，末梢血氧 90%。发育正常，营养良好，体型匀称，自动体位，正常面容，表情自然，神志清楚，精神尚可，步态正常,查体合作,语言正常,对答切题。全身皮肤黏膜无黄染、出血点及皮疹,未见皮下出血点,无皮下结节。全身浅表淋巴结无肿大及压痛。头颅正常,眼睑无水肿,结膜无充血水肿,巩膜无黄染,双侧瞳孔等大等圆,直径约为3mm,对光灵敏。外耳道无异常分泌物,乳突无压痛。鼻中隔不偏曲,各鼻窦区无压痛。口唇无发绀、疱疹、皲裂、溃疡及色素沉着,牙龈无红肿疼痛,无溢脓,无出血,舌体运动灵活,口腔黏膜无异常,扁桃体无肿大,软腭正常,咽部略充血,咽反射正常。颈软,无抵抗,未见颈静脉怒张,甲状腺正常,未触及明显震颤。胸廓对称无畸形,语颤正常两侧对称,未触及胸膜摩擦感。双肺叩诊呈清音,肺下界活动度正常。双下肺可闻及湿性啰音。语音传导两侧对称。心前区无隆起,心尖冲动正常。心尖冲动有力,未触及震颤,心包摩擦感未触及。心界正常。心率72次/分,律齐,心音正常。各瓣膜听诊区未闻及杂音,心包摩擦音未闻及。腹部平坦,腹壁静脉未见曲张,未见肠形及蠕动波。腹软,无压痛反跳痛,全腹未触及包块。肝脾肋下未触及,肝-颈静脉回流征阴性,胆囊未触及明显异常,墨菲氏征(-),双肾未触及。移动性浊音(-),肝上界位于右锁骨中线上平第五肋间,肝区叩击痛(-),双侧肾区叩击痛(-)。肠鸣音正常,4次/分,未闻及振水音及血管杂音。肛门与直肠及生殖器无异常。浅感觉正常,深感觉正常,浅反射正常,肱二头肌反射正常,跟腱反射正常,生理反射存在,病理反射未引出。

三、诊断依据

(一)病情特点

1. 青年男性,冬季急性起病,病程8天。
2. 病前1周有类似患者接触史。
3. 主要表现为发热、咳嗽、咳痰伴气短。
4. 查体 见咽部充血,双肺呼吸音粗,双肺可闻及啰音,其他无明确异常。
5. 实验室和辅助检查 提示血中性粒细胞百分比及CRP明显升高,甲型H_1N_1流感核酸阳性,血气分析明显低氧血症,肺部CT提示肺炎,双侧少量胸腔积液。

(二)诊断思路

该患者既往有长期吸烟史,发病前有类似患者接触史,且冬季为流感高发季节,初期表现即为高热、咳嗽及卡他症状,查体可闻及啰音,肺部影像提示多发斑片影,给予头孢类及喹诺酮类抗生素治疗效果差,考虑病毒性感染。之后出现气促,呼吸道症状加重,血气提示血氧分压明显降低,中性粒细胞比例升高,CRP升高,甲型H_1N_1流感核酸阳性,明确诊断病毒性肺炎,同时不除外合并耐药细菌感染。

四、初步诊断

流行性感冒(甲型H_1N_1流感病毒)合并重症肺炎、Ⅰ型呼吸衰竭、胸腔积液

五、诊治经过

入院后查血气分析:酸碱度7.46、氧分压78mmHg、二氧化碳分压39mmHg、剩余碱3.5mmol/L、FiO_2 37%。血WBC $12.31×10^9$/L,N 82.00%,CRP 38.86mg/L,PCT 0.025ng/ml,ESR 38.00mm/h。嗜肺军团菌IgM抗体、结核抗体阴性;G试验、GM试验

均正常；肺 CT 提示（图 1-1）：①双肺多发斑片影，考虑炎症，建议治疗后复查；②双侧少量胸腔积液；腹部 B 超：①肝实质回声密集；②腹腔积液（少量）；心电图无异常。治疗上给予面罩吸氧，磷酸奥司他韦（75mg，每 12 小时 1 次），美罗培南（1g，每 8 小时 1 次）、替考拉宁（400mg，每 12 小时 1 次，连续 3 次，维持量 400mg，每天 1 次）联合抗感染治疗，丙种球蛋白治疗重症感染（20g，每 24 小时 1 次），注射用甲泼尼龙琥珀酸钠（80mg，每 12 小时 1 次）抗炎，同时给予盐酸氨溴索化痰及止咳补液支持治疗。患者胸闷、憋气、咳嗽症状逐渐减轻。入院第 5 天复查血气分析：酸碱度 7.48、氧分压 105mmHg、二氧化碳分压 38mmHg、剩余碱 7.0mmol/L，FiO_2 37%；血 WBC 13.09×10^9/L、N 87.34%；PCT <0.020ng/ml；CRP 3.8mg/L；甲型流感病毒抗原检测阴性；甲型 H_1N_1 流感病毒核酸阴性，停用磷酸奥司他韦、美罗培南、替考拉宁，换用头孢哌酮舒巴坦钠（3g，每 12 小时 1 次），注射用甲泼尼龙琥珀酸钠（80mg，每 24 小时 1 次）。患者症状逐渐缓解，注射用甲泼尼龙琥珀酸钠逐渐减量。入院第 20 天患者咳嗽、胸闷、气促症状消失，复查血气分析：酸碱度 7.44、氧分压 77mmHg、二氧化碳分压 40mmHg、剩余碱 2.6mmol/L，FiO_2 21%；血 WBC 7.97×10^9/L、N 61.60%；PCT 0.052ng/ml；CRP 8.0mg/L；肺部 CT（图 1-2）：双肺感染性病变治疗后复查，较前明显好转，胸腔积液消退。第 21 天治愈出院。

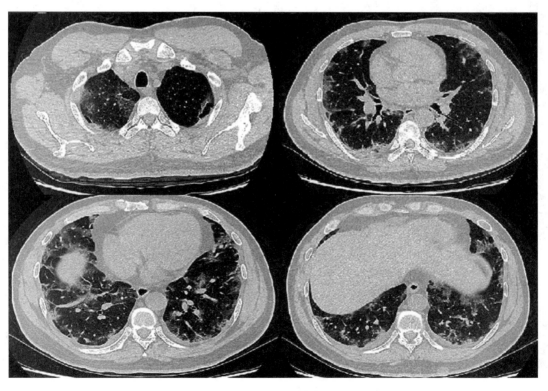

图 1-1　治疗前肺 CT

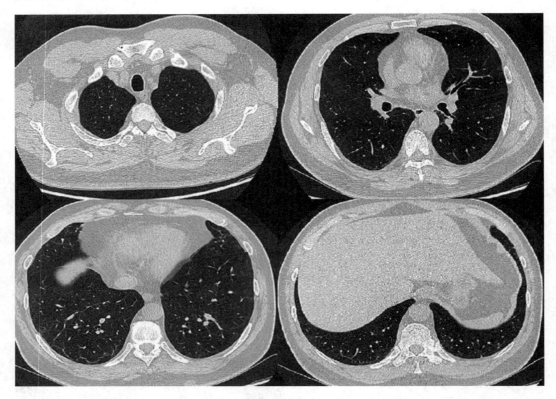

图 1-2 治疗后肺 CT

六、出院诊断

流行性感冒(甲型 H_1N_1 流感病毒)合并重症肺炎、Ⅰ型呼吸衰竭、胸腔积液

七、经验总结

1. 重视流行性感冒并发症诊断和治疗 一般情况下,根据患者发热、呼吸道症状、好发季节等因素诊断流感不是特别困难。该病大多数临床经过良好。但有部分患者如:老年人、婴幼儿、孕妇、有慢性病患者及免疫力低下人群(高危人群),甚至既往身体健康的人,罹患流感后可导致并发症,如肺炎、脑膜炎、心肌炎等,严重的可引起死亡。因此对于经 48~72 小时治疗症状不缓解的患者一定要及时到医院就诊,有针对性的进行检查,早期发现并发症,早期治疗,改善预后。

2. 高危人群宜在流感流行区进行疫苗接种。接种疫苗是最有效的预防流感的方法。

参 考 文 献

[1] 中华人民共和国卫生部. 甲型 H_1N_1 流感诊疗方案, 2010
[2] 张国良,李秀惠,夏章,等. 奥司他韦对新型甲型 H_1N_1 流感轻症病例治疗效果的回顾性分析. 中华实验和临床病毒学杂志, 2012, 26(3): 211-213

[3] 张梓童. 重症甲型 H_1N_1 流感并发急性呼吸窘迫综合征的临床特征. 实用临床医药杂志, 2016, 20 (11): 172-174
[4] 刘会, 刘桐希, 谢晟, 等. 重症与危重症甲型 H_1N_1 流感肺炎的影像学特点比较分析以及临床联系. 实用放射学杂志, 2017, 33(1): 47-50
[5] Dawood FS, Seema J, Lyn F, et al. Emergence of a novel swineorigin influenza A (H_1N_1) virusin humans. N Engl JMed, 2009, 360(1): 2605-2615
[6] Yu Y, Garg S, Yu PA, et al. Peramiviruse for treatment of hospitalized patients with influenza A (H_1N_1) pdm09 under emergency use authorization, October 2009 – June 2010. Clin Infect Dis, 2012, 55(1): 8-15
[7] Dunstan HJ, Mill AC, Stephens S, et al. Pregnancy outcome following maternal use of zanamivir or oseltamivir during the 2009 influenza A/H_1N_1 pandemic: a national prospective surveillance study. BJOG, 2014, 121(7): 901-906

病例3 H_7N_9 禽流感合并肺炎

一、病例资料

患者，男，52岁，主因"发热1周，咳嗽伴呼吸困难1天"2017年4月5日入院。

患者及其哥哥1周前有活鸡接触史，其中有鸡死亡现象，其哥哥已确诊为"人感染性禽流感 H_7N_9"。否认高血压、冠心病、糖尿病病史，否认其他传染病史，否认食物、药物过敏史，否认手术外伤史。

缘于2017年3月31日接触死鸡后开始出现发热，体温最高40℃，伴乏力、头痛、肌肉酸痛，无咳嗽、咳痰，就诊于"某区医院"，按"肺部感染"治疗，给予头孢类抗生素治疗(具体不详)，发热症状无明显缓解。2017年4月5日患者出现咳嗽、咳痰症状，伴胸闷、呼吸困难，无咯血，因患者哥哥确诊为"人感染禽流感"(H_7阳性，有相同的接触史)，高度怀疑"人感染禽流感"来诊。来院后患者憋气症状明显，血气分析提示Ⅰ型呼吸衰竭，胸部CT示：两肺炎症、两肺胸膜局部肥厚，血常规：WBC 3.92×10^9/L、N 80.61%。CRP 170.80mg/L；甲型流感病毒通用型核酸检测阳性；以"人感染禽流感合并肺炎"收入院。自发病以来，精神、食欲、睡眠欠佳，大小便正常，体重无明显变化。

二、入院查体

T: 39.5℃，HR: 105次/分，R: 35次/分，BP: 125/76mmHg。发育正常，营养良好，体型匀称，自动体位，急性热病容，神志清楚，精神欠佳，步态正常，查体合作。全身皮肤黏膜无黄染、出血点及皮疹，未见皮下出血点，无皮下结节。全身浅表淋巴结无肿大及压痛。头颅正常，眼睑无水肿，结膜无充血水肿，巩膜无黄染，双侧瞳孔等大等圆，直径约为3mm，对光灵敏。口唇无发绀、疱疹、皲裂、溃疡及色素沉着，牙龈无红肿疼痛，无溢脓，无出血，舌体运动灵活，口腔黏膜无异常，扁桃体无肿大，软腭正常，咽部略充血，咽反射正常。颈软，无抵抗，甲状腺正常，未触及明显震颤。胸廓对称无畸形，局部无隆起及凹陷，语颤正常两侧对称，未触及胸膜摩擦感。双肺叩诊呈清音，肺下界活动度正常。左下肺可闻及少量湿啰音，未闻及干性啰音。语音传导两侧对称。心前区无隆起,心尖冲动正常。心尖冲动有力,未触及震颤,心包摩擦感未触及。心界正常。心率105次/分,律齐,心音正常。各瓣膜听诊区未闻及杂音,心包摩擦音未闻及。腹部平坦,腹壁静脉未见曲张,未见肠形及蠕动波。腹软,无压痛反跳痛,全腹未触及包块。肝脾肋下未触及,肝-颈静脉回流征阴性,胆囊未触及明显异常,墨菲氏征(-),双肾未触及。移动性浊音(-),肝上界位于右锁骨中线上平第五肋间,肝区叩击痛(-),双侧肾区叩击痛(-)。肠鸣音正常,4次/分,未闻及振水音及血管杂音。浅感觉正常,深感觉正常,浅反射正常,肱二头肌反射正常,跟腱反射正常,生理反射存在,病理反射未引出。

三、诊断依据

(一)病情特点

1. 中年男性,春季急性起病,病程7天。

2. 1周前有活鸡接触史,其中有鸡死亡现象,其哥哥已确诊为"人感染性禽流感H_7N_9"。

3. 主要表现为发热、咳嗽、咳痰伴呼吸困难。

4. 查体 见咽部充血,双肺呼吸音粗,左下肺闻及啰音,其他无明确异常。

5. 实验室和辅助检查 提示血中性粒细胞百分比及CRP明显升高,甲型流感病毒通用型核酸检测阳性,血气分析明显低氧血症,肺部CT提示肺炎。

(二)诊断思路

患者有家禽接触史,其中有家禽死亡现象,以发热、乏力、肌肉酸痛等流感样症状起病,并逐渐出现呼吸困难表现,患者哥哥已确诊为"人感染H_7N_9禽流感",有相同的接触史,该区医院已送检,所以高度考虑人感染H_7N_9禽流感;患者以流感样症状起病,听诊双肺呼吸音粗,左下肺可闻及少量湿啰音,血常规提示中性粒细胞升高,肺部CT(图1-3):2017年4月6日肺部CT示两肺见斑片状实变影,其内见支气管气象,左下肺为著,考虑存在病毒性肺炎合并细菌性肺炎;血气分析提示Ⅰ型呼吸衰竭。

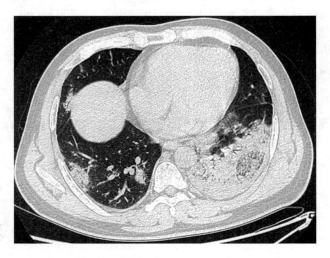

图1-3 2017年4月6日肺部CT

四、初步诊断

人感染 H_7N_9 禽流感合并重症肺炎、Ⅰ型呼吸衰竭

五、诊治经过

入院后完善病原学检查及动态复查血常规、电解质、肝肾功能、血气、CRP 等指标。血常规：WBC 3.34×10^9/L、N 71.80%、HGB 152.4g/L、PLT 106.00×10^9/L，电解质：Na^+ 129.70mmol/L、Cl^- 93.70mmol/L、K^+ 4.33mmol/L，肾功能正常，PCT 0.75ng/ml。结合患者流行病学史，临床表现及肺部影像学提示，诊断人感染 H_7N_9 禽流感并重症肺炎。治疗上给予面罩吸氧，纠正低氧，监测血氧及脏器灌注情况，应用莫西沙星抗细菌、帕拉米韦抗病毒治疗，加强营养支持，维持水、电解质平衡。并连续 3 天应用小剂量甲强龙静点抗炎。经过治疗患者病情好转，体温正常，呼吸衰竭纠正，4 月 10 日复查动脉血气分析（FiO_2 37%）：pH 7.417、二氧化碳分压 40mmHg、氧分压 101mmHg、实际碱剩余 1mmol/L，肺部 CT（图 1-4）：两肺炎症伴实变，较 2017 年 4 月 6 日肺部 CT 比较，左下叶病变较前有所吸收，余肺内病变部分较前进展，左侧胸腔积液，左侧叶间少量积液，较前新发。继续抗感染、抗病毒治疗。4 月 17 日血常规：WBC 4.25×10^9/L、N 68.5%。PCT 0.25ng/ml，CRP 12.8mg/L，甲型流感病毒通用型核酸检测阴性，动脉血气分析（FiO_2 21%）：pH 7.43，二氧化碳分压 38mmHg、氧分压 83mmHg、实际碱剩余 2mmol/L，肺部 CT：两肺炎症较 2017 年 4 月 10 日比较明显吸收，左侧胸腔积液较前减少。病情明显好转。

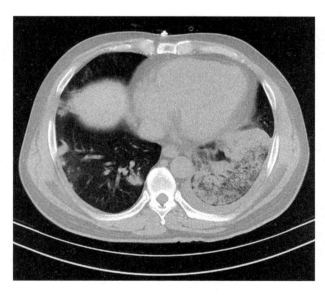

图 1-4　2017 年 4 月 10 日肺部 CT

六、出院诊断

人感染 H_7N_9 禽流感合并重症肺炎、Ⅰ型呼吸衰竭、低钠血症

七、经验总结

1. 人感染 H_7N_9 禽流感的诊断　该病例患者有明确的流行病学史，早期表现为流感样症状，发展迅速，出现重症肺炎，为典型的人感染 H_7N_9 禽流感病例。影像学上常以一侧下肺叶磨玻璃影起病，72 小时内迅速进展为双肺多叶的广泛的磨玻璃影及实变影，常见支气管充气征。临床医生应提高对该病的认识，早期诊断，早期治疗，改善预后。

2. 人感染 H_7N_9 禽流感的治疗　该病如不及时治疗，预后差，病死率高。及时抗病毒治疗可改善患者预后。本病例在发病 7~8 天后才被考虑为疑似病例，而且病情明显加重后才入住有救治条件的医院，不仅错过了抗病毒治疗的最佳时机，还出现了呼吸衰竭，死亡风险明显增加。提醒临床医师提高诊断的警惕性，及早发现疑似病例，及早识别重症病例，及早采取治疗。

参 考 文 献

[1] uliano AD, Jang Y, Jones J, et al. Increase in human infections withavian influenza A(H_7N_9)virus during the fifth epidemic – China, October 2016 – Februay 2017. MMWR Morb Mortal Wkly Rep, 2017, 66(9)：254 – 255

[2] Tan KX, Jacob SA, Chan KG, et al. An overview of the characteristics of the novel avian influenza A H_7N_9 virus in humans. Front Microbiol, 2015, 6：140

[3] Rudenko L, Isakova – Sivak I, Naykhin A, et al. H_7N_9 live attenuated influenza vaccine in healthy adults：a randomised, double – blind, placebo – controlled, phase 1 trial. Lancet Infect Dis, 2016, 16(3)：303 – 310

[4] Yang JR, Liu MT. Human infection caused by an avian influenza A(H_7N_9)virus with a polybasic cleavage site in Taiwan, 2017. J Formos Med Assoc, 2017, 116(3)：210 – 212

[5] Gao RB, Cao B, Hu Y, et al. Human infection with a Novel Avian – Origin influenza a(H_7N_9)virus. N Engl J Med, 2013, 368(20)：1888 – 1897

[6] Fries LF, Smith GE, Glenn GM. A recombinant virus – like particle influenza A(H_7N_9)vaccine. N Engl J Med, 2013, 369(26)：2564 – 2566

[7] QI Y, FAN H, QI X, et al. A novel pyrosequencing assay for the detection of neuraminidase inhibitor resistance – conferring mutations among clinical isolates of avian H_7N_9 influenza virus. Virus Res, 2014, 179：119 – 124

[8] Marjuki H, Mishin VP, Chesnokov AP, et al. Characterization of drug – resistant influenza A(H_7N_9)variants isolated from an oseltamivir – treated patient in Taiwan. J Infect Dis, 2015, 211(2)：249 – 257

[9] 中华人民共和国国家卫生和计划生育委员会．人感染 H_7N_9 禽流感诊疗方案(S)，2017

第二节 55型腺病毒肺炎

一、病例资料

患者,男,50岁,公务员,主因"发热8天,憋气4天"于2016年1月17日入院。病前1周内有发热患者密切接触史。既往体健。

缘于2016年1月9日受凉后出现发热,体温38.7℃,无寒战,伴有咳嗽、咳痰,黄色黏痰,头痛,乏力,肌肉酸痛;无咽痛、流涕、尿频尿急、腹泻腹痛等症状;以为"感冒"自服药物治疗,症状无缓解,1月10日就诊于当地医院,予以哌拉西林舒巴坦+左氧氟沙星抗感染,效果不佳,上述症状加重,1月13日查肺CT示右下肺斑片影,动脉血气分析(未吸氧):PaO_2 54mmHg、$PaCO_2$ 24.9mmHg,抗生素调整为美罗培南+莫西沙星抗感染;仍发热、咳嗽、咳痰,憋气明显,1月16日复查肺CT示双肺多发团块状影,团状沿气管分布,多处可见毛玻璃样改变,病变加重(图1-5);化验血WBC $6.88×10^9$/L、N 87.4%,生化:TBIL 28.4μmol/L、DBIL 22.8μmol/L、ALT 531.7U/L、AST 234.9U/L、CK 25 092U/L、LDH 1885.1U/L、CRP 7.22ng/ml、PCT 0.2ng/ml。1月17日就诊当地医院急诊科,以"肺炎"收住ICU。病后精神、食欲差,睡眠欠佳,大小便未见异常。

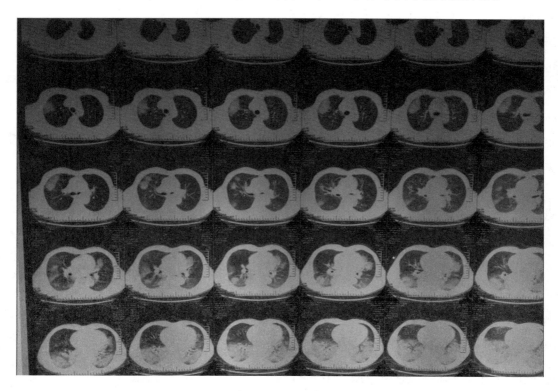

图1-5 2016年1月16日肺部CT:双肺肺炎

二、入院查体

T：37.5℃，HR：90次/分，R：24次/分，BP：150/84mmHg。储氧面罩吸氧（10L/min），末梢指脉氧饱和度92%。营养中等，平车推入病房，自动体位，查体合作。神志清楚，精神尚可，应答切题，定向力、记忆力、计算力正常。皮肤、巩膜无黄染，未见皮疹，未见淤点、淤斑。浅表淋巴结未扪及肿大。口唇无发绀，咽部明显充血，有滤泡样改变，扁桃体无肿大。双肺呼吸音粗，未闻及干湿啰音及胸膜摩擦音。心尖波动正常，心率90次/分，节律齐，未闻及杂音。腹部平，未见腹壁静脉曲张，全腹软，无压痛、反跳痛，肝右肋下未及，剑突下未及，莫菲氏征阴性，脾左肋下未及，肝上界位于右锁骨中线第五肋间，肝、脾、双肾区无叩痛，移动性浊音阴性，肠鸣音4次/分。双下肢无水肿。生理反射存在，病理征未引出。

三、诊断依据

（一）病情特点

1. 中年男性，急性起病。
2. 病前有发热患者密切接触史。
3. 主要表现为发热，伴咳嗽、咳痰、乏力、肌肉酸痛，憋气，抗生素治疗无效。
4. 查体 咽部明显充血，有滤泡样改变，双肺呼吸音粗，其他无明确异常。
5. 实验室和辅助检查 血WBC $6.88×10^9$/L、N 87.4%，生化：TBIL 28.4μmol/L、DBIL 22.8μmol/L、ALT 531.7U/L、AST 234.9U/L、CK 25 092U/L、LDH 1885.1U/L，CRP 7.22ng/ml，PCT 0.2ng/ml。动脉血气分析提示Ⅰ型呼吸衰竭，肺部CT提示双肺肺炎。

（二）诊断思路

患者肺炎诊断明确，但使用哌拉西林舒巴坦+左氧氟沙星、美罗培南+莫西沙星抗生素治疗无效，特别是：①病前有发热患者密切接触史，提示传染病可能；②咽部明显充血，有滤泡样改变；③化验血白细胞总数正常，中性粒细胞比例升高，尤其是生化提示肝功异常，LDH、CK显著升高，PCT、CRP正常。因此，①一般细菌性肺炎可能性不大，无法解释LDH、CK显著升高，结核不符合上述特点，但军团菌肺炎需要除外；②病毒性肺炎不能除外，尤其是流感病毒、腺病毒肺炎。后者可能性大，咽部滤泡样改变、CK显著升高是其特点之一；③真菌性肺炎一般不会多人同时发病，同样无法解释LDH、CK显著升高，需要检查除外。

四、初步诊断

重症肺炎合并Ⅰ型呼吸衰竭：①病毒性肺炎？②细菌性肺炎？③真菌性肺炎？

五、诊治经过

入院后急查咽拭子流感病毒抗原、核酸检测阴性，军团菌相关抗体阴性，血培养阴性，结核抗体阴性，腺病毒核酸检测：55型腺病毒阳性。腺病毒肺炎明确，但根据临床特点，不除外继发细菌感染。治疗上给予利奈唑胺+亚胺培南抗细菌感染，甲泼尼龙每日240mg静脉滴注抑制炎症渗出，静脉滴注人丙种球蛋白抗病毒调节免疫，治疗3日后患者憋气缓解。1月20日复查血白细胞升高(图1-6),肺CT示:左肺病灶吸收,右肺渗出连续至右肺中下叶。1月24日停利奈唑胺、亚胺培南,改用头孢哌酮舒巴坦钠;1月25日甲泼尼龙减量为每日160mg,患者病情相对平稳,自觉呼吸困难状态较前有所好转;1月26日复查肺CT:右侧液气胸伴右肺膨胀不全,胸外科会诊床旁行右侧胸腔闭式引流术,肺部炎症较24日的肺CT右肺明显好转,继续头孢哌酮舒巴坦钠治疗;1月30日肺CT:双下肺多发渗出,实变影,双肺病变加重;患者胸闷憋气症状加重,面罩吸氧,血氧饱和度90%~95%,精神差,大小便尚可。痰培养回报:烟曲霉菌、阿沙毛孢子菌;加伏立康唑口服;2月1日喘憋加重,面罩吸氧血氧饱和度84%~90%,心率120~130次/分,呼吸40次/分,给予气管插管、呼吸机辅助呼吸;加用两性霉素B、伏立康唑抗真菌;调整抗生素,治疗方案为注射用两性霉素B脂质体+伏立康唑+利奈唑胺+亚胺培南西司他丁钠;2月5日10时57分患者脉搏下降至42次/分,血压测不出,血氧饱和度测不出,双侧瞳孔散大,对光反射消失,立即给予阿托品肾上腺素静推,增加血管活性药物泵入剂量,患者心率继续下降至0次/分;11时40分患者自主呼吸、心率、血压均无恢复,床旁心电图示直线,临床死亡。

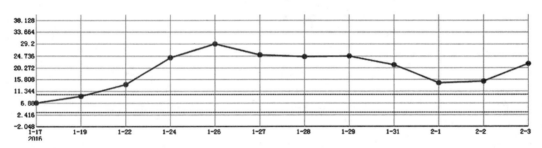

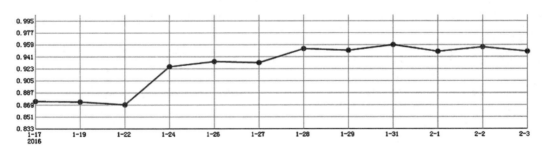

图1-6 血白细胞及中性粒细胞变化趋势图

六、死亡诊断

1. 55型腺病毒重症肺炎并呼吸衰竭(Ⅰ型)、液气胸
2. 继发真菌性肺炎(烟曲霉菌,阿沙毛孢子菌)

七、经验总结

1. 55型腺病毒感染早期诊断线索 55型腺病毒是2009年由美国学者Walsh命名，由11型和14型腺病毒重组产生的新型病毒，属于B组B2亚组。腺病毒具有传染病，可导致群体性发病，感染潜伏期3~8天，55型腺病毒感染后主要表现为隐性感染、腺病毒上呼吸道感染（典型病例）、腺病毒肺炎，少数可发展为重症肺炎，甚至导致死亡。体征可有浅表淋巴结肿大，咽部明显充血，典型如血盆大口，可有滤泡增生样改变。化验血CK可显著升高。

2. 应重视肺部继发真菌感染的早期诊断 由于患者病情重，长期使用广谱抗生素、激素，最终继发真菌感染。烟曲霉菌和毛孢子菌病情重，治疗困难，尤其是毛孢子菌，可见于环境中、腐败物中、寄生于水和植物中，也可分离于人体的特定部位（消化道、呼吸道、泌尿道和皮肤）。其侵袭性感染主要包括真菌血症、单个器官感染和播散性毛孢子菌病。播散性毛孢子菌病是一种致死性的机会性感染，常发生于免疫低下的人群，尤其是那些因患有血液病或化疗而出现中性粒细胞减少的患者。在恶性血液病患者中，毛孢子菌属已成为除念珠菌属外致人类播散性感染第二位的酵母菌。

参 考 文 献

[1] Walsh MP, Seto J, Jones MS, et al. Computational analysis identifies human adenovirus type 55 as a re-emergent acute respiratory disease pathogen. J Clin Microbiol, 2010, 48(3)：991-993

[2] 霍东辉，袁正泉，陈文亮，等．一起55型腺病毒暴发疫情的流行病学调查．解放军预防医学杂志，2013, 31(6)：551

[3] 张志强，翟永志，陈歆，等．成人腺病毒B组55型重症肺炎11例诊治分析．中国全科医学，2013, 15(41)：4200-4203

[4] 谢杨新，涂波，陈威薇，等．80例成人腺病毒B组55型感染临床分析．传染病信息，2013, 26(1)：45-47

[5] 全军传染病专业委员会，新突发传染病中西医临床救治课题组．腺病毒感染诊疗指南．解放军医学杂志，2013, 38(7)：529-534

[6] 涂波，谢杨新，张昕，等．121例成人55型腺病毒肺炎胸部CT影像分析．传染病信息，2014, 27(1)：49-51

第三节 流行性腮腺炎

病例1 流行性腮腺炎合并脑膜炎

一、病例资料

患者,女,11岁,因"发热、右耳下肿胀、头痛、反复呕吐10天"于2012年1月25日入院。

病情10天内有"流行性腮腺炎"患者接触史。

患儿于1月15日无明显诱因出现右耳下肿痛,随后出现发热,体温最高38.2℃,伴前额部疼痛,平躺后头痛可稍缓解,反复出现恶心、呕吐(非喷射性),进食、水后明显,无其他不适,就诊当地诊所,考虑"流行性腮腺炎、鼻窦炎",给予青霉素消炎(共4天,剂量不详)及补液、抑酸、维生素B_6及外用药等对症处理;1月19日患儿体温恢复正常,右侧耳下肿痛缓解;因前额部疼痛,伴恶心、呕吐等症状不缓解,并出现轻微咳嗽,1月21日就诊当地县医院住院,查血、尿淀粉酶偏高,胸片未见异常,给予头孢类抗生素及抑酸、补液等治疗,效果不佳,当地医院考虑"流行性腮腺炎合并脑膜炎",给予甘露醇脱水治疗2天,头痛无缓解。1月24日晚间就诊于某医院急诊,查血常规:WBC $11.01×10^9$/L、N 74.7%、嗜酸细胞计数0,超声提示右侧腮腺体积稍大、其内多发淋巴结,头颅CT未见异常;给予头孢唑肟及维生素C、维生素B_6等对症治疗,因不排除"流行性腮腺炎合并脑膜炎",遂就诊我院,门诊以"流行性腮腺炎合并脑膜炎、上颌窦炎"收住院。病后精神睡眠可,大小便未见异常。

二、入院查体

T:36.9℃,HR:76次/分,R:18次/分,BP:124/77mmHg。神志清,应答切题。面容正常,皮肤无皮疹,无黄染。全身浅表淋巴结未触及肿大。右侧耳下以耳垂为中心向前、向下、向后肿大约2cm×2cm,无压痛,左侧耳下未见异常,双侧颌下腺无肿大。双侧腮腺管口无红肿,无脓性分泌物。鼻旁窦区无压痛。咽部充血,扁桃体Ⅱ°肿大。颈软,无抵抗。心肺听诊未闻及明显异常。腹部平、软,无压痛、反跳痛,肝右肋、剑突下未触及,脾左肋下未触及,肠鸣音3次/分。布鲁津斯基征、凯尔尼格征、巴宾斯基征阴性。

三、诊断依据

(一)病情特点

1. 女性患儿,冬季急性起病。
2. 发病前有腮腺炎患者接触史。

3. 主要表现为发热、腮腺肿胀，伴头痛、呕吐。
4. 查体　右侧腮腺肿大。
5. 实验室和辅助检查　外院查血、尿淀粉酶偏高，胸片未见异常，血常规：WBC $11.01\times10^9/L$、N 74.7%、嗜酸细胞计数0，超声提示右侧腮腺体积稍大、其内多发淋巴结，头颅CT未见异常。

（二）诊断思路

耳下肿大的鉴别诊断应该分三步走。

第一步，区分是腮腺肿大还是其他软组织。腮腺一般以耳垂为中心向前、下、后方肿大，而智齿冠周炎引起的蜂窝组织炎、淋巴结炎等部位不同。

第二步，区分化脓性腮腺炎、腮腺导管阻塞和流行性腮腺炎，前两者多为单侧，可有脓性分泌物。

第三步，区分是否合并并发症。部分患者可有头痛、恶心、呕吐，是否为合并脑膜炎需根据神经系统症状出现的时间（在腮腺肿大之前、同时还是之后）以及程度综合判断，必要时根据腰穿结果协助诊断。

四、初步诊断

流行性腮腺炎（右侧腮腺）合并脑膜炎

五、诊治经过

入院后查血常规：WBC $6.30\times10^9/L$、N 61%、HGB 140.00g/L、PLT $316\times10^9/L$，生化：TBIL 14.5μmol/L、ALT 13.0U/L、AMY 318.0U/L、GLU 3.2mmol/L、BUN 8.7mmol/L、Cr 51.0μmol/L，电解质正常，尿 AMY 2141.0U/L。

患者有头痛、呕吐，入院后行腰椎穿刺，测脑压 180mmH$_2$O，颜色无色、透明度清、潘迪氏试验阴性、细胞总数 $60\times10^6/L$、WBC总数 $20\times10^6/L$、墨汁染色隐球菌阴性、革兰染色涂片镜检未找到细菌阴性、脑脊液抗酸染色未见抗酸杆菌阴性。脑脊液生化：氯化物 132.1mmol/L、GLU 2.55mmol/L、蛋白 134.8mg/L。

诊断流行性腮腺炎（右侧腮腺）合并脑膜炎明确。给予甘露醇脱水、板蓝根抗病毒等治疗；入院后第5天，患儿再次出现发热，复查腰椎穿刺，脑压 105mmH$_2$O，鞘内注射地塞米松 2mg，急查脑脊液结果回报：无色清亮，潘迪氏试验阴性，细胞总数 $24\times10^6/L$、WBC $10\times10^6/L$，生化：氯化物 121.0mmol/L、GLU 3.16mmol/L、蛋白 181.6mg/L；血 WBC $5.46\times10^9/L$、N 56%，对症处理2天后体温恢复正常，患儿头痛逐渐好转，病情痊愈。住院9天后出院。

六、出院诊断

流行性腮腺炎（右侧腮腺）合并脑膜炎

七、经验总结

1. 脑膜炎是流行性腮腺炎患者最常见并发症，可发生于疾病的任何阶段，甚至在体温恢复正常后。患者表现为头痛、呕吐，查体脑膜刺激征有时不明显。一旦出现脑膜炎表现要及时处理，鞘内注射激素效果好。

2. 流行性腮腺炎患者可伴有血尿淀粉酶升高,一般不需特殊处理,随病情好转而逐渐恢复正常。如持续不降需进行鉴别诊断,如慢性胰腺炎等。

参 考 文 献

[1] 戴宪国,莫纯坚,周宜兰. 流行性腮腺炎并发脑膜炎 26 例临床分析. 现代中西医结合杂志,2007,16(2):210 - 211
[2] 宁博,徐辉. 流行性腮腺炎 198 例临床分析. 现代中西医结合杂志,2010,19(17):2142 - 2143
[3] 郭辉,毕林雪. 30 例流行性腮腺炎合并睾丸炎的临床分析. 中国热带医学,2006,6(3):469
[4] 刘永峰,郭丽,李德明,等. 流行性腮腺炎合并脑炎 45 例临床分析. 疾病预防控制通报,2011,26(6):54 - 55
[5] Takeshima S, Yoshimoto T, Shiga Y, et al. Clinical, epidemiological and etiological studies of adult aseptic meningitis:Report of 13 cases with mumps meningitis. Rinsho Shinkeigaku, 2015, 55(9):630 - 636

病例 2　流行性腮腺炎合并睾丸炎

一、病例资料

患者,男,21 岁,因"左耳下肿痛、发热 2 天,左睾丸肿痛 1 天"于 2016 年 3 月 13 日入院。

发病前 1 周内有"流行性腮腺炎"患者接触史。

缘于 2016 年 3 月 12 日无明显诱因出现左耳下肿痛、伴张口痛,无其他不适,未予以重视,当日晚出现发热,测体温 38.2℃,服药后退热(不详),伴全身不适,2016 年 3 月 13 日就诊于我院门诊,查血 WBC 10.35×10^9/L、N 69%,肝功:ALT 193U/L,血 AMY 1143U/L,流行性腮腺炎抗体 IgM 阳性,诊断为"流行性腮腺炎",给予板蓝根、如意金黄散等治疗;3 月 13 日出现左侧睾丸痛,遂来院复诊,以"流行性腮腺炎"收入院。病后精神、睡眠可,大小便未见异常。

二、入院查体

T:36.8℃,HR:78 次/分,R:16 次/分,BP:120/75mmHg。发育正常,体型偏胖,步入病房,自动体位,查体合作。神志清楚,精神可,应答切题。面色红润,左侧腮腺以耳垂为中心,向前、向下、向后肿大,约 2cm×3cm,伴触痛,表面外敷如意金黄散,对侧未见异常。全身浅表淋巴结未扪及肿大。双侧腮腺管口无发红,无脓性分泌物。心肺听诊无异常。腹平坦,全腹软,无压痛、反跳痛,肝肋下未触及,剑突下未及,墨菲氏征阴性,脾肋下未及,肝上界位于右锁骨中线第五肋间,肝、脾、双肾区无叩痛,肠鸣音 4 次/分。左侧睾丸肿大为 3cm×3cm,伴触痛。布氏征、克氏征等病理征阴性,颈软无抵抗。

三、诊断依据

（一）病情特点

1. 患者青年男性，春季急性起病。
2. 发病前1周内有流行性腮腺炎患者接触史。
3. 以发热、左耳下肿痛、睾丸肿痛为主要症状。
4. 查体　左侧腮腺肿大，左侧睾丸肿大，伴触痛。
5. 实验室和辅助检查　流行性腮腺炎抗体IgM阳性，淀粉酶升高。

（二）诊断思路

青少年男性流行性腮腺炎患者，在病程10天左右易出现合并睾丸炎，部分可出现体温降而复升，根据病史及典型表现不难做出诊断。

四、初步诊断

流行性腮腺炎并睾丸炎

五、诊治经过

入院后给予口服甲泼尼龙（20mg，2次/日）抗炎6天，同时给予口服板蓝根抗病毒，如意金黄散外敷，五酯滴丸、谷胱甘肽保肝，患者入院后体温即恢复正常，腮腺及睾丸肿痛逐渐消失，1周后病情好转出院。

六、出院诊断

流行性腮腺炎并睾丸炎

七、经验总结

流行性腮腺炎合并睾丸炎多发生于青年男性，常为单侧，经泼尼松抗炎等治疗后预后多较好（作者单位使用经验）；如出现双侧睾丸炎症，严重者可能发生不育，因此治疗要积极，避免发生该情况。

参 考 文 献

[1] Chandrashekar P, Sathiasekar AC, Namaratha K, et al. A rare case of mumps orchitis. J Pharm Bioallied Sci, 2015, 7(Suppl 2)：S773-775
[2] Tae BS, Ham BK, Kim JH, et al. Clinical features of mumps orchitis in vaccinated postpubertal males：a single-center series of 62 patients. Korean J Urol, 2012, 53(12)：865-869
[3] 郭辉，毕林雪. 30例流行性腮腺炎合并睾丸炎的临床分析. 中国热带医学, 2006, 6(3)：469
[4] 宁博，徐辉. 流行性腮腺炎198例临床分析. 现代中西医结合杂志, 2010, 19(17)：2142-2143
[5] 何红迅. 流行性腮腺炎合并睾丸炎的临床分析. 中医临床研究, 2014, 6(36)：120-121

第四节 病毒性肝炎

病例 1 急性甲型病毒性肝炎

一、病例资料

患者，男，38岁，因"发热伴恶心、乏力1周"于2016年12月26日入院。

发病3周前有生食海鲜史。

患者于2016年12月19日出现发热（未测体温），伴畏寒，无寒战，自行口服阿奇霉素及"感冒药"，12月20日恢复正常，12月21日再次出现发热，体温37.8℃，伴恶心、乏力、厌油腻，尿色逐渐加深如浓茶色，后就诊于当地医院化验肝功结果提示：TBIL 80.7μmol/L、DBIL 57.5μmol/L、ALT 3403U/L、AST 1400U/L。随后转来我院门诊，查抗HEV IgM 阴性、抗HAV IgM 阳性、HBsAg 阴性、抗HCV 阴性，以"急性甲型病毒性肝炎黄疸型"收住院。病后精神、睡眠可，大便正常，尿量正常。

二、入院查体

T：36.6℃，HR：72次/分，R：18次/分，BP：125/86mmHg。神志清，精神可，全身皮肤巩膜明显黄染，无皮疹、出血点，无肝掌、蜘蛛痣，无皮下结节。浅表淋巴结未触及肿大。心肺未见异常。腹部平坦，未见浅静脉曲张，腹壁软，无压痛、反跳痛，肝脾肋下未触及，肝区叩痛阴性，移动浊音阴性，双下肢无水肿，扑翼样震颤阴性。生理反射存在，病理反射未引出。

三、诊断依据

（一）病情特点

1. 青年男性，急性起病，病程短。
2. 发病前3周有生食海鲜史。
3. 主要表现为短暂发热，伴恶心、乏力、厌油腻、尿黄如浓茶色。
4. 查体　可见全身皮肤巩膜明显黄染，其他未见异常。
5. 实验室和辅助检查　外院化验肝功提示转氨酶、胆红素显著升高，我院检查甲型肝炎病毒IgM抗体阳性。

（二）诊断思路

临床上出现疲乏、食欲减退等消化道症状，伴尿黄、眼黄，化验肝功明显异常，应考虑病毒性肝炎可能。常见病原体包括甲、乙、丙、戊型肝炎病毒，其中甲、戊型肝炎病毒经口传播，由食用可疑污染病毒的食物引起，该患者符合上述特点，我院化验甲型肝炎病毒 IgM 抗体阳性，提示近期感染甲型肝炎病毒，因此诊断明确。我国为乙肝大国，许多人同时可能存在慢性乙型病毒性肝炎，检查时应注意除外，该患者实际检测结果为阴性。

四、初步诊断

急性甲型病毒性肝炎黄疸型

五、诊治经过

入院后查血常规：WBC 7.31×10^9/L、N 28.88%、L 65.04%、HGB 150g/L、PLT 175.00×10^9/L。PCT 0.54ng/ml，AFP 3.10ng/ml，ESR 4.00mm/h，尿常规示：尿胆红素 100μmol/L，大便常规正常。给予异甘草酸镁注射液、苦黄注射液、前列地尔注射液等保肝、降酶、退黄等对症处理，积极支持治疗。患者无发热，自感尿黄无减轻，查体见皮肤巩膜黄染加重。2016年12月30日复查肝功 TP 58g/L、ALB 35g/L、TBIL 130.1μmol/L、DBIL 107.4μmol/L、ALT 886U/L、AST 122U/L、ALP 143U/L、GGT 211U/L、TBA 218μmol/L、CHE 4759U/L。腹部超声示：肝回声增粗（肝损害结合临床）、胆囊壁毛糙、水肿（炎性改变结合临床）。患者转氨酶下降，但胆红素仍在上升，患者主诉无特殊不适。甲型病毒性肝炎一般为自限性疾病，目前变化考虑正常病程中的表现，治疗未特殊调整，继续上述治疗，2017年1月9日复查肝功：TBIL 25.4μmol/L、DBIL 18.9μmol/L、ALT 64U/L、AST 22U/L、GGT 149U/L。病情明显好转，住院15天后治愈出院。出院1个月后复查患者无任何不适，各项生化指标恢复正常。

六、出院诊断

急性甲型病毒性肝炎黄疸型

七、经验总结

1. 甲型病毒性肝炎属于自限性疾病，多表现为一过性肝脏炎症，少部分患者可出现明显胆红素升高、重症倾向，经积极对症处理多预后良好。甲型肝炎不会转为慢性。

2. 治疗以对症治疗为主，针对性的保肝、降酶、退黄治疗，无需多用药，目前无专门针对甲型肝炎病毒的抗病毒药物。

参 考 文 献

[1] 赵宁，李智伟. 成人甲型病毒性肝炎临床特点分析. 中国实用内科杂志，2007，27(19)：1537-1538

[2] 随海田，梁晓峰，殷大鹏，等. 中国1990—2006年甲型病毒性肝炎流行病学特征分析. 中国计划免疫，2007，13(5)：466-469

[3] 黄建华，蒙世庭. 甲型病毒性肝炎流行病学研究进展. 实用预防医学，2012，19(5)：799-801

[4] 甫尔哈提·吾守尔，徐也晴，帕提古力·艾则孜，等. 新疆维吾尔自治区2007—2011年甲型病毒性肝炎流行病学特征分析. 中国疫苗和免疫，2013，19(3)：246-249

[5] Gripenberg M, Aloysia DN, LAzou M, et al. Changing sero-epidemiology of hepatitis A in Asia Pacific countries：A systematic review. Int J Infect Dis, 2017, 68：13-17

[6] Rossati A, Bargiacchi O, Kroumova V, et al. Outbreak of severe Hepatitis A in Eastern Piedmont, Italy. Infez Med, 2017, 25(4): 344-346

病例2　急性乙型病毒性肝炎

一、病例资料

患者，女，35岁，因"恶心、食欲缺乏、乏力7天"于2016年3月21日入院。

否认乙肝家族史，无慢性肝病史，发病前2个月在私人诊所接受口腔治疗。

缘于2016年3月13日无明显诱因出现恶心，晚饭后呕吐，量不多，呕吐物为胃内容物，伴有食欲缺乏、乏力、上腹胀，无发热，无关节疼痛，无咳嗽、咳痰，无胸闷、胸痛，无腹痛、腹泻等不适，未在意，3月15日感上述症状加重，就诊于我院门诊，化验血常规：WBC 4.81×10^9/L、N 0.63、RBC 3.72×10^{12}/L、HGB 114g/L、PLT 213×10^9/L。肝功：TP 71g/L、TBil 24.2μmol/L、DBil 16.8μmol/L、ALT 1029U/L、AST 564U/L、ALP 197U/L、GGT 174U/L、CHE 6909U/L、LDH 297U/L。乙肝病毒标志物：HBsAg(+)、抗-HBs(-)、HBeAg(+)、抗-HBe(-)、抗-HBc(+)，HBsAg定量3815IU/ml，HBV DNA 2.24×10^5IU/ml。AFP 3.43ng/ml。腹部B超示肝回声增粗、胆囊息肉样病变。考虑"急性乙型病毒性肝炎"，给予保肝药物治疗5天后收住院。自发病以来，精神尚可，食欲差，睡眠正常，小便黄，大便正常，体重无明显变化。

二、入院查体

T：36.7℃，HR：71次/分，R：18次/分，BP：136/89mmHg。发育正常，营养良好，自动体位，面色稍暗，神志清楚，精神尚可，步态正常，查体合作，对答切题。全身皮肤无黄染，肝掌阴性，未见蜘蛛痣。全身浅表淋巴结无肿大及压痛。口腔黏膜无异常，扁桃体无肿大，咽部无充血水肿。颈软，无抵抗，未见颈静脉怒张。心肺未见异常。腹部平坦，腹壁静脉未见曲张，未见肠形及蠕动波。腹软，无压痛反跳痛，全腹未触及包块。肝剑突下、肋下未触及，脾肋下未触及，墨菲氏征(-)。移动性浊音(-)，肝区叩击痛(-)，双侧肾区叩击痛(-)。肠鸣音正常，3次/分。扑翼样震颤阴性。

三、诊断依据

(一)病情特点

1. 患者青年女性，急性起病，病程短。
2. 否认乙肝家族史，既往无肝炎病史，2个月前有可疑医源性接触史。
3. 主要表现为恶心、食欲缺乏、呕吐等消化道症状。
4. 查体　无明显异常。
5. 实验室和辅助检查　化验肝功能明显异常，转氨酶大于1000U/L，乙肝病毒标志物HBsAg、HBeAg、抗-HBc阳性，HBV DNA阳性。

(二)诊断思路

根据患者病情特点，首先考虑诊断为急性乙型病毒性肝炎。但我国为乙肝大国，慢性乙肝急性发作的症状、体征及检查结果有时和真正的急性感染不容易区分。急性乙肝一般抗-HBcIgM阳性，并且随着病程发展，一般在8周以内HBsAg、HBeAg和HBV DNA会发生阴转，抗-HBs转为阳性，慢性肝炎的这一特点少见。如果8周以内HBsAg、HBeAg和HBV DNA仍不发生阴转提示急性肝炎转慢性或本身就是慢性肝炎。

四、初步诊断

急性乙型病毒性肝炎无黄疸型

五、诊治经过

入院后给予异甘草酸镁、还原型谷胱甘肽保肝、降酶治疗，3月21日查肝功能：TBIL 13.4μmol/L、DBIL 8μmol/L、ALT 406U/L、AST 94U/L。肝功明显好转。乙肝病毒标志物HBsAg、HBeAg、HBeAb、HBcAb阳性；HBsAg定量852.100IU/ml；HBV DNA 2.78×10^3 IU/ml。乙肝辅检两项：乙肝前S1抗原阳性、抗HBc IgM 18.59(+)。根据上述结果考虑急性乙型病毒性肝炎诊断成立。3月28日复查肝功ALT 72U/L、AST 24U/L，HBsAg定量检测259.800IU/ml，乙肝病毒标志物：HBsAg、HBeAg、HBeAb、HBcAb阳性，HBV DNA 2.50×10^3 IU/ml。继续给予异甘草酸镁注射液、胸腺法新等保肝、降酶、调节免疫治疗，肝功能逐渐恢复正常。3月30日好转出院，出院后随访：4月25日复查乙肝病毒标志物HBeAg阴性，HBsAg弱阳性、HBeAb、HBcAb阳性，HBV DNA转阴，肝功能正常。5月23日复查乙肝病毒标志物HBsAg转阴，HBeAb、HBcAb阳性。HBV DNA维持阴性，肝功能正常。急性乙肝治愈。

六、出院诊断

急性乙型病毒性肝炎无黄疸型

七、经验总结

1. 成人急性乙型病毒性肝炎95%左右属于自限性疾病，一般在8周以内HBsAg、HBeAg和HBV DNA会发生阴转，抗-HBs随即转为阳性，也可能需要数月时间转阳，部分患者始终不产生抗-HBs，但疾病已经完全恢复。如果在8周以内HBsAg、HBeAg和HBV DNA不发生阴转，提示慢性可能，建议早期干扰素等抗病毒治疗。

2. 急性乙型病毒性肝炎和慢性乙型病毒性肝炎急性发作的鉴别。鉴别主要依据以下几点：①既往病史及家族史：作为肝炎大国，我国绝大部分慢性乙肝为母婴传播，慢性患者多有家族史，既往有无全面查体、献血史亦可作为诊断参考；②发病年龄：成人急性乙肝一般为自限性疾病，年龄越小越容易转为慢性；③急性肝炎病初多无明确诱因，但有低热症状，慢性肝炎急性发作一般无发热，但多有劳累、饮酒等诱因；④转氨酶升高程度：急性肝炎更高，往往超过1000U/L以上，而慢性肝炎急性发作时转氨酶升高一般不如真正的急性肝炎高；⑤血清标志物及病毒HBV DNA情况：急性乙型肝炎e抗原转阴、血清转换出现更早，HBV DNA下降更快，抗HBc IgM多为阳性，病程后期绝大部分表面抗原可转阴。

参 考 文 献

[1] Hou J, Wang G, Wang F, et al. Guideline of Prevention and Treatment for Chronic Hepatitis B(2015 Update). J Clin Transl Hepatol, 2017, 5(4): 297-318

[2] Brook G, Bhagani S, Kulasegaram R, et al. United Kingdom National Guideline on the Management of the viral hepatitides A, B and C 2015. Int J STD AIDS, 2016, 27(7): 501-525

[3] Guidelines for the Prevention, Care and Treatment of Persons with Chronic Hepatitis B Infection, 2015. Geneva. World Health Organization

[4] EASL 2017 Clinical Practice Guidelines on the management of hepatitis B virus infection. J Hepatol, 2017, 67(2): 370-398

[5] Terrault NA, Bzowej NH, Chang KM, et al. AASLD guidelines for treatment of chronic hepatitis B. Hepatology, 2016, 63(1): 261-283

[6] 王贵强,王福生,成军,等. 慢性乙型肝炎防治指南(2015年版). 中华实验和临床感染病杂志(电子版), 2015, 9(05): 570-589

病例 3　急性丙型病毒性肝炎

一、病例资料

患者,女,25岁,因"乏力、食欲缺乏1周"于2016年6月7日入院。

患者为护士,有职业暴露史,1个月前工作中被沾染丙肝患者血液的针头扎伤。

缘于1周前出现乏力、食欲缺乏,无发热、腹痛、腹胀等不适,于2016年6月2日就诊于某三甲医院,查HCV RNA定量12 640 000IU/ml,2016年6月6日复查HCV RNA定量11 270 000IU/ml,丙肝抗体(+)。肝功:TBIL 16.3μmol/L、DBIL 4.2μmol/L、ALT 192U/L、AST 126U/L。诊断:急性丙型病毒性肝炎,为行进一步诊治转来我院,门诊以"急性丙型病毒性肝炎"收住院。自发病以来,精神可,食欲差,睡眠正常,大小便正常,体重无明显变化。

二、入院查体

T:37.2℃,HR:80次/分,R:18次/分,BP:117/71mmHg。营养中等,自动体位,查体合作。神志清楚,应答切题,定向力、记忆力、计算力正常。面色正常,皮肤、巩膜无黄染,未见淤点、淤斑,肝掌阴性,未见蜘蛛痣。全身浅表淋巴结未扪及肿大。心肺查体未见异常。腹部平坦,未见腹壁静脉曲张,全腹软,无压痛、反跳痛,肝右肋下未及,剑突下未及,墨菲氏征阴性,脾左肋下未及,肝上界位于右锁骨中线第五肋间,肝、脾、双肾区无叩痛,移动性浊音阴性,肠鸣音4次/分。双下肢无水肿。生理反射存在,病理征未引出。扑翼样震颤阴性。

三、诊断依据

（一）病例特点

1. 患者青年女性，病程1周。
2. 有职业暴露史，1个月前工作中被沾染丙肝患者血液的针头扎伤。
3. 主要表现为乏力、食欲缺乏。
4. 查体　无慢性肝病体征。
5. 实验室和辅助检查　抗HCV阳性，HCV RNA阳性，肝功异常。

（二）诊断思路

患者青年女性，有职业暴露史，1个月前工作中被沾染丙肝患者血液的针头扎伤。病程1周，有消化道症状，查体无异常，化验：抗HCV阳性，HCV RNA阳性，肝功异常。诊断急性丙型病毒性肝炎明确。

四、初步诊断

急性丙型病毒性肝炎无黄疸型

五、诊治经过

入院后查血常规：WBC 6.24×10^9/L、N 70.60%、RBC 4.45×10^{12}/L、HGB 137.00g/L、PLT 284.00×10^9/L。肝功：ALB 45g/L、TBIL 11.8μmol/L、DBIL 4.3μmol/L、ALT 214U/L、AST 157U/L。ESR 2mm/h，尿便常规、凝血功能、自身抗体五项均未见显著异常；甲功：甲状腺素145nmol/L，余值正常；乙肝血清学标志物：抗HBs＞1000.00IU/L、抗HBe阳性、抗HBc阳性，抗HEV IgM阴性、抗HAV IgM阴性、梅毒螺旋体抗体阴性、抗HIV阴性。抗HCV阳性、HCV RNA定量5.983×10^7IU/ml、HCV RNA分型1b；IL28b基因多态性分析C/C型。心电图：窦性心律不齐。胸片：双肺未见明确病变。腹部超声：慢性肝损害。

治疗给予还原型谷胱甘肽、复方甘草酸苷注射液等保肝、降酶等对症治疗，完善检查评估病情后，无干扰素禁忌证，于6月8日开始应用利巴韦林片（300mg，口服，每日3次）联合聚乙二醇干扰素α-2b注射液（80μg，皮下注射，每周1次）抗病毒治疗。6月18日复查血常规：WBC 4.54×10^9/L、HGB 137.00g/L、N 75.00%、PLT 191.00×10^9/L。肝功：ALB 40g/L、TBIL 14.1μmol/L、DBIL 6.5μmol/L、ALT 225U/L、AST 195U/L、TBA 23μmol/L、GGT 170U/L。HCV RNA定量8.784×10^6IU/ml。患者病毒量有所下降，肝功转氨酶较前有所增高，考虑与干扰素治疗后机体免疫应答有关，继续同前治疗，于2016年6月20日出院，门诊随诊。7月4日复查血常规：WBC 3.66×10^9/L、HGB 134.00g/L、N 68.6%、PLT 196.00×10^9/L。HCV RNA＜100IU/ml，肝功正常。维持干扰素＋利巴韦林抗病毒治疗48周停药，复查血常规正常，HCV RNA＜15IU/ml，肝功正常。停药3个月后复查HCV RNA持续低于检测下限，急性丙肝治愈。

六、出院诊断

急性丙型病毒性肝炎无黄疸型

七、经验总结

1. 急性丙型病毒性肝炎在临床中不常见，绝大部分患者发现时为慢性丙型病毒性肝炎。

2. 成人急性丙型病毒性肝炎中85%左右可转为慢性，一旦确诊应尽快抗病毒治疗。目前治疗方案有两种。

（1）以干扰素+利巴韦林为基础的治疗：根据患者病情特点、基因型等选择治疗方案，疗程24～48周，总疗效70%左右。缺点是对血常规、肝功等都有不同要求，失代偿肝硬化也是禁忌证，并且需要肌内注射，价格昂贵，部分患者可能由于药物的不良反应不能坚持治疗。

（2）直接抗病毒药物（DAAs）：这类药物不良反应较少，口服给药方便，可达到90%～99%治愈率，正逐步取代干扰素成为丙型肝炎的一线治疗药物。其中对所有基因型都可使用的代表药物有索非布韦+达卡他韦、索非布韦+维帕他韦（吉三代）。其他药物索非布韦+莱地帕韦（吉二代）治疗基因1b型丙肝等。

参 考 文 献

[1] 陈红松，窦晓光，段钟平，等. 丙型肝炎防治指南（2015年更新版）. 临床肝胆病杂志，2015，31（12）：1961-1979

[2] EASL Recommendations on Treatment of Hepatitis C 2015. J Hepatol, 2015, 63(1): 199-236

[3] Myers RP, Shah H, Burak KW, et al. An update on the management of chronic hepatitis C: 2015 Consensus guidelines from the Canadian Association for the Study of the Liver. Can J Gastroenterol Hepatol, 2015, 29(1): 19-34

[4] Hepatitis C guidance: AASLD-IDSA recommendations for testing, managing, and treating adults infected with hepatitis C virus. Hepatology, 2015, 62(3): 932-954

病例4 急性戊型病毒性肝炎

一、病例资料

患者，女，72岁，因"腹胀30天，乏力、食欲缺乏、尿黄4天"于2016年10月25日入院。

病前1个月到外地旅游，有可疑不洁饮食史。

缘于2016年9月25日无明显诱因出现腹胀，未予重视。10月21日出现食欲缺乏，饮食较前明显下降，腹胀加重，伴尿黄，尿色加深似浓茶，无发热、咳嗽、咳痰，无胸痛、胸闷、心悸，无腹痛、腹泻等症状，于10月23日在当地人民医院化验肝功异常：ALB 38g/L、TBIL 39.5μmol/L、DBIL 24.3μmol/L、ALT 1104U/L、PTA 80.2%。给予保肝、降酶、退黄等治疗后效果不佳,伴有皮肤瘙痒,大便颜色变浅,24日复查肝功:TBIL 65μmol/L、DBIL 40.3μmol/L、ALT 390U/L、AST 196U/L。PTA 77%。戊型病毒性肝炎抗体IgM(+)。腹部CT提示脂肪肝。为进一步诊治25日来我院,门诊化验结果提示:WBC 6.30×10^9/L、N 80.6%、RBC 4.16×10^{12}/L、HGB 128.00g/L、PLT 63×10^9/L。肝功:ALB 34g/L、TBIL 65.5μmol/L、DBIL 46.4μmol/L、ALT 2654U/L、AST 3641U/L、ALP 184U/L。血氨33.70μmol/L。PT/PA 19.0秒/39.4%。门诊以"急性戊型病毒性肝炎"收住院。自发病以来,精神差,食欲下降,睡眠欠佳,尿量正常,体重无明显变化。

二、入院查体

T:36.6℃,HR:83次/分,R:19次/分,BP:136/80mmHg。营养中等,步入病房,自动体位,查体合作。神志清楚,精神差,应答切题,定向力、记忆力、计算力正常。面色晦暗,皮肤、巩膜明显黄染,肝掌阴性,未见蜘蛛痣。全身浅表淋巴结未扪及肿大。心肺未见异常。腹部饱满,未见腹壁静脉曲张,全腹软,无压痛、反跳痛,肝右肋下未及,剑突下未及,墨菲氏征阴性,脾左肋下未及,肝上界位于右锁骨中线第五肋间,肝、脾、双肾区无叩痛,移动性浊音阴性,肠鸣音5次/分,不亢进。双下肢无水肿,生理反射存在,病理征未引出。扑翼样震颤阴性。

三、诊断依据

(一)病例特点

1. 患者老年女性,急性起病,病程30天。
2. 既往无肝炎病史,病前1个月有可疑不洁饮食史。
3. 主要表现为腹胀30天,乏力、食欲缺乏、尿黄4天,伴有皮肤瘙痒,大便颜色变浅。
4. 查体　可见皮肤巩膜黄染,其他无明显异常。
5. 实验室和辅助检查　肝功明显异常,戊型病毒性肝炎抗体IgM阳性,甲乙丙病毒性肝炎标志物阴性。

(二)诊断思路

患者急性起病,病程短,主要表现为消化道症状,化验肝功明显异常,戊型病毒性肝炎抗体IgM阳性,诊断急性戊型病毒性肝炎明确。患者伴有皮肤瘙痒,大便颜色变浅,PTA低于正常,考虑存在淤胆。患者腹部CT提示脂肪肝,不考虑肝脏或胰腺占位性病变。

四、初步诊断

1. 急性戊型病毒性肝炎黄疸型
2. 脂肪肝

五、诊治经过

入院后查血常规:WBC 7.23×10^9/L、N 75.2%、RBC 4.66×10^{12}/L、HGB 139.00g/L、PLT 71.00×10^9/L。肝功能:ALB 32g/L、TBIL 95.6μmol/L、DBIL 78.8μmol/L、ALT 1604U/L、AST 967U/L、ALP 216U/L、GGT 138U/L、TBA 337μmol/L、CHE 5947U/L、LDH 426U/L。ESR 7.00mm/h。PT/PA 18.6秒/40.7%。抗HEV IgM阳性,抗HAV IgM(-),乙肝病毒标志物HBsAb、HBcAb阳性,抗HCV IgM(-)。CT检查提示:脂肪肝;

胆囊炎，胆汁淤积；双肾小囊肿。腹部超声检查提示：慢性肝损害（肝实质弥漫性损害结合临床）；轻-中度脂肪肝。给予乙酰半胱氨酸注射液、异甘草酸镁注射液、维生素 K_1 等保肝、降酶、退黄、提高 PTA 等治疗。患者症状无明显缓解，仍有皮肤瘙痒，大便颜色恢复正常。10 月 29 日复查肝功 ALB 31g/L、TBIL 115.8μmol/L、DBIL 96.5μmol/L、ALT 1023U/L、AST 1136U/L、ALP 204U/L、GGT 109U/L、TBA 407μmol/L、CHE 5602U/L、LDH 507U/L。PT/PA 16 秒/50.5%。考虑淤胆加重，加注射用丁二磺酸腺苷蛋氨酸治疗。11 月 1 日复查肝功 ALB 29g/L、TBIL 190.7μmol/L、DBIL 149.7μmol/L、ALT 103U/L、AST 58U/L、ALP 180U/L、GGT 70U/L、TBA 123μmol/L、CHE 4043U/L、LDH 507U/L。PT/PA 11.9 秒/91.1%。PTA 恢复正常，停维生素 K_1，其他治疗措施不变，患者自感症状逐渐缓解，皮肤瘙痒减轻，11 月 9 日复查肝功 ALB 34g/L、TBIL 162μmol/L、DBIL 126.6μmol/L、ALT 43U/L、AST 50U/L、ALP 142U/L、GGT 59U/L、TBA 27μmol/L、CHE 3413U/L、LDH 202U/L。继续巩固治疗，11 月 24 日复查肝功 ALB 32g/L、TBIL 72μmol/L、DBIL 58.7μmol/L、ALT 34U/L、AST 61U/L、ALP 152U/L、GGT 136U/L、TBA 29μmol/L、CHE 3094U/L、LDH 130U/L。11 月 28 日出院，出院 1 个月后随访无任何不适，复查各项指标恢复正常。

六、出院诊断

1. 急性戊型病毒性肝炎淤胆型
2. 脂肪肝

七、经验总结

1. 戊型病毒性肝炎传播途径　同甲型病毒性肝炎一样同为粪-口途径传播，为自限性疾病，但有慢性疾病、肿瘤、孕妇等一旦感染病情可能比较重，部分患者可能会导致死亡，应高度重视这部分患者的治疗。

2. 淤胆在戊型病毒性肝炎比较常见，约占 20%。表现为皮肤瘙痒，灰白便，黄疸期持续较长，以直接胆红素为主，从数天甚至数月都有可能，患者一般情况比较好，没有显著的消化道症状，精神好，预后比较好。

3. 关于 PTA　部分戊型病毒性肝炎患者在淤胆时化验提示 PTA 降低，甚至低于 40%，这并不能提示肝功能衰竭，此时患者精神好，无日益加重的消化道症状，应用维生素 K_1 治疗 3~5 天后 PTA 明显升高，直至恢复正常，这与肝衰竭表现是不一样的。

参 考 文 献

[1] 中国医师协会感染医师分会.戊型病毒性肝炎诊疗规范.中华临床感染病杂志,2009,2(5):289-292
[2] 缪宁,张国民,龚晓红,等.中国 2004—2011 年戊型病毒性肝炎流行病学分析.中国疫苗和免疫,2013,19(05):451-454
[3] 陈小英,许国章.甲型和戊型病毒性肝炎的流行病学研究进展.浙江预防医学,2014,26(09):909-911、914
[4] 付宽,王晓静,孙凤霞.戊型病毒性肝炎的研究进展.中华实验和临床感染病杂志(电子版),

[5] 宋立莎,辛桂杰,祝红珍,等. 急性散发性戊型病毒性肝炎的临床特点. 中国老年学杂志,2012, 32(09):1827-1829
[6] 陈圣森,陈明泉. 戊型病毒性肝炎的现状及治疗研究进展. 世界临床药物,2013,34(12):716-719、730
[7] JAAA G, Kampa KC, DGB M, et al. Hepatitis E:A Literature Review. J Clin Transl Hepatol, 2017, 5(4):376-383
[8] Spina A, Lenglet A, Beversluis D, et al. A large outbreak of Hepatitis E virus genotype 1 infection in an urban setting in Chad likely linked to household level transmission factors, 2016—2017. PLoS One, 2017, 12(11):e0188240

第五节 麻疹合并肺炎

一、病例资料

患者,女,3岁8个月6天,因"发热8天,皮疹2天"于2014年4月18日入院。

发病前1周有麻疹患者接触史。未接种过麻疹疫苗。

缘于2014年4月10日无明显诱因出现发热,体温最高39.0℃,伴咳嗽、腹泻,每日排稀糊便3~5次,无呕吐、流涕、皮疹等症状,当地医院查血白细胞升高,给予抗感染及退热治疗3天(具体不详),无明显效果。体温反复升高、咳嗽逐渐加重。4月13日到某儿童医院就诊查血常规:WBC 7.53×10^9/L、N 0.235、HGB 130g/L、PLT 271×10^9/L。生化提示ALT 74U/L、AST 54U/L、LDH 432U/L、CK 60U/L、CK-MB 38U/L。给予头孢曲松抗感染治疗2天,症状无缓解。4月15日入住某儿童医院查血常规:WBC 8.16×10^9/L、N 0.359、HGB 119g/L、PLT 333×10^9/L。PCT 0.27ng/ml。生化:ALT 64U/L、AST 79U/L、LDH 539U/L、CK 202U/L、CK-MB 31U/L。肺炎衣原体、支原体抗体均阴性。胸片提示双肺纹理增粗体。给予萘夫西林抗感染及止咳、化痰、补液、退热等综合治疗,咳嗽症状有所缓解。4月16日发现散在皮疹,皮疹逐渐增多,遍布颜面部、躯干及四肢,查麻疹抗体IgM弱阳性,风疹抗体阴性,诊断"麻疹合并肺炎",为进一步诊治转住院。自发病以来,精神尚可,食欲正常,睡眠正常,小便正常,体重无明显变化。

二、入院查体

T:38.8℃,HR:138次/分,R:28次/分,BP:80/40mmHg。发育正常,营养良好,哭闹如常,神志清楚,头面部及躯干满布红色斑疹及斑丘疹,直径2~4cm,压之褪色,疹间皮肤正常(图1-7),手足心未见皮疹。全身皮肤无黄染、出血点。浅表淋巴结未触及。头颅正常,结膜充血,巩膜无黄染,双侧瞳孔等大等圆,直径约为3mm,对光灵敏。口唇无发绀、疱疹、皲裂,口腔黏膜柯氏斑阳性(图1-8),咽部充血,扁桃体Ⅰ度肿大,无脓性分泌物。颈软,无抵抗。胸廓对称无畸形,局部无隆起及凹陷,按压胸骨无哭闹,肋间隙正常,胸壁静脉无扩张。双肺呼吸音粗,未触及胸膜摩擦感。双肺叩诊呈清音。双下肺可闻及少量湿啰音。心前区无隆起,心尖冲动有力,未触及震颤,心包摩擦感未触及。心界正常。心率138次/分,律齐,心音正常。各瓣膜听诊区未闻及杂音,心包摩擦音未闻及。腹部平坦,未见肠形及蠕动波。腹软,按压腹部无哭闹,全腹未触及包块。肝脾肋下未触及。肝上界位于右锁骨中线上平第五肋间。肠鸣音正常,5次/分,未闻及振水音及血管杂音。浅反射正常,肱二头肌反射正常,跟腱反射正常,生理反射存在。

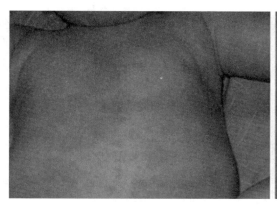
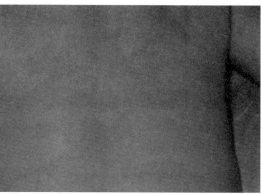

图1-7 麻疹样皮疹:斑丘疹,部分可以融合,疹间皮肤正常

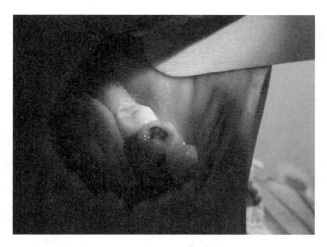

图1-8 麻疹黏膜柯氏斑

注:第一臼齿颊黏膜上出现的针尖大小的灰白色小点,周围绕以红晕

三、诊断依据

(一)病例特点

1. 女性儿童,急性起病,病程短。
2. 病前一周有麻疹患者接触史。
3. 有发热、咳嗽症状,发热6天后出皮疹。
4. 查体 可见麻疹样斑丘疹及口腔黏膜柯氏斑。
5. 实验室和辅助检查 血白细胞不高,肝功异常,麻疹抗体IgM阳性。

(二)诊断思路:几种易混淆的皮疹鉴别如下:

1. 麻疹 起病急,典型麻疹可分为三期:前驱期、出疹期、恢复期。

(1)前驱期:主要表现为:①发热,一般体温逐渐升高;②上呼吸道感染:存在咳嗽、流涕、咽部疼痛等卡他症状;③眼结膜充血、畏光、流泪、眼睑水肿;④口腔黏膜柯氏斑(Koplik 斑),双侧近第一臼齿颊黏膜针尖大小白色小点,有早期诊断意义。

(2)出疹期:常于发热3~4天后,先见于耳后、发际,后于额、面、颈、胸、背、腹及四肢依次出现皮疹。皮疹为淡红色斑丘疹,大小不等,高出皮肤,压之褪色。合并肺炎史可闻及湿性啰音,胸片或 X 线可有轻重不等的肺部浸润改变或肺纹理增多。

(3)恢复期:发热开始减退,全身症状明显减轻,皮疹按出疹先后消退。

2. 风疹 发热1~2天即可出疹,皮疹主要鉴于面部及躯干,皮疹特点为细小色淡,前驱期短,出现较早,1~2天即退,不留色素沉着,不脱屑。伴发全身症状轻微,常伴耳后、枕后和颈部淋巴结肿大。确诊风疹依靠检测血清中抗风疹病毒抗体,IgM 阳性可确诊。

3. 幼儿急疹 幼儿急起发热或高热3~4天,症状轻,热退后出现玫瑰色散在皮疹,面部及四肢远端皮疹少,经1~2天皮疹消退。患者皮疹特点不符合。

4. 药物疹 近期有服用或接触药物史,皮疹呈多样性,痒感,伴低热或无热,无黏膜斑及卡他症状,停药后皮疹可消退。患者无药物接触,暂不考虑此病。

四、初步诊断

麻疹合并肝损害

五、诊治经过

入院后2014年4月18日查血常规:WBC 18.42×10^9/L、N 70%、HGB 106.00g/L、PLT 270×10^9/L。肝功:ALB 30g/L、TBIL 3.0μmol/L、DBIL 0.3μmol/L、ALT 62U/L、AST 132U/L、GGT 36U/L、CHE 5145U/L、LDH 1085U/L。PCT 4.15ng/ml。CRP 正常。大便常规:绿黏便,大便白细胞:6~8/HP;心肌酶谱正常。胸片提示(图1-9):考虑双肺炎症。

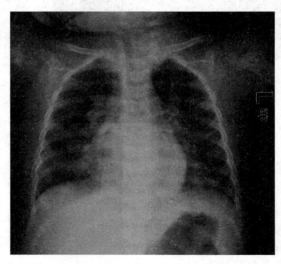

图1-9 2014年4月18日胸片:双肺炎症

诊断麻疹合并：①肺炎；②肠炎；③肝损害。给予美罗培南、替考拉宁及阿奇霉素联合抗感染治疗，同时给予保肝、降酶、止泻、调节肠道菌群等辅助治疗，患儿入院2天后体温恢复正常，一般情况好转，皮疹逐渐消退。10天后复查血常规、肝功、PCT恢复正常，胸片恢复正常。治疗12天后治愈出院。

六、出院诊断

麻疹合并肺炎、肠炎、肝损害

七、经验总结

1. 麻疹的早期诊断　在未出疹前，提示麻疹诊断的特异性体征是口腔的麻疹柯氏斑，一般于病程第2～第3天就可出现，系统查体是早期不漏诊的关键手段，临床医生应提高警惕。

2. 不典型麻疹　随着免疫接种的普遍推广，麻疹发病率明显下降，但发病年龄较以往后移，且临床表现相对不典型，出疹时间可提前，可推后，与风疹相比，麻疹皮疹颜色更深，更密集，黏膜卡他症状和全身中毒症状更严重，手足心可出疹，而风疹多有耳后、颈前淋巴结肿大的表现，体温相对较低，一般不超过38.5℃，持续时间短，退热早，且疹褪后脱屑的现象少见。

3. 麻疹并发症　小儿麻疹患者易合并肺炎，可以是病毒性肺炎，也可以是继发肺部细菌感染，注意鉴别诊断，合理用药。原发病毒性支气管炎、肺炎多在起病初期，继发细菌感染一般出现在发热后5～7天，咳黄脓痰，影像学可有渗出表现。麻疹肺炎临床症状和体征可能不突出，及时影像学检查非常必要。麻疹并发肠炎和肝损害也常见，经对症处理可迅速好转。

4. 治疗注意事项　麻疹属于病毒感染，目前无针对麻疹的特效抗病毒药物，主要是对症治疗为主。尤其值得注意的早期退热治疗，体温不宜骤降，否则容易导致皮疹延迟出齐、出透，诱发肺炎等并发症发生。成人体温控制在39℃，儿童可能更低，注意预防儿童高热惊厥。解热镇痛药物一般给予常规用量的半量即可，注意观察，随时调整治疗方案。

参 考 文 献

[1] Wagner AL, Boulton ML, Sun X, et al. Perceptions of measles, pneumonia, and meningitis vaccines among caregivers in Shanghai, China, and the health belief model: a cross – sectional study. BMC Pediatr, 2017, 17(1): 143

[2] Li J, Zhao Y, Liu Z, et al. Clinical report of serious complications associated with measles pneumonia in children hospitalized at Shengjing hospital, China. J Infect Dev Ctries, 2015, 9(10): 1139 – 1146

[3] Ortac EE, Tanriover MD, Ocal S, et al. Severe measles pneumonia in adults with respiratory failure: role of ribavirin and high – dose vitamin A. Clin Respir J, 2016, 10(5): 673 – 675

[4] Pineiro PR, de Ceano – Vivas La Calle M, Casado VE, et al. Cilleruelo OMJ. Measles pneumonia. An Pediatr(Barc), 2011, 75(6): 418 – 419

[5] Prophylactic antibiotics to prevent pneumonia and other complications after measles: community based randomised double blind placebo controlled trial in Guinea – Bissau. BMJ, 2016, 353: i3040

[6] Arikawa K, Arikawa S, Arikawa K. Diagnosis of adult measles pneumonia from bronchoalveolar lavage fluid by reverse – transcriptase polymerase chain reaction. Kansenshogaku Zasshi, 2003, 77(7): 521 – 525

第六节 风 疹

一、病例资料

患者，女，1岁，因"发热、皮疹8小时"于2011年7月31日入院。

发病前无发热皮疹患者密切接触史。

缘于2011年7月31日凌晨3:00左右患儿无明显诱因出现发热，体温最高39.6℃，家长发现其颈部出现少量皮疹，初未重视，今晨家长发现其皮疹波及全身，复测体温仍为39.6℃，给予自备美林口服退热治疗，体温未降，为进一步治疗就诊于当地医院，查血常规 WBC 12.97×10^9/L、N 0.69、RBC 4.82×10^{12}/L、HGB 123g/L、PLT 326×10^9/L。风疹抗体IgM阳性，建议其来我院，门诊以"风疹"收入我区。患者自此次入院以来，精神、食欲好，大小便正常。体重较前无减轻。

二、入院查体

T: 38.4℃，HR: 126次/分，R: 28次/分，BP: 90/58mmHg。抱入病房，哭声响亮、有泪，发育正常，营养中等，查体欠合作。全身皮肤可见散在分布的斑疹及斑丘疹，双手、双足可见皮疹，右侧耳后淋巴结肿大，触之患儿哭闹不明显。头颅无畸形，双眼睑无充血，巩膜无黄染，球结膜无水肿，瞳孔等大等圆，对光反射灵敏，口唇淡红，口腔黏膜完整，咽无充血，扁桃体无肿大，吞咽正常。颈部软，运动无受限。呼吸运动对称，语颤两侧相称，两肺叩诊呈清音，听诊呼吸音清，未闻及干、湿性啰音及胸膜摩擦音。心尖冲动正常，心前区无异常搏动，无抬举性冲动及细震颤，心界不扩大，心率126次/分，律齐，心音正常，心脏各瓣膜听诊区未闻及杂音，无心包摩擦音。腹部平软，腹部触诊患儿无哭闹，未触及肿块，肝脾肋下未触及，莫菲氏征阴性，肝上界右锁骨中线第五肋间，肝脾区无叩痛，肠鸣音5次/分。肛门及外阴未查。脊柱无畸形，棘突无压痛，双肾区无叩痛，四肢无畸形，四肢关节无红肿及运动障碍，双下肢无水肿。神经系统查体患儿哭闹不配合。

三、诊断依据

(一)病例特点

1. 患儿夏季急性起病。
2. 病前无明确流行病学史。
3. 主要表现为发热、皮疹。
4. 查体 全身可见斑疹及斑丘疹、耳后淋巴结肿大。

5. 实验室和辅助检查 血常规白细胞升高,中性粒细胞比例不高,风疹抗体 IgM 阳性。

(二)诊断思路

患者为发热伴皮疹患者,诊断及鉴别诊断如下:

1. 风疹 发热 1~2 天即可出疹,皮疹主要鉴于面部及躯干,皮疹特点为细小色淡,前驱期短,出现较早,1~2 天即退,不留色素沉着,不脱屑。伴发全身症状轻微,常伴耳后、枕后和颈部淋巴结肿大。确诊风疹依靠风疹抗体 IgM 阳性。

2. 麻疹 起病急,主要表现为先出现发热,体温逐渐升高;伴咳嗽、流涕、咽部疼痛等卡他症状;眼畏光、流泪、发热 3~4 天后,耳后、发际,后于额、面、颈、胸、背、腹及四肢依次出现皮疹,该患儿暂不考虑此病。

3. 猩红热 发热后 1~2 天出现皮疹,疹间皮肤充血潮红,皮疹呈针尖样,皮肤皱褶处密集呈"帕氏线",口周可见苍白圈,早期舌呈"草莓舌",后期白苔脱落呈"杨梅舌",扁桃体肿大和咽峡炎表现明显,化验血常规提示白细胞、中性粒细胞升高。该患者不符合此病特点。

四、初步诊断

风疹

五、诊治经过

入院后查血常规:WBC 11.17×10^9/L、N 30%、RBC 4.78×10^{12}/L、HGB 121g/L、PLT 185×10^9/L。风疹抗体 IgM 阳性,麻疹抗体阴性。肝功、电解质正常。胸片正常。给予板蓝根等对症治疗,次日患儿体温恢复正常,皮疹逐渐消退,住院 3 天后痊愈出院。

六、出院诊断

风疹

七、经验总结

1. 风疹与麻疹、猩红热的鉴别是诊断重点。麻疹相对全身中毒症状重,卡他症状明显,体温更高,淋巴结肿大不明显;猩红热皮疹特点是疹间皮肤弥漫性充血潮红,加上典型"草莓舌""杨梅舌"及帕氏线、口周苍白圈等特异性表现和血象升高。

2. 治疗 风疹属于病毒性疾病,无特效抗病毒药物,以对症治疗为主,病程自限,预后好。

参 考 文 献

[1] Hinman AR. Measles and rubella eradication. Vaccine, 2018, 36(1): 1-3

[2] Zimmerman LA, Reef SE, Orenstein WA. Rubella Vaccine – A Tale of Appropriate Caution and Remarkable Success. JAMA Pediatr, 2018, 172(1): 95-96

[3] Herini ES, Gunadi, Triono A, et al. Clinical profile of congenital rubella syndrome in Yogyakarta Indone-

sia. Pediatr Int, 2017, doi: 10. 1111/ped. 13444
[4] Yasri S, Wiwanitkit V. Rubella Seromarkers among Children and Adolescent. Int J Prev Med, 2017, 8: 82
[5] 马静, 罗会明, 郝利新, 等. 中国 2005—2011 年风疹流行病学特征分析. 中国疫苗和免疫, 2012, 18(06): 500-503、540
[6] 樊春祥, 梁晓峰, 周玉清, 等. 中国 2004—2006 年风疹流行病学特征初步分析. 中国计划免疫, 2007, 13(05): 457-460
[7] 周铁群. 风疹病毒及其感染的诊断研究进展. 微生物学免疫学进展, 2001, 29(02): 77-82

第七节 水 痘

病例 1 水痘合并肺炎

一、病例资料

患者, 男, 58 岁, 因"皮疹 7 天, 发热 1 天"于 2016 年 2 月 14 日入院。

病前 2 周有"水痘"患者密切接触史。2015 年 3 月诊断"左额叶少突胶质瘤", 并于 2015 年 3 月、8 月、11 月, 2016 年 1 月行四次 γ 刀手术治疗, 并于肿瘤医院间断服用中药治疗至今。

缘于 2016 年 2 月 7 日患者颜面、四肢出现皮疹, 无发热、头痛、咽痛、四肢酸痛、恶心、腹痛等不适症状, 未予重视及治疗。2 月 12 日到当地医院住院拟行胶质瘤切除手术, 皮疹渐增多伴发热 38.1℃, 当地医院考虑为过敏疹, 予"地塞米松 5mg、甲强龙 40mg, 2 次/日、倍他米松 7mg 肌注", 后体温正常, 皮疹显著增多, 皮肤科会诊考虑为水痘。今日为进一步诊治来我院急诊就诊, 急诊以"皮疹待查: 水痘?"收入我区。自发病以来, 精神尚可, 食欲略差, 睡眠正常, 大小便正常, 体重较前略减轻。

二、入院查体

T: 37.2℃, HR: 117 次/分, R: 18 次/分, BP: 136/107mmHg。营养中等, 轮椅推入病房, 自动体位, 查体合作。神志清楚, 精神可, 言语功能欠佳。头皮、面部、躯干、四肢均散在可见粉红色斑疹、丘疹、疱疹, 形似露水珠样, 其内液体清亮, 直径 3~8mm, 皮疹周围有红晕, 部分皮疹已结痂(图 1-10)。全身浅表淋巴结未扪及肿大。口腔可见皮疹及小溃疡, 咽部充血, 双侧扁桃体Ⅰ度肿大, 心肺查体未见明显异常。腹部平坦, 全腹软, 无压痛、反跳痛, 肠鸣音 3 次/分, 不亢进。右侧肢体肌力下降伴不自主震颤, 左侧肢体肌力正常。右侧肱二、三头肌肌腱及膝、跟腱反射等生理反射存在, 右侧巴氏征、布氏征、克氏征等病理征阴性。

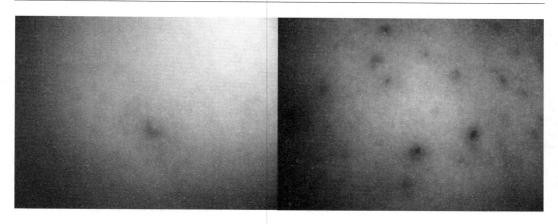

图 1-10 水痘皮疹

三、诊断依据

(一)病例特点

1. 患者中年男性,冬季急性起病,病程短。
2. 病前 2 周有"水痘"患者接触史。有多次胶质瘤切除手术和放射治疗史。
3. 有皮疹、发热等症状,皮疹为典型水痘样皮疹。
4. 查体 同时可见各期不同形态皮疹,呈典型水痘表现。

(二)诊断思路

根据患者病情特点,考虑诊断与鉴别诊断如下:

1. 水痘 发病较急,前驱期可无症状或仅有轻微症状,也可由低热或中等度发热及头痛、全身不适、乏力食欲减退、咽痛、咳嗽等,持续 1~2 天即迅速进入出疹期。皮疹特点为红斑疹及丘疹后发展为疱疹,形似露珠水滴,壁薄易破,周围有红晕。皮疹先后分批陆续出现,数目多,向心分布,先出现于躯干和四肢近端,远端较少。患者有水痘患者接触史,结合临床表现,水痘诊断明确。

2. 带状疱疹 多有局部皮肤瘙痒,感觉过敏,针刺感或灼痛,1~3 天后出现沿周围神经分布区皮肤出现成簇皮疹。多限于身体一侧很少超过中线。该患者皮疹不符合此病特点,暂不考虑。

3. 药物疹 先有用药史,此后出现皮疹,可以伴有发热,水疱样皮疹不规则,大小不一,壁厚,可以出现多脏器损害。

四、初步诊断

1. 水痘
2. 脑胶质瘤综合治疗术后

五、诊治经过

入院后化验血常规:WBC 3.15×10^9/L,N 79.30%,HGB 152.00g/L,PLT 122.00×10^9/L。D-二聚体 3.83mg/L。CRP 27.36mg/L。PCT 0.151ng/ml。肝肾功能、电解质未

见异常。抗水痘-带状疱疹病毒 IgM 阳性。诊断水痘明确。给予阿昔洛韦抗病毒治疗，患者皮疹仍逐渐增多，躯干部为主，伴有体温升高，2月16日达39.6℃，面部、躯干可见暗红色皮疹，躯干可见新增皮疹。2月17日晚19：50患者寒战、四肢末梢凉，SPO_2 88%，血压正常，双肺呼吸音粗，予吸氧，氧流量至5L/分，后患者体温上升至39.3℃，SPO_2 93%，予退热对症治疗。24：00患者 SPO_2 88%~90%，急查血气分析：pH 7.50，PaO_2 55mmHg，CO_2 32mmHg。CRP 107.09mg/L。肺CT（图1-11）：①双肺散在斑片及结节影，考虑感染性病变，请结合临床，建议治疗后复查；②双侧少量胸腔积液，心包少许积液。考虑继发肺部感染，混合感染可能性大，给予丙种球蛋白，头孢哌酮舒巴坦、氟康唑广谱抗感染治疗。2月20日体温恢复正常，全身皮疹无新出，原有皮疹大部分结痂。复查血气分析：pH 7.49，氧分压67mmHg，标准碳酸氢根26.4mmol/L，氧饱和度93%，剩余碱2.4mmol/L。2月26日复查肺部CT提示肺部感染病变较前明显吸收（图1-12）。2月28日患者无发热、咳嗽等不适，全身皮疹已结痂，二便正常。肺部影像学示肺部感染较前明显好转，病情好转出院。

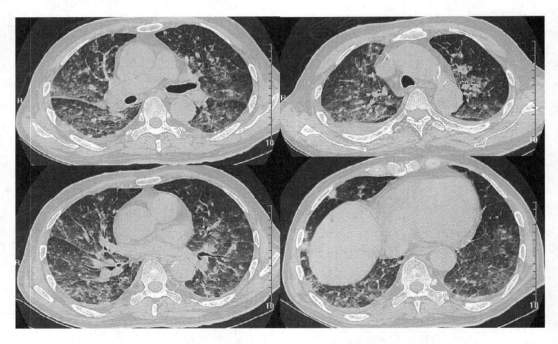

图1-11　2016年2月18日肺CT：双肺炎症、胸腔积液

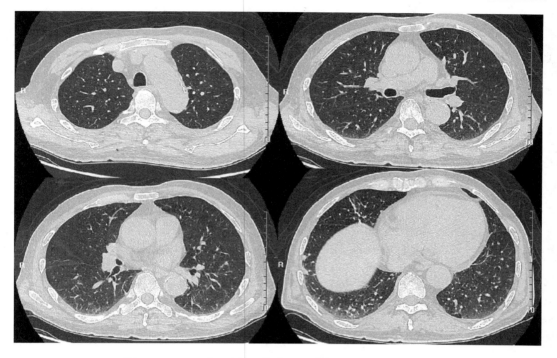

图1-12 2016年2月26日肺CT：肺部感染较前明显好转

六、出院诊断

1. 水痘合并肺炎
2. 脑胶质瘤综合治疗术后

七、经验总结

1. 水痘诊断 根据典型的皮疹表现和分期分批出疹、各期皮疹同时可见的特点一般不难诊断，鉴别诊断主要注意和带状疱疹、丘疹性荨麻疹、药物疹等区分。

2. 水痘肺炎 水痘合并肺炎多见于儿童患者，少见于成人，成人水痘合并肺炎往往有基础疾病，免疫功能受损，临床病情常较重，且易合并细菌感染、呼吸衰竭。如成人水痘持续高热，并出现明显呼吸道症状，应警惕合并肺炎可能，尽快完善影像学检查，同时给予积极治疗。需积极处理。

3. 预防瑞氏综合征（Reye's综合征） 水痘在治疗时，尤其是儿童特别需要注意禁用水杨酸类药物退热，以免发生内脏脂肪样变性，诱发瑞氏综合征。该病罕见，广泛的线粒体受损为其病理基础，可影响身体的所有器官，尤其对肝脏带来的危害更大，如果不及时治疗，会很快导致肝肾衰竭、脑损伤，甚至死亡。

4. 其他注意事项 水痘治疗一般不可使用糖皮质激素，以免出现疾病播散，病情加重。本例患者起病初期因误诊使用糖皮质激素治疗，可能是导致病情加重的诱因。重症病例可酌情使用免疫球蛋白冲击治疗。抗病毒药物可应用阿昔洛韦、更昔洛韦或泛昔洛韦等。儿童患者使用更昔洛韦需警惕骨髓抑制作用。

参 考 文 献

[1] 齐石,李雪芹,李宏军. 儿童原发性水痘肺炎的 26 例影像诊断分析. 医学影像学杂志,2013,23(09):1382-1385
[2] 张正琼,黄勇,黄永茂,等. 水痘并发肺炎的临床分析. 西南军医,2013,15(02):134-135
[3] 彭泽华,赵世煜. 原发性水痘肺炎的 X 线表现. 医学影像学杂志,2003,(07):463-464
[4] Rea G, Costigliola A, Calabrese C. A storm of stones in the lungs: an uncommon sequela of varicella pneumonia. J Bras Pneumol, 2017, 43(3): 246
[5] Kathuria D, Gera P, Singh NP, et al. Varicella hepatitis and pneumonia in an immunocompetent adult. J Assoc Physicians India, 2016, 64(1): 120
[6] Shalaby T, Mankragod R. Varicella pneumonia. Br J Hosp Med(Lond), 2015, 76(6): 365
[7] Upadhyay HN, Vakil AP, Sherani KM, et al. Varicella Pneumonia in a Human Immunodeficiency Virus - Positive Adult. Am J Med Sci, 2016, 351(5): 525
[8] Corrigan R, Carter R, Raza M. Use of steroids for management of varicella pneumonia. BMJ Case Rep, 2015, doi: 10.1136/bcr-2015-210866

病例2 水痘合并脑炎

一、病例资料

患者,男,5 岁,因"发热、皮疹 10 余天,行走困难、反应迟钝 5 天"于 2011 年 6 月 5 日入院。

发病前 3 周内有水痘患者接触史。

缘于 2011 年 5 月 22 日无明显诱因全身出现皮疹,初为斑疹,后发展为水疱,在私人诊所予口服药物治疗(具体不详)。3 天后出现发热,最高体温 38℃,伴头痛。就诊于当地诊所,予口服药物(不详)4 天,并退热治疗,体温正常,皮疹渐结痂。6 月 1 日突然出现站立不稳,四肢无力,反应迟钝,伴呕吐 2 次,为非喷射性,呕吐物为胃内容物。6 月 2 日就诊于当地人民医院,查血 WBC 20.2×10^9/L、N 0.863,考虑"胃肠炎",予头孢米诺、头孢唑肟等抗感染治疗 3 天,无明显好转,6 月 4 日查肝、肾功、电解质正常,腹部平片、头颅 CT 均正常。于当晚转传染病医院,腰穿脑脊液检查常规示:无色透明,潘氏试验阴性,WBC 0.02×10^9/L;生化提示蛋白 540mg/L、葡萄糖 3.52mmol/L、氯化物 123mmol/L。考虑病毒性脑炎,给予甘露醇脱水、更昔洛韦抗病毒、胸腺五肽、人免疫球蛋白调节免疫治疗 1 天。为进一步诊治于 6 月 5 日 23 时来我院。门诊以"水痘合并脑炎"收住院。此次发病以来精神差、食欲尚可、轻度嗜睡,大小便基本正常。

二、入院查体

T:37.7℃,HR:101 次/分,R:21 次/分,BP:104/69mmHg。发育正常,营养中等,

神志尚清,反应迟钝,轻度嗜睡,查体基本合作。全身皮肤可见散在已结痂皮疹。浅表淋巴结无肿大,球结膜无水肿,瞳孔等大等圆,对光反射灵敏,咽无充血,扁桃体无肿大,吞咽正常。颈软,无抵抗,运动无受限,呼吸运动对称,语颤两侧相称,两肺叩诊呈清音,听诊呼吸音清,未闻及干、湿性啰音及胸膜摩擦音。心尖冲动正常,心前区无异常搏动,无抬举性冲动及细震颤,心界不扩大,心率101次/分,律齐,心音正常,心脏各瓣膜听诊区未闻及杂音,无心包摩擦音。腹部平坦,无腹壁静脉曲张。腹软,全腹无压痛及反跳痛,未触及肿块,肝脾肋下未触及,莫菲氏征阴性,肝上界右锁骨中线第五肋间,肝脾区无叩痛,肠鸣音4次/分。肛门及外阴未查。四肢无畸形,四肢关节无红肿及运动障碍,四肢肌力5级,生理反射正常,布鲁津斯基征、凯尔尼格征阴性,双侧巴宾斯基征可疑阳性。

三、诊断依据

(一)病例特点

1. 儿童患者,夏季急性发病。
2. 病前3周内有水痘患者接触史。
3. 发热第3天出疹,皮疹最初呈斑疹、后发展为疱疹、结痂,病程中出现站立不稳、反应迟钝、嗜睡、呕吐等症状。
4. 查体 可见结痂的皮疹,脑膜刺激征阴性,病理征可疑阳性。
5. 实验室和辅助检查 脑脊液检查示压力增高,细胞数稍高,蛋白稍高。

(二)诊断思路

根据患者病情特点水痘诊断明确。在病情恢复期出现站立不稳、反应迟钝、嗜睡、呕吐等表现,应考虑颅内感染可能,行腰穿等检查进一步明确诊断。

四、初步诊断

水痘合并脑炎

五、诊治经过

入院后立即行腰穿:脑压180mmH$_2$O,留取脑脊液后鞘内注射2mg地塞米松。脑脊液常规:无色,清,细胞总数176×10^6/L,WBC 30×10^6/L,潘迪氏试验阳性,单核0.98,多核0.02。脑脊液生化:葡萄糖3.47mmol/L、氯化物117.4mmol/L、蛋白660mg/L。化验血常规:WBC 9.2×10^9/L,N 81%,RBC 4.47×10^{12}/L,HGB 119g/L,PLT 343×10^9/L。肝肾功能正常。CRP 1.0mg/L。尿便常规正常。ESR 7mm/h。抗水痘-带状疱疹病毒IgM(+)。诊断水痘合并脑炎,治疗上给予阿昔洛韦抗病毒及对症支持治疗。每隔2~3天行腰椎穿刺给予鞘内注射2mg地塞米松治疗,第2次治疗后患儿母亲诉其言语较前明显增多,语速稍慢、吐字清晰,精神较前明显好转,第3次治疗后患儿可自行坐起,床上站立、行走,下地行走时偶有不稳,精神较前有所好转,诉轻度头痛,无恶心、呕吐、发热、头晕等不适,大小便正常。第4次治疗后患者精神恢复好,言语无障碍,行走无碍,奔跑偶有晃动,无其余不适。查体未见异常。共住院12天,治愈出院。

六、出院诊断

水痘合并脑炎

七、经验总结

1. 水痘脑炎诊断　水痘脑炎发病率低，在 1/10 000～1/1000，多在病程 3～8 天出现，病情轻重不一，病死率为 5%～25%，多见于年龄较小的水痘患者，伴有共济失调的患儿预后比较好。

2. 水痘脑炎治疗　水痘脑炎的发病机制可能与免疫反应有关，鞘内注射激素治疗效果好，成人每次 5mg 地塞米松鞘内注射治疗，儿童根据体重酌情减量。疗程根据患者治疗反应及检查结果，如果有效，一般 3～5 次治疗后可见到效果。

参 考 文 献

[1] 郭正菊，周琼. 小儿水痘合并脑炎 6 例临床分析. 中外医疗，2010，29(16)：69－71

[2] 刘静，梁晋敏. 水痘并发脑炎的诊疗分析. 现代医药卫生，2010，26(17)：2596－2597

[3] Rab C, Vignesh, SS, T D. Varicella encephalitis – Case series. J Assoc Physicians India, 2016, 64 (1)：57

[4] Gunathilake D, Ramesh R, Wickramasinghe N, et al. Varicella zoster virus as a cause of infectious encephalitis in a cohort of Sri Lankan patients. Ceylon Med J, 2016, 61(4)：196

[5] Jordan CD, Korley F, Hamade B. Varicella – zoster virus encephalitis in an immunocompetent patient without a rash. Am J Emerg Med, 2016, 34(11)：2257. e1－2257. e2

第八节　EB 病毒感染

病例 1　传染性单核细胞增多症

一、病例资料

患者，男，33 岁，因"间断发热 18 天，咽痛 8 天"于 2013 年 5 月 26 日入院。

否认肝炎患者接触史，否认类似患者接触史，无输血及血制品史。

缘于 2013 年 5 月 8 日无明显诱因出现发热，体温最高 38.5℃，无咳嗽、咳痰，无咽痛，无鼻塞、流涕等症状，未予重视及诊治。此后每日均有发热，体温在 38℃ 左右，未服药治疗，13 日就诊于当地医院，化验血常规提示"白细胞偏低"，予"新癀片、清热解毒软胶囊、亮菌口服溶液"对症治疗。间断口服中药汤剂治疗(具体不详)。14 日体温恢复正常,此后无发热。18日无明显诱因出现咽痛,再次发热,体温最高38℃左右,发热时稍感畏寒,无明显寒战,无咳嗽、咳痰等不适,此后每日均有发热、咽痛,至22日外院化验血常规:WBC 14.3×10^9/L,异型淋巴细胞比例2%。抗EBV-IgM阳性。肝功:ALT 80U/L,AST 68U/L。予"头孢西丁、更昔洛韦"输液治疗4天,体温较前无明显下降趋势,咽痛无缓解,现为治疗来我院就诊,门诊以"传染性单核细胞增多症"收住院。自发病以来,精神尚可,食欲稍差,睡眠稍差,大小便正常,体重无明显变化。

二、入院查体

T:37.6℃,HR:92次/分,R:19次/分,BP:136/86mmHg。发育正常,营养良好,自动体位,面色正常,神志清楚,精神好,查体合作。全身皮肤黏膜无黄染,双侧颈部及颌下可见多枚肿大的淋巴结,大小1~2cm,活动可,无明显触痛。头颅正常,眼睑无水肿,巩膜无黄染,双侧瞳孔等大等圆,直径约为3mm,对光灵敏。口腔黏膜无异常,扁桃体Ⅱ度肿大,双侧表面均可见大片灰白苔、不易拭去,咽部充血,咽反射正常。颈软,无抵抗。呼吸运动正常,语颤正常两侧对称,未触及胸膜摩擦感。双肺叩诊呈清音,肺下界活动度正常。未闻及干湿性啰音。心前区无隆起,心尖冲动正常,未触及震颤,心包摩擦感未触及。心界正常。心率92次/分,律齐,心音正常。各瓣膜听诊区未闻及杂音,心包摩擦音未闻及。腹部平坦,腹壁静脉未见曲张,未见肠形及蠕动波。腹软,无压痛反跳痛,全腹未触及包块。肝剑突下、肋下未触及,脾肋下未触及,墨菲氏征(-)。移动性浊音(-),肝上界位于右锁骨中线上平第五肋间,肝区叩击痛(-),双侧肾区叩击痛(-)。肠鸣音正常,3次/分。脊柱发育正常,棘突无叩击痛。四肢无畸形,双下肢无水肿。

三、诊断依据

(一)病例特点

1. 患者青年男性,起病隐匿,夏季急性起病。
2. 主要表现为反复发热,伴咽痛等。
3. 查体 浅表淋巴结肿大,咽部充血、双侧扁桃体Ⅱ度肿大,双侧表面均可见大片灰白苔、不易拭去。
4. 实验室和辅助检查 化验血常规白细胞明显升高,异型淋巴细胞比例2%,轻度肝功能异常,抗EBV IgM阳性。

(二)诊断思路

患者发热,咽痛,查体扁桃体呈化脓性改变,化验血白细胞升高,可见异型淋巴细胞,应注意以下疾病:

1. 传染性单核细胞增多症 儿童和少年及青年患者多见,35岁以上少见。若患者出现发热、淋巴结肿大、咽痛、肝脾大等表现,注意行嗜异凝集试验、EBV抗体及EBV-DNA检测,可明确诊断。该患者抗EBV IgM阳性,近期感染EBV,并存在咽部充血、双侧扁桃体肿大,浅表淋巴结肿大,诊断明确。
2. 巨细胞病毒感染所致的血常规改变 嗜异性阴性的传染性单核细胞增多半数与CMV相关,常引起肝脾大、气管炎、皮疹。明确鉴别依据血清学和病毒学检查。

四、初步诊断

传染性单核细胞增多症

五、诊治经过

入院查血 WBC 8.17×10^9/L，N 24.4%、L 50.3%，异型淋巴细胞未找到。大小便常规无异常。ESR 23mm/h。PCT 0.070ng/ml。肝功：生化：ALT 41U/L，AST 32U/L，其他正常。CRP 29.1mg/L。EB 病毒早期抗原 IgM 抗体阳性、EB 病毒 IgM 抗体阳性、抗 EBV IgG 阳性、白细胞内 EB 病毒 DNA 定量 1.67×10^3 IU/ml。丙肝抗体、乙肝病毒标志物、艾滋病抗原抗体、TPHA 均阴性。腹部 B 超：①肝回声稍增粗、脾大；②胆囊壁毛糙、胆囊胆固醇沉着。诊断为传染性单核细胞增多症明确。给予阿昔洛韦静脉滴注抗病毒，甘草酸二铵保肝、降酶，胸腺法新调节免疫等治疗后，患者 5 月 29 日体温逐渐降至正常，6 月 3 日复查血 WBC 5.15×10^9/L，L 53.6%、异型淋巴细胞未找到。ESR 恢复正常。肝功恢复正常。EBV-DNA 转阴。于 2013 年 6 月 8 日治愈出院，共住院 13 天。

六、出院诊断

传染性单核细胞增多症

七、经验总结

1. 传染性单核细胞增多症诊断　该疾病是由 EB 病毒引起的淋巴细胞增生性传染病，临床上一般急性起病，有发热、咽喉痛、淋巴结肿大、肝脾大和血中淋巴细胞增多并出现异型淋巴细胞等为特征。本病潜伏期在成人通常为 4~7 周，儿童 5~15 天，多为 9 天。口-口传播是主要途径，飞沫传播不是重要途径，输血传播偶尔有之。本病主要发生在儿童及青少年，超过 35 岁者少见，本病预后大多良好。本病早期症状无特异性，早期识别依赖接诊医师对本病特点的充分认识，尤其是咽峡炎、淋巴细胞异常增高、异型淋巴细胞、肝损害这一特定组合的高度警惕，确诊主要依据病原学检查。目前临床上可开展的检测项目包括 EBV DNA，EB 病毒衣壳抗原抗体（EB-VCA）IgM/IgG，EB 病毒早期抗原抗体（EBEA）IgG 和 EB 病毒核抗原（EBNA）IgG，EB-VCA IgM/IgG 出现早，症状尚未出现前即可出现，EB-VCA IgM 感染后 4~6 周消失，EB-VCA IgG 感染后 2~4 周后效价最高，此后可逐渐下降并持续终身。EBEAIgG 再次感染时再次出现。EBNA IgG 在恢复期出现，感染后 2~4 个月出现，持续终身。判断急性感染主要依据 EB-VCA IgM/IgG 阳性和 EBV-DNA 阳性。

2. 传染性单核细胞增多症治疗　该病属于自限性疾病，绝大多数预后良好。目前无针对 EB 病毒的特异有效药物，干扰素、阿昔洛韦、更昔洛韦、膦甲酸等可以试用，效果不肯定。如果病情转为慢性，可继发淋巴瘤、噬血细胞综合征等严重并发症，预后不良。鼻咽癌与慢性 EB 病毒感染有相关性。

参 考 文 献

[1] 郑建铭,张永信. 成人传染性单核细胞增多症 70 例临床分析. 传染病信息,2014,27(01):52-54
[2] 杨佳,刘文君. 传染性单核细胞增多症的诊治进展. 西南军医,2013,15(06):618-622
[3] 陈红英,刘春艳,邹艳,等. 小儿传染性单核细胞增多症 218 例临床特点分析. 中国小儿血液与肿瘤杂志,2013,18(02):81-83
[4] 刘浩,蒋龙凤. EB 病毒相关传染性单核细胞增多症 102 例临床分析. 中华临床医师杂志(电子版),2013,7(18):8209-8212
[5] Wemel AC, Mayet A, Bellier S, et al. Severe infectious mononucleosis in immunocompetent adults. Med Mal Infect, 2017, 47(8): 540-545
[6] Jason LA, Katz B, Gleason K, et al. A Prospective Study of Infectious Mononucleosis in College Students. Int J Psychiatry(Overl Park), 2017, 2(1):1-8

病例 2 慢性活动性 EB 病毒感染

一、病例资料

患者,女,7 岁,因"反复发热 20 个月,加重 24 天,咳嗽 2 天余"于 2013 年 6 月 20 日入院。

病前无"发热"患者接触史。无输血及血制品应用史。病前 3 个月内无不洁饮食史。

缘于 2011 年 10 月无明显诱因出现发热,体温最高 39℃ 左右,无咳嗽、咳痰,无鼻塞、流涕等不适,在当地医院按"上感"治疗半月无效,转至当地上级医院,查 EBV-DNA 阳性,肝功异常,诊断"EB 病毒感染",给予抗病毒、保肝、降酶等治疗半月后体温正常,肝功好转出院。出院后继续口服保肝等药物,间隔 20~45 天发热 1 次,体温在 38~39℃ 波动,每次持续 3 天左右,复查转氨酶均升高,最高达 1000U/L 左右,给予静脉滴注药物后,体温可降至正常,转氨酶下降,但未至正常,仍间断口服降酶药物治疗。2013 年 5 月 27 日左右无明显诱因再次出现发热,体温最高 39℃ 左右,至当地查肝功异常,给予静脉滴注药物后体温可正常,但间隔 3~4 天后再次发热,仍输液后降至正常。6 月 18 日无明显诱因出现咳嗽、咳白色黏痰,当时无畏寒、发热,无鼻塞、流涕等症状,儿童医院查血常规:WBC 2.71×10^9/L、N 42.7%、L 43.2%,未见异型淋巴细胞,其余正常;肝功:ALT 582U/L,AST 387U/L。EBV DNA 2.48×10^7IU/ml。给予"环酯红霉素干混悬剂、小儿肺热咳喘口服液"等口服后,咳嗽、咳痰减轻,仍无发热,为进一步诊治来我院,门诊以"EB 病毒感染、肝损害"收住院。近 3 个月以来,精神尚可,食欲正常,睡眠正常,大小便正常,体重无明显变化。

二、入院查体

T:36.4℃,HR:102 次/分,R:22 次/分,BP:98/54mmHg。发育正常,营养良好,

自动体位，面色如常，神志清楚，精神好，步态正常，查体合作，对答切题。全身皮肤黏膜无黄染，颈部可触及数枚肿大淋巴结，绿豆至蚕豆大小，活动性好，无触痛，其余部位淋巴结无肿大。头颅无畸形，眼睑无水肿，结膜无充血水肿，巩膜无黄染，双侧瞳孔等大等圆，直径约为3mm，对光灵敏。口腔黏膜无异常，咽部轻度充血，扁桃体Ⅰ度肿大、充血，未见白点、白苔，咽反射正常。颈软，无抵抗。胸廓对称无畸形，语颤正常两侧对称，未触及胸膜摩擦感。双肺叩诊呈清音，肺下界活动度正常。双肺呼吸音粗，未闻及干湿性啰音。心前区无隆起，心尖冲动正常。未触及震颤，心包摩擦感未触及。心界正常。心率102次/分，律齐，心音正常。各瓣膜听诊区未闻及杂音，心包摩擦音未闻及。腹部平坦，腹壁静脉未见曲张，未见肠形及蠕动波。腹软，无压痛反跳痛，全腹未触及包块。肝剑突下、肋下未触及，脾左肋下可触及约3cm，质软，无触痛，墨菲氏征（-）。移动性浊音（-），肝区叩击痛（-），双侧肾区叩击痛（-）。肠鸣音正常，3次/分，未闻及振水音及血管杂音。四肢无畸形，双下肢无水肿，无下肢静脉曲张。

三、诊断依据

（一）病例特点

1. 患者儿童女性，病程20个月。
2. 无明确流行病学史。
3. 表现为反复发热、肝功能异常。
4. 查体 发现浅表淋巴结肿大，脾大。
5. 实验室和辅助检查 肝功能异常，EBV DNA定量阳性。

（二）诊断思路

慢性活动性EB病毒感染临床表现非特异性，多有肝脾大，淋巴结肿大，反复中度发热，其余症状包括咳嗽、皮疹、乏力、黄疸等传染性单核细胞增多症样表现，部分患者临床表现不明显，以多系统受累表现为主，包括血小板减少、贫血或三系减少、肝损害、间质性肺炎等，目前常用的诊断标准由Okano等于2005年提出：①持续或反复传染性单核细胞增多症样临床表现：发热、淋巴结大、肝脾大。其他涉及血液系统、消化道、神经系统、肺部、眼部、皮肤和（或）心血管的并发症；②特定抗EBV抗体谱：抗VCA抗体和抗EA抗体滴度高（VCA-IgG≥1∶640和EA-IgG≥1∶160）；和（或）受累组织（包括外周血）EBV基因组拷贝数升高；③临床表现不能用其他慢性疾病解释：如噬血细胞综合征、淋巴系统增殖性疾病、主要来源于T细胞或NK细胞的淋巴瘤等。

四、初步诊断

慢性活动性EB病毒感染

五、诊治经过

入院查血常规：WBC 4.13×10^9/L，N 26.9%、L 60.3%、RBC 4.11×10^{12}/L，HGB 100.00g/L，PLT 129.00×10^9/L，白细胞分类找异常淋巴细胞未找到。尿常规、大便常规正常；生化全项提示：ALT 295U/L，AST 255U/L，LDH 365U/L，其他正常。CRP 1.2mg/L。PCT 0.030ng/ml。EB病毒DNA定量 3.699×10^5 IU/ml。乙肝病毒标志物、抗-HCV、抗

-HIV、TPHA、抗 EBV-IgM、CMV-DNA、结核抗体两项、肺炎支原体抗体、肺炎衣原体抗体、EB 病毒早期抗原 IgM 抗体、自身抗体五项均阴性；淋巴细胞亚群：T 淋巴细胞绝对值 1818 个/μl、CD8 淋巴细胞绝对值 623 个/μl、CD4 淋巴细胞绝对值 1121 个/μl、淋巴细胞总数 2490 个/μl、B 淋巴细胞绝对值 473 个/μl、NK 淋巴细胞绝对值 100 个/μl。胸片：双肺纹理模糊，请结合临床。心电图正常。腹部 B 超：肝回声增粗、副脾。给予阿昔洛韦抗病毒、人免疫球蛋白增强免疫、复方甘草酸苷注射液降酶等治疗，患者体温于 6 月 30 日恢复正常，7 月 3 日复查肝功能：ALT 68U/L、AST 101U/L、LDH 364U/L、其他正常。7 月 10 日复查 EB 病毒 DNA 定量 2.67×10^4 IU/ml。12 日带药（更昔洛韦、复方甘草酸苷片、双环醇片）出院。

后出院后患者继续口服"复方甘草酸苷片、更昔洛韦胶囊、双环醇片"。2017 年 6 月 10 日患者门诊化验 EBV DNA 定量 1.3×10^5 IU/ml。后于当地儿童医院住院治疗，再次静脉应用丙种球蛋白及更昔洛韦后患者出现发热，最高体温 39~40℃，6 月 19 日再次就诊我院，继续给予抗病毒等对症治疗，血常规三系均下降，外院送检 CD25 正常，NK 细胞活性减低，暂不考虑噬血细胞综合征。经治疗后患者体温及肝功好转出院。但此后病情反复，经治疗后能好转，定期随访。

六、出院诊断

慢性活动性 EB 病毒感染

七、经验总结

1. **慢性活动性 EB 病毒感染诊断** EB 病毒是传染性单核细胞增多症的病原体，与鼻咽癌、儿童淋巴瘤的发生有密切关系，被列为可能致癌的人类肿瘤病毒之一，常见症状为头痛、乏力、发热、食欲减退、恶心、呕吐、腹泻、全身淋巴结肿大、肝脾大、皮疹等。实验室检查可发现淋巴细胞增多，转氨酶升高，血小板减少。目前无特效抗病毒药物，预后差，该患者脾大、淋巴结肿大，可能会发展为血液病（如白血病、淋巴瘤、噬血细胞综合征等）。

2. **慢性活动性 EB 病毒感染治疗** 由于慢性活动性 EB 病毒感染多处于潜伏状态，不表达药物活化所需的激酶，故对抗病毒药物的敏感性较低，难以彻底清除病毒。免疫抑制剂如糖皮质激素、硫唑嘌呤等对部分患者可获得暂时缓解症状的疗效，尤其对发展为噬血细胞综合征的患者效果好。免疫调节剂如 α 干扰素、γ 干扰素、白细胞介素-2 也有报道可使患者获得暂时好转，但长期疗效有待进一步证实。造血干细胞移植是目前明确有效的唯一根治手段，但因疾病晚期多系统受累，风险较大，故建议有条件者早期行该治疗。该病总体预后不良，病死率较高，5 年生存率不超过 50%。早期识别，早期治疗是提高疗效的关键，与死亡相关的高危因素为发病年龄大于 8 岁，血小板低于 120×10^9/L 以及 T 细胞型慢性感染。

参 考 文 献

[1] 陈丹, 钱家鸣. 慢性活动性 EB 病毒感染. 胃肠病学和肝病学杂志, 2016, 25(10): 1193-1197
[2] 谢杨新, 周志平, 许文, 等. 慢性活动性 EB 病毒感染 15 例临床分析. 疑难病杂志, 2014, 13(05): 490-493
[3] 卢家桀, 唐光敏, 唐红. 慢性活动性 EB 病毒感染临床分析. 华西医学, 2014, 29(02): 282-285
[4] 赵亮. 儿童慢性活动性 EB 病毒感染. 长江大学学报(自科版), 2013, 10(24): 95-99
[5] Yoshimi Y, Suematsu A, Hisada A, et al. Case report; A case of chronic active EB virus infection. Nihon Naika Gakkai Zasshi, 2012, 101(8): 2298-2300

第九节 肠道病毒感染

病例1 手足口病

一、病例资料

患者, 男, 4 岁, 因"皮疹 3 天, 发热 2 天"于 2010 年 7 月 12 日入院。

发病 4 天前有类似患儿密切接触史, 发病前无不洁饮食史。

缘于 2010 年 7 月 9 日下午手、足、臀部出现皮疹, 7 月 10 日出现发热, 体温最高达 38.2℃, 伴全身不适, 恶心、呕吐胃内容物数次, 腹痛, 就诊于某传染病医院, 诊断为"手足口病", 因睡眠中易惊, 考虑有"脑炎"可能, 给予甘露醇、丙种球蛋白等治疗。为进一步治疗来我院, 门诊以"手足口病"收入院。本次病后, 患儿精神、食欲较差, 无腹泻, 小便无异常, 睡眠欠佳。

二、入院查体

T: 35.9℃, HR: 100 次/分, R: 26 次/分, 体重: 18.5kg。神志清楚。双手、双足及臀部皮肤可见少量红色丘疹(图 1-13), 直径 2~4mm, 浅表淋巴结未及。发际无皮疹。口腔黏膜可见疱疹, 咽部轻度充血, 双侧扁桃体Ⅰ度肿大, 无脓液及渗出。颈软, 无抵抗。双肺呼吸音清。心律齐, 未闻及病理性杂音。腹部平软, 全腹无压痛及无反跳痛, 肝右肋、剑突下未触及, 脾左肋下未触及。肠鸣音 5 次/分。外阴无皮疹。布鲁津斯基征、凯尔尼格征、巴宾斯基征阴性。

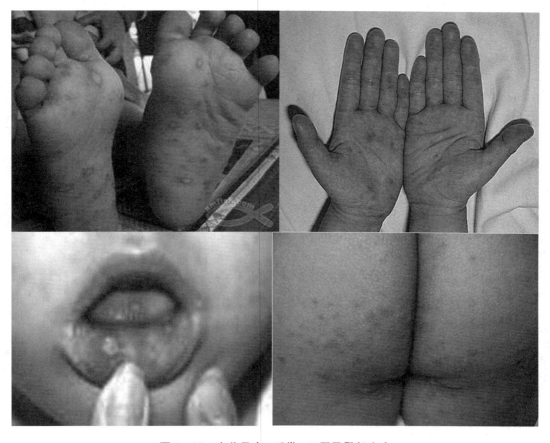

图 1-13 患儿足底、手掌、口唇及臀部皮疹

三、诊断依据

(一)病例特点

1. 男性患儿,夏季急性起病。
2. 发病 4 天前有类似患儿接触史。
3. 临床表现为发热及皮疹。
4. 查体 可见手、足、口腔等部位典型丘疹及疱疹。

(二)诊断思路

注意与其他发热、皮疹性疾病鉴别。

1. 手足口病 由肠道病毒引起,主要通过消化道传播或接触传播,多先出现发热,手心、脚心出现疱疹,疹子周围可发红,口腔黏膜出现红疹、疱疹或溃疡。部分患儿可伴有咳嗽、流涕、食欲缺乏、恶心、呕吐。病情较重可并发脑炎、脑膜炎、心肌炎、肺炎等,如不及时治疗可能危及生命。

2. 疱疹性咽峡炎 是一种特殊类型的上呼吸道感染,其疱疹仅仅出现口腔内,初期是灰白色小丘疹,周围红晕,后变成发亮的疱疹。

3. 水痘 皮疹特点为红斑疹及丘疹后发展为疱疹，形似露珠水滴，壁薄易破，周围有红晕。皮疹先后分批陆续出现，数目多，向心分布，先出现于躯干和四肢近端，远端较少。

4. 丘疹性荨麻疹 是一种过敏性皮肤病，大部分是因为蚊虫叮咬后出现水疱、丘疹等皮疹。丘疹性荨麻疹的水疱，呈皮肤色或淡红色或淡褐色，大小不等，触之较硬，周围无红晕，多见于胸背和四肢。

四、初步诊断

手足口病

五、诊治经过

入院后查血常规：WBC 4.92×10^9/L，N 79%，RBC 5.22×10^{12}/L，HGB 136g/L，PLT 399×10^9/L。尿、便常规基本正常。肝功能、肾功能、电解质基本正常；柯萨奇病毒抗体IgM（-）。胸片正常。结合患者皮疹形态及部位，临床诊断为：手足口病。给予板蓝根颗粒、重组人干扰素等治疗。经过治疗，入院第3天体温恢复正常，未再出现新发皮疹，口腔、双手、双足皮疹基本消退，7月15日临床治愈出院。

六、出院诊断

手足口病

七、经验总结

1. 手足口病诊断 该病是由肠道病毒引起的传染病，以柯萨奇A组16型、肠道病毒71型（EV71）多见，多发生于学龄前儿童，尤以3岁以下年龄组发病率最高，主要通过消化道、呼吸道和密切接触等途径传播，潜伏期多为2~10天，平均3~5天，主要症状表现为手、足、口等部位的斑丘疹、疱疹。手足口病皮疹特点：疹子不像蚊虫咬、不像药物疹、不像口唇牙龈疱疹、不像水痘所以又称"四不像"；而临床上更有不痛、不痒、不结痂、不留疤的"四不"特征。

2. 重症手足口病早期识别 大部分手足口病患者为自限性经过，给予对症支持治疗即可，少数病例可出现脑膜炎、脑炎、肺水肿等严重并发症，多由EV71感染引起，致死原因主要为脑干脑炎及神经源性肺水肿。提高救治成功率的关键在于早期识别重症病例，重症病例相关表现包括：①持续高热不退；②精神差、易惊、呕吐、无力、肢体抽动；③呼吸、心率加快；④冷汗、末梢循环差；⑤高血压；⑥高血糖；⑦血白细胞计数明显增高。具有以上表现的患儿，尤其是3岁以下患者需高度警惕密切观察。重症病例一旦确诊，应尽早转入ICU或有条件的专科病房治疗，短期大剂量糖皮质激素冲击治疗[甲基泼尼松龙10~20mg/（kg·d）]和静脉滴注免疫球蛋白（总量2g/kg，分2~5天）是救治的重要手段。

参 考 文 献

[1] Li P, Yu J, Hao F, et al. Discovery of Potent EV71 Capsid Inhibitors for Treatment of HFMD. ACS Med Chem Lett, 2017, 8(8): 841-846
[2] Rao DC, Naidu JR, Maiya PP, et al. Large-scale HFMD epidemics caused by Coxsackievirus A16 in Bangalore, India during 2013 and 2015. Infect Genet Evol, 2017, 55: 228-235
[3] Ganorkar NN, Patil PR, Tikute SS, et al. Genetic characterization of enterovirus strains identified in Hand, Foot and Mouth Disease (HFMD): Emergence of B1c, C1 subgenotypes, E2 sublineage of CVA16, EV71 and CVA6 strains in India. Infect Genet Evol, 2017, 54: 192-199
[4] Sun Z, Zhang G, Guo P, et al. Epidemiological characterizations, pathogen spectrum and molecular characteristics of Coxsackievirus A16 from patients with HFMD in Yantai, Shandong, China between 2011 and 2015. Hum Vaccin Immunother, 2017, 13(8): 1831-1838
[5] Wang J, Xiao Y, Cheke RA. Modelling the effects of contaminated environments on HFMD infections in mainland China. Biosystems, 2016, 140: 1-7
[6] 杜加亮, 高加梅, 国泰. 我国人类手足口病流行病学概述2013. 中国生物制品年会暨全国生物制品学术研讨会, 2013
[7] 胡跃华, 肖革新, 郭莹, 等. 2008—2011年中国大陆手足口病流行特征分析. 中华疾病控制杂志, 2014, 18(08): 693-697、747
[8] 曹洋, 洪志恒, 金连梅, 等. 2011—2012年全国手足口病疫情监测分析. 疾病监测, 2013, 28(12): 975-980
[9] 赵奇, 朱俊萍. 中国手足口病的流行状况及病原谱变化分析. 病毒学报, 2015, 31(05): 554-559
[10] 隋美丽, 张超, 黄学勇, 等. 重症手足口病病原学与临床特征及实验室指标的关系研究. 中国病原生物学杂志, 2015, 10(06): 481-486

病例2 轮状病毒腹泻

一、病例资料

患者,女,1岁3个月,因"腹泻伴发热3天"于2015年11月18日入院。

否认腹泻患者接触史,无输血及血制品史。

患儿于2015年11月15日无明显诱因出现腹泻,2~4次/日,量较多,为蛋花汤样便,伴有发热,体温最高39℃,给予间断口服对乙酰氨基酚混悬液退热治疗(具体剂量不详)体温可降至正常,偶有呕吐,为胃内容物,食欲缺乏,无咳嗽、流涕等不适,自行口服"妈咪爱"及蒙脱石散治疗(具体不详),未见好转,2015年11月17日至我院儿科门诊查便常规正常,便潜血弱阳性,大便轮状病毒阳性,2015年11月18日为进一步诊治以"轮状病毒性肠炎"收住院。自发病以来,精神欠佳,食欲差,睡眠正常,小便量少。

二、入院查体

T：38.8℃，HR：85 次/分，R：31 次/分，BP：80/50mmHg。发育正常，营养良好，体型匀称，自动体位，面色红润，精神欠佳，哭声响亮。全身皮肤稍干燥，无黄染、无出血点、皮疹，无皮下结节。无硬肿，无水肿，无脱皮。头颅正常，无畸形，前囟基本闭合。眼窝稍凹陷，眼无凝视，无震颤，双侧瞳孔等大等圆，直径约为3mm，对光反射灵敏，结膜无充血水肿，巩膜无黄染。口唇无发绀，口腔黏膜无出血点、鹅口疮。颈软，无抵抗，胸廓对称无畸形，三凹征阴性，呼吸节律规则，双肺呼吸音清晰，叩诊呈清音，未闻及干湿性啰音，呼吸音两侧对称。心前区无隆起，心尖冲动正常，位于左侧锁骨中线与第五肋间隙交点内0.5cm，未触及震颤，心界正常，心率85次/分，律齐，心音正常，各瓣膜听诊区未闻及杂音。腹部外观正常，腹壁静脉未见曲张，未见肠形及蠕动波。腹软，全腹未触及包块，肝脾肋下未触及，双肾未触及，肠鸣音增强，6次/分。脊柱发育正常，无畸形，四肢无畸形，无明显水肿，活动正常，膝腱反射正常，四肢肌张力正常。

三、诊断依据

（一）病例特点

1. 女性患儿，冬季急性起病，病程短。
2. 无明确流行病学史。
3. 临床表现为发热伴蛋花汤样便。
4. 查体　发热，全身皮肤稍干燥，眼窝稍凹陷，其他无特殊异常。
5. 实验室和辅助检查　轮状病毒阳性。

（二）诊断思路

患儿腹泻伴发热就诊，分析如下：

1. 轮状病毒感染　急起发病，可以有上呼吸道感染症状，80%患儿先呕吐，随即频繁腹泻，多为黄色水样便，无黏液和脓血。每日10~20次，严重时可出现脱水。约1/3患儿伴有39℃的发热，病程较短，一般2~6天。查粪便病毒颗粒或病毒抗原，病毒核酸有诊断意义。

2. 大肠埃希菌感染　是婴儿腹泻的重要病原菌，多在夏季发病，起病较缓慢，开始轻，逐渐加重，主要表现为大便次数增多，每天数次至十余次，可出现呕吐、低热、脱水症状，大便有腥臭味。

3. 急性细菌性痢疾　是痢疾杆菌引起的肠道传染病，常年散发，夏季多见，常有不洁饮食史，临床表现为发冷、发热、腹痛、腹泻、里急后重、排黏液脓血便。血常规白细胞总数及中性粒细胞升高。粪便细菌培养可见痢疾杆菌可明确诊断。

四、初步诊断

轮状病毒肠炎

五、诊治经过

患儿入院后查血气分析：pH 7.408，PCO_2 24mmHg，PO_2 67.6mmHg，BE -7.8mmol/L，HCO_3^- 14.8mmol/L，pH 正常，BE 低于正常，提示存在代偿性代谢性酸中毒。血常规：

WBC 8.23×10^9/L, L 46.50%, N 46.10%, RBC 4.41×10^{12}/L, HGB 117.00g/L, PLT 331.00×10^9/L。CRP 11.50mg/L，肾功能、电解质正常。因患儿口干，泪少，尿量少，入院查体全身皮肤略干燥，眼窝略凹陷，查血钠正常，故诊为轻度等渗性脱水。根据血气分析结果提示患儿存在代偿性代谢性酸中毒，故入院后给予50ml/kg 3:2:1液补充累积丢失的液体并纠正酸中毒，9小时左右输入，后给予4:1液补充继续丢失量及生理需要量，给予口服蒙脱石散保护胃肠黏膜。第2天复查血气分析正常，代谢性酸中毒治愈，继续给予4:1液补液治疗。第3天患儿脱水已纠正，大便基本正常，复查电解质等指标正常，治愈出院。

六、出院诊断

轮状病毒肠炎合并轻度脱水、代谢性酸中毒

七、经验总结

1. 轮状病毒腹泻诊断　该疾病属呼肠病毒科，主要通过粪-口传播，95%左右的A组人轮状病毒感染常见于5岁以下儿童。临床起病急，可以先出现上呼吸道感染症状，然后再出现腹泻，典型大便为蛋花汤样，无黏液和脓血。

2. 轮状病毒腹泻的治疗　无特效抗病毒药物，以对症治疗为主。蒙脱石散具有固定、抑制肠道病毒及其产生的毒素的作用，同时可保护肠黏膜，故对轮状病毒腹泻有较好疗效。另外，预防因腹泻严重时出现明显失水，导致血容量不足。轻者口服药物补液，重症可考虑静脉输液治疗。病程一般7~10天。

参 考 文 献

［1］任江萍，陈恩富．轮状病毒流行病学与疫苗研究进展．浙江预防医学，2015，27(08)：801－804
［2］孙源源，贡雪艽，杜光．治疗轮状病毒肠炎药物的研究进展．中国医院药学杂志，2015，35(14)：1321－1324
［3］黄敏，黄英．轮状病毒腹泻研究进展．华西医学，2014，29(04)：780－782
［4］龙聪，祝成亮，杨章元，等．腹泻患儿轮状病毒感染分析．中华医院感染学杂志，2014，24(07)：1771－1773
［5］Jain P, Varanasi G, Ghuge R, et al. Rotavirus Infections in Children Vaccinated Against Rotavirus in Pune, Western India. Indian Pediatr, 2016, 53(7)：589－593
［6］Abdel－Haq N, Amjad M, McGrath E, et al. Rotavirus infections in Detroit, USA, a region of low vaccine prevalence. Virusdisease, 2016, 27(2)：179－182
［7］Dorleans F, Falkenhorst G, Bottiger B, et al. A case－control study of risk factors for rotavirus infections in adults, Denmark, 2005—2009. Epidemiol Infect, 2016, 144(3)：560－566
［8］Paul A, Gladstone BP, Mukhopadhya I, et al. Rotavirus infections in a community based cohort in Vellore, India. Vaccine, 2014, 32(Suppl 1)：A49－54

第十节 流行性乙型脑炎

一、病例资料

患者,男,21岁,主因"发热7天,意识障碍2天"于2011年7月16日入院。

病前有蚊虫叮咬史。否认肝炎等其他传染病史,否认高血压、糖尿病等慢性病史,否认外伤史,否认手术史,否认输血史,否认药物、食物过敏史,预防接种史不详,无烟酒嗜好。

缘于2011年7月9日因劳累、受凉后出现发热,无其他不适,最高体温在39℃以上,至当地诊所就诊,考虑"上呼吸道感染",给予输液治疗2天,症状无明显改善,仍有持续发热,伴头痛明显,于11日转至当地市医院就诊,查血常规:WBC 14.8×10^9/L,N 91%,RBC 4.61×10^9/L,HGB 146g/L,PLT 182×10^9/L。肥达反应阴性,衣原体、支原体、风疹病毒IgM、弓形虫IgM、单纯疱疹病毒ⅡIgM、巨细胞病毒IgM均阴性。行腰椎穿刺检查,脑脊液白细胞略升高,脑脊液生化提示蛋白偏高,糖、氯化物正常,未找到隐球菌。脑电图有异常改变。给予阿奇霉素、痰热清、病毒唑等治疗,至14日下午患者体温正常,但出现意识障碍,不能言语,15日当地CDC电话报抗乙脑病毒IgM阳性,为进一步诊治于16日上午至我院急诊就诊,急诊以"流行性乙型脑炎"收住院。患者自发病以来,精神、食欲差,大小便正常,体重无明显减轻。

二、入院查体

T:36.5℃,HR:90次/分,R:28次/分,BP:127/81mmHg。发育正常,营养中等,意识障碍,呼之有反应,但不能回答问题。全身皮肤无黄染,无皮下出血点,无肝掌,无蜘蛛痣,浅表淋巴结未触及肿大。头颅无畸形,双眼睑无充血,巩膜无黄染,球结膜无水肿,瞳孔等大等圆,对光反射灵敏,压眶反射存在,鼻腔通畅,鼻中隔无异常,鼻旁窦区按压无痛苦表情,耳郭无畸形,外耳道无异常分泌物,乳突无压痛。口唇淡红,牙龈无溢血、萎缩,舌苔薄白,伸舌居中,无震颤,口腔黏膜完整,咽无充血,扁桃体无肿大,吞咽正常。颈部稍硬,有抵抗,无颈静脉怒张,气管居中,甲状腺不肿大,无结节、震颤。胸廓无畸形,运动无受限,胸壁无水肿,腹式呼吸,呼吸运动对称,语颤两侧相称,两肺叩诊呈清音,听诊呼吸音粗,未闻及干、湿性啰音及胸膜摩擦音。心尖冲动正常,心前区无异常搏动,无抬举性冲动及细震颤,心界不扩大,心率90次/分,律齐,心音正常,心脏各瓣膜听诊区未闻及杂音,无心包摩擦音。腹部平坦,无腹壁静脉曲张。腹软,按压腹部无痛苦表情,未触及肿块,肝脾肋下未触及,莫菲氏征阴性,肝上界右锁骨中线第五肋间,肝脾区无叩痛,无移动性浊音,肠鸣音正常。肛门及外阴无异常。脊柱无畸形,双肾区叩击无痛苦表情,四肢无畸形,四肢关节无红肿及运动障碍,双下肢无水肿。膝反射、跟腱反射亢进,二头肌腱反射、三头肌腱反射正常,克氏征、布氏征未引出,巴宾斯基征阴性。

三、诊断依据

（一）病情特点

1. 青年男性，夏季急性起病，病程 7 天。

2. 病前有蚊虫叮咬史。

3. 主要表现为发热、头痛、意识障碍。

4. 查体　见意识障碍，呼之有反应，但不能回答问题，颈部稍硬，有抵抗，膝反射、跟腱反射亢进，其他无明确异常。

5. 实验室和辅助检查　提示血白细胞、中性粒细胞百分比明显升高，脑电图有异常改变，抗乙脑病毒 IgM 阳性。

（二）诊断思路

该患者属于中枢系统感染病例，分析如下：

1. 流行性乙型脑炎　患者夏季急性起病，居住在农村，有明确蚊虫叮咬史，表现为发热、意识障碍，查体神志不清，不能回答问题，颈抵抗，膝反射、跟腱反射亢进，外院血白细胞明确升高，抗生素治疗无效，脑脊液蛋白升高，脑电图异常，抗乙脑病毒 IgM 阳性。

2. 中毒型菌痢　该病多见夏季，多见于儿童，有不洁饮食史，起病急，多在发病 24 小时内出现意识障碍，无脑膜刺激症状，故患者临床特点及实验室检查均不支持。

3. 化脓性脑膜炎　该病多见于冬春季，多半发病前有呼吸道感染及中耳炎等其他感染史，表现为发热、头痛继之出现意识障碍，查体可见意识障碍，颈强直，可伴有皮肤淤斑，血白细胞升高，脑脊液白细胞明显升高，脑脊液蛋白升高，糖降低，患者脑脊液检查不支持该诊断。

4. 结核性脑膜炎　该病无明确季节性特征，多有结核病史，起病较缓，病程长，脑膜刺激征明显，但脑实质病变表现较轻，脑脊液白细胞数升高较病毒性脑炎明显，氯化物下降明显，糖降低，蛋白升高，血沉快，结核抗体阳性，肺部影像检查可见感染，患者表现不符合，故除外。

5. 其他病毒性脑炎　症状及体征与流行性乙型脑炎类似，但血白细胞及中性粒细胞比例多正常或降低，该患者其他病毒学检查均阴性，故不考虑。

四、初步诊断

流行性乙型脑炎

五、诊治经过

患者入院后给予甘露醇、呋塞米脱水降颅压，苯巴比妥、地西泮镇静及补液、补充电解质等对症支持治疗，入院急查血常规：WBC 11.16×10^9/L，N 87%，RBC 4.88×10^{12}/L，HGB 151g/L，PLT 203×10^9/L；肝功、肾功、电解质正常。PT/PA 12.1 秒/82.7%。行腰椎穿刺检查，脑脊液常规：无色，清亮，细胞总数 120×10^6/L，白细胞 20×10^6/L，潘迪氏实验阴性；脑脊液生化：蛋白 324mg/L，葡萄糖 4.02mmol/L，Cl

114.2mmol/L。入院当天 16：10 左右出现甲床发绀，查体双肺可闻及大量湿啰音，血气分析：pH 7.47，氧分压 52mmHg，二氧化碳分压 40mmHg，剩余碱 4.6mmol/L，FiO_2 29%；胸片提示肺部感染，使用无创呼吸机无明显好转，于 21：25 行气管插管 + 呼吸机辅助呼吸（呼吸机参数为：SIMV + VC + PS，f 为 14 次/分，潮气量为 400ml，PS 为 18cmH_2O，PEEP 为 4cmH_2O，吸氧浓度 50%）。入院第 2 天体温开始上升，最高达 39.5℃，先后给予莫西沙星、亚胺培南西司他丁、哌拉西林他唑巴坦抗感染治疗；给予胸腺肽 α1 调节免疫力，补液支持治疗。入院后第 3 日意识转清，第 5 天开始尝试脱机。第 10 天拔除气管插管。患者间断出现颜面及四肢抽搐，给予对症治疗后逐渐好转。给予综合治疗后体温逐渐降低，意识逐渐恢复，抽搐缓解，能简单回答问题，能按指令做简单动作，搀扶下可行走，复查胸片肺部感染控制良好。入院后第 37 天复查腰穿脑压恢复正常，脑脊液常规：无色，清亮，细胞总数 30×10^6/L，白细胞 10×10^6/L，潘迪氏实验阴性；生化：蛋白 302mg/L，葡萄糖 2.71mmol/L，氯化物 117.8mmol/L。入院后第 47 天多次出现谵语及攻击行为，家属要求出院回当地医院神经内科进一步治疗。

六、出院诊断

流行性乙型脑炎

七、经验总结

1. 流行性乙型脑炎的诊断　该疾病是由乙脑病毒所致，以脑实质炎症为主要病变的中枢神经系统急性传染病。临床上以高热、意识障碍、抽搐、呼吸衰竭及脑膜刺激征为特征，重症者病后常留有后遗症。乙脑是人畜共患的自然疫源性疾病，感染乙脑病毒后，大多无症状或症状较轻，仅有少数患者出现中枢神经系统表现。在流行季节一旦出现上述特征要及时进行诊断，争取早治疗，改善患者预后。

2. 流行性乙型脑炎的实验室检查特点　血白细胞总数增高，一般在（10～20）×10^9/L，个别甚至更高，中性粒细胞在 80% 以上。脑脊液外观无色透明，偶微混浊，压力增高，白细胞多有轻度增加，在（50～500）×10^6/L，少数可高达 1000×10^6/L 以上，也有个别为正常者。病初以中性粒细胞为主，随后则淋巴细胞增多。白细胞计数的高低与病情轻重及预后无关。

3. 重症流行性乙型脑炎治疗要点　对于重型、极重型患者极期治疗重点加强高热、抽搐、脑水肿的对症支持治疗，及时发现呼吸系统并发症，出现昏迷、呼吸衰竭时，应用呼吸机支持治疗，有助于改善脑组织缺氧，便于气道管理。恢复期及后遗症期中要加强营养支持、护理，避免继发感染，加强功能锻炼，及时发现癫痫发作并给予治疗，对于精神神经后遗症需神经内科长期恢复治疗。

参 考 文 献

[1] 黄林光. 流行性乙型脑炎研究进展. 疾病监测与控制，2014，(9)：550-552
[2] 张运周，高岱佺，陈卫碧，等. 成人重症型流行性乙型脑炎临床特点分析. 中国实用神经疾病杂

志, 2016, (11): 4-6
[3] 时晓庆, 郭明亮, 唐万菊, 等. 成人重型流行性乙型脑炎16例临床分析. 海南医学, 2015, (1): 102-102, 103
[4] 苏英. 流行性乙型脑炎后遗症的诱因分析. 中国实用神经疾病杂志, 2013, (19): 83-84
[5] Basumatary LJ, Raja D, Bhuyan D, et al. Clinical and radiological spectrum of Japanese encephalitis. J Neurol Sci, 2013, 325(1/2): 15-21

第十一节 肾综合征出血热

一、病例资料

患者,男,29岁,主因"发热伴呕吐、腹泻4天"于2016年12月7日入院。

病前生活区经常有老鼠出没。

缘于2016年12月3日无明显诱因出现乏力,继之感发热,未测体温,伴头痛、腰痛,无咳嗽、咳痰、流涕、尿频、尿急、尿痛等其他不适,未重视。12月4日自觉发热明显,测体温最高38.9℃,伴恶心、呕吐,呕吐物为胃内容物,继之腹泻,大便初为黄色稀糊便,继之为绿色稀糊便,无明显腹痛,自服退热药物及清热药物治疗。每日呕吐3~5次,腹泻5~10次。12月5日自觉症状无缓解,且出现尿量较平时减少,到当地医院查血常规:WBC 8.49×10^9/L,N 92.9%、HGB 184g/L、PLT 26×10^9/L。肝功:ALB 38.2g/L、TBIL 64.9μmol/L、DBIL 21.7μmol/L、ALT 197U/L、AST 457U/L、LDH 4874U/L、CK 1128U/L、CK-MB 12U/L,肾功:BUN 9.84mmol/L、CRE 196.8μmol/L。肾综合征出血热抗体阴性。12月6日凌晨到上级医院查血常规:WBC 8.6×10^9/L,N 85%,HGB 161g/L、PLT 35×10^9/L。大便常规无异常。尿常规:WBC 5~11个/HP、RBC 4~7个/HP、PRO 100mg/dl。PT/PA 36.4秒/58%。血生化:ALB 34.6g/L、TBIL 62.3μmol/L、DBIL 51.9μmol/L、ALT 283.1U/L、AST 645.1U/L、LDH 1466.3U/L、CK 1840.5U/L、CK-MB 2.48ng/ml、肌红蛋白495.1ng/ml、淀粉酶60.4U/L、脂肪酶401U/L,肾功:BUN 15.61mmol/L、CRE 369.6μmol/L。CRP 14.7mg/dl。PCT 38.15ng/ml,肺炎支原体抗体阳性,自身抗体阴性,HBsAg、抗-HCV、抗-CMV、抗-EBV、TPHA、抗-HIV均阴性,布氏杆菌凝集试验阴性,各种呼吸道病毒学检查均阴性,给予美罗培南抗感染及对症治疗,患者体温有所下降,但乏力、全身不适等症状无缓解。12月7日晨起复查血常规:WBC 9.82×10^9/L、N 86%、HGB 147g/L、PLT 21×10^9/L。血生化:ALB 32.2g/L、TBIL 47μmol/L、DBIL 42.8μmol/L、ALT 185.2U/L、AST 162.7U/L、LDH 1072.2U/L、CK 1915.3U/L、CK-MB 4.1ng/ml、肌红蛋白526.4ng/ml、淀粉酶122.6U/L、脂肪酶1393.7U/L,肾功:BUN 26.09mmol/L、CRE 669.3μmol/L。抗出血热抗体IgM阳性。为进一步诊治,门诊以"肾综合征出血热"收住院。自发病以来,精神尚可,食欲正常,睡眠正常,体重无明显变化。

二、入院查体

T：37.1℃，HR：90次/分，R：18次/分，BP：132/89mmHg。平车送入病房，发育正常，营养良好，体型肥胖，自动体位，表情自然，神志清楚，精神欠佳，步态正常，查体合作，语言不清。全身皮肤黏膜黄染，无皮疹，颜面及颈部充血，前胸及双侧腋下可见散在暗红色淤点，无皮下结节，无肝掌，未见蜘蛛痣。全身浅表淋巴结无肿大及压痛。头颅正常，眼睑无水肿，睑结膜充血，球结膜可见出血，巩膜黄染，双侧瞳孔等大等圆，直径约为3mm，对光灵敏。口唇无发绀、疱疹、皲裂、溃疡及色素沉着，牙龈无红肿疼痛，无溢脓，无出血，舌体运动灵活，口腔黏膜无异常，扁桃体无肿大，软腭可见出血点，咽部充血，咽反射正常。颈软，无抵抗，未见颈静脉怒张，甲状腺正常，未触及明显震颤，未见包块。胸廓对称无畸形，肺脏呼吸正常，语颤正常两侧对称，未触及胸膜摩擦感。双肺叩诊呈清音，肺下界活动度正常。未闻及干湿性啰音。语音传导两侧对称。心前区无隆起，心尖冲动正常。未触及震颤，心包摩擦感未触及。心界正常。心率90次/分，律齐，心音正常。各瓣膜听诊区未闻及杂音，心包摩擦音未闻及。腹部饱满，腹壁静脉未见曲张，未见肠形及蠕动波。腹软，无压痛反跳痛，全腹未触及包块。肝脾肋下未触及，墨菲氏征（－），双肾未触及。移动性浊音（－），肝上界位于右锁骨中线上平第五肋间，肝区叩击痛（－），双侧肾区叩击痛阳性。肠鸣音正常，4次/分，未闻及振水音及血管杂音。肛门与直肠及生殖器无异常。脊浅感觉正常，深感觉正常，浅反射正常，肱二头肌反射正常，跟腱反射正常，生理反射存在，病理反射未引出。

三、诊断依据

（一）病情特点

1. 青年男性，冬季急性起病，病程4天。
2. 居住地有老鼠出没。
3. 主要表现为发热、恶心伴头痛、腰痛、少尿。
4. 查体　见颜面部及前胸部充血，腋下、软腭可见出血点，结膜充血明显，巩膜黄染，肾区叩痛阳性，其他无明确异常。
5. 实验室和辅助检查　提示血白细胞中性粒细胞百分比及CRP、PCT升高，血小板减少，尿常规见红细胞及尿蛋白，肝功异常，肾功异常，脂肪酶及淀粉酶升高，抗出血热IgM抗体阳性。

（二）诊断思路

该患者的典型表现：发热、出血、肾功能损害，诊断与鉴别诊断分析如下：

1. 肾综合征出血热　表现为急性起病，发病前有鼠咬伤或者排泄物接触史，表现为发热、眼眶疼、腰疼、少尿，查体可见颈部、胸部及颜面部充血，黏膜及皮肤出血点，血白细胞升高，伴有异常淋巴细胞升高，血小板减少，尿常规可见红细胞、尿蛋白及管型，肾功异常，也可伴有肝功、其他脏器功能异常，凝血功能障碍，出血热抗体阳性，该诊断病情符合，明确诊断。
2. 流行性斑疹伤寒　该病好发于冬春季节，有体虱子存在，发热、头痛、皮疹和淋巴结肿大，伴有一过性皮疹，检查可发现血小板减少，尿蛋白阳性，可伴有肝损害，但白细胞多正常，无明显肾功能异常，故病情不符合，可除外。

3. 人粒细胞无形体病　该病多见于夏秋季，以发热伴白细胞、血小板减少和多脏器功能损害为主要临床表现的蜱传疾病。多有明确蜱虫叮咬史，检查血白细胞、血小板减少，凝血功能异常，可出现肝肾功能异常，骨骼肌及心肌细胞损伤，该患者明确白细胞明显升高，临床症状不符，故除外。

4. 登革热出血热　发病前曾在登革热流行区居住或逗留，有日间被伊蚊叮咬史，多于夏秋季发病。头痛、全身疼痛较显著。较常同时出现斑丘疹和皮下出血点。血液白细胞总数和血小板常减少。该患者病情与之不符合，故可以除外。

5. 败血症　常有原发性感染病灶。弛张热型、不规则热型常见。由革兰阳性细菌所致者皮肤较常出现皮疹或花纹样改变，由革兰阴性细菌所致者则较常发生休克。血液白细胞总数升高，中性粒细胞增多，有核左移现象，无异常淋巴细胞升高。血液、骨髓培养可有致病菌生长。严重者可出现血小板减少、凝血功能障碍、肾功能异常，患者情况不支持该诊断。

四、初步诊断
肾综合征出血热

五、诊治经过
入院后查血常规：WBC 9.54×10^9/L、N 56.30%、HGB 125.00g/L、PLT 46.00×10^9/L、异常淋巴细胞比例4%。血生化：TP 50g/L、ALB 27g/L、TBIL 22.8μmol/L、DBIL 16.9μmol/L、ALT 100U/L、AST 89U/L、GGT 174U/L、CHE 4838U/L、LDH 704U/L、CK 582U/L、BUN 38.48mmol/L、Cr 998μmol/L、Na^+ 133mmol/L、K^+ 3.1mmol/L、CO_2 – CP 13mmol/L，大便白细胞：黏液部分1~3/HP、褐糊便带黏液；大便潜血阴性；巨细胞病毒DNA定量<100IU/ml；EB病毒DNA定量<100IU/ml；抗出血热抗体-IgM阳性。心电图：窦性心律，T波改变。胸片检查提示：考虑左侧胸腔积液可能。超声检查提示：肝脾大；中度脂肪肝；脾静脉增宽。诊断：①肾综合征出血热合并急性肾衰竭、肝损害、电解质紊乱、低蛋白血症；②继发性血小板减少症；③脂肪肝。入院后患者未再发热，给予复方甘草酸苷、还原型谷胱甘肽保肝、百令胶囊护肾、呋塞米利尿、头孢美唑预防感染及补液支持治疗。患者病情加重出现无尿，肌酐大于1000μmol/L，并出现严重代谢性酸中毒，出现神志改变考虑脑水肿明显引起，积极行床旁血液透析治疗，并给予呋塞米每天200mg加强利尿。住院1周后患者身上出血点消失，巩膜黄染减轻，大便恢复正常，尿量每天达2500ml以上，进入多尿期。12月14日复查血常规：WBC 7.70×10^9/L、N 56.80%、RBC 3.99×10^{12}/L、HGB 120.00g/L、PLT 160.00×10^9/L。血生化：ALB 29g/L、TBIL 15.5μmol/L、DBIL 10.7μmol/L、ALT 54U/L、AST 63U/L、GGT 176U/L、CHE 4749U/L、LDH 543U/L、CK 218U/L、BUN 35.6mmol/L、Cr 869μmol/L。继续给予床旁血液透析治疗1次后，患者尿量维持在每天3000ml左右，无不适。12月26日复查血常规：WBC 4.90×10^9/L、N 48.00%、HGB 125.00g/L、PLT 131.00×10^9/L。血生化：ALB 46g/L、TBIL 19.8μmol/L、DBIL 10.1μmol/L、ALT 69U/L、AST 42U/L、GGT 85U/L、CHE 7110U/L，肾功 BUN 6.2mmol/L，CR 153μmol/L。病情明显好转，住院24天出院。

出院后1个月无不适，复查各项指标恢复正常。

六、出院诊断

1. 肾综合征出血热合并急性肾衰竭、肝损害、电解质紊乱、低蛋白血症
2. 继发性血小板减少症
3. 脂肪肝

七、经验总结

1. 肾综合征出血热的诊断要点　主要临床特征：发热、出血、肾损害，与疾病名称契合。在症状上发热期可以伴有不同程度的头痛、腰痛、眼眶痛；不同程度的面部、颈部、上胸部潮红；不同患者表现不一，可多可少；查体时注意皮肤黏膜的出血点，尤其是软腭出血点更常见；肾损害可以表现为尿量减少，从不明显到无尿可不同程度存在；化验尿蛋白明显增加，肾功出现不同程度的损害。实验室检查典型表现为血白细胞升高，出现异型淋巴细胞，血小板不同程度下降。肝损害多见，严重者可发生肝衰直接导致死亡。具备上述特点时可临床诊断肾综合征出血热，确诊依靠抗出血热 IgM 抗体阳性。

2. 肾综合征出血热的治疗要点　发热期关键治疗在于使用利巴韦林抗病毒，可缩短病程，减轻症状，减少临床过程；低血压休克期治疗的关键在于维持生命体征平稳，减少医源性损害加重病情；少尿期在于稳定内环境，促进利尿，部分患者单纯合理使用呋塞米即可顺利渡过该期，临床医生要注意该药的有效合理使用，而不是一出现肾衰竭马上进行透析治疗；多尿期治疗的关键稳定内环境，合理用药；恢复期时间比较长，患者要多注意休息，避免遗留后遗症。

3. 肾综合征出血热要求临床医生做到早发现、早休息、早治疗和就近治疗，把好休克、少尿及出血三关，对减轻病情、缩短病程和改善预后具有重要意义。对于流行疫区易感人群必要时可接种出血热疫苗。

参 考 文 献

［1］潘月飞，邵祥稳，张校双. 连续性肾脏替代治疗肾综合征出血热合并横纹肌溶解症一例. 中华传染病杂志，2015，(11)：662
［2］王连魁. 肾综合征出血热临床研究进展. 中华地方病学杂志，2017，(9)：698－702
［3］王彦杰，冯学亮，张瑞. CRP 检测在汉坦病毒感染的肾病综合征出血热患者诊断中的临床价值. 中国实验诊断学，2017，(8)：1369－1371
［4］蒋文秀，孙志坚，张东军，等. 肾综合征出血热患者血浆白细胞介素、转化生长因子和凝血功能变化与多器官损害的关系. 中华传染病杂志，2016，(9)：513－519
［5］杨进孙，王文节，杨江华，等. 发热伴血小板减少综合征布尼亚病毒感染者与肾综合征出血热患者临床观察分析. 中华传染病杂志，2017，(7)：415－419
［6］白晶晶，王晓南，官旭华，等. 876 例肾综合征出血热患者的流行病学和临床特征的回顾性分析. 中华疾病控制杂志，2017，(6)：594－597
［7］Jonsson CB, Figueiredo LT, Vapalahti O. A global perspective on hantavirus ecology, epidemiology, and disease. Clin Microbiol Rev, 2010, 23(2)：412－441

第十二节 登革热

一、病例资料

患者,男,34岁,主因"发热8天,皮疹3天"于2016年11月26日入院。

患者病前于2016年11月5日到越南出差,有蚊子叮咬史,11月23日回国。

缘于2016年11月18日出现畏寒发热,最高体温39.2℃,伴头痛、肌肉酸痛,无咳嗽、流涕、呕吐、腹痛,自服布洛芬退热药物体温略下降,后体温再次升高,每天最高体温39℃,自服感冒药物治疗,无效。11月23日双上肢出现皮疹伴瘙痒,肌肉酸痛明显,遂来我院就诊化验血常规:WBC 2.11×10^9/L, N 56.00%, RBC 4.92×10^{12}/L, HGB 155.00g/L, PLT 76.00×10^9/L。CRP 4.58mg/L;肝功、肾功正常;登革热抗体IgM(+)。11月25日最高体温37.5℃,11月26日皮疹明显增多,蔓延至全身,瘙痒明显,急诊以"登革热"收住院。自发病以来,精神一般,食欲、睡眠欠佳,大小便正常,体重无明显变化。

二、入院查体

T:37.3℃,HR:72次/分,R:18次/分,BP:128/86mmHg。发育正常,营养良好,自动体位,神志清楚,精神尚可,查体合作。全身可见密集分布的皮疹,双上肢皮肤潮红伴密集分布出血点,压之不褪色。皮肤黏膜无黄染,无皮下结节。全身浅表淋巴结无肿大及压痛。头颅正常,眼睑无水肿,巩膜无黄染,双侧瞳孔等大等圆,直径约为3mm,对光灵敏,视力粗测正常,鼻泪管通畅。口唇无发绀、疱疹、皲裂、溃疡及色素沉着,牙龈无红肿疼痛,无溢脓,无出血,舌体运动灵活,口腔黏膜无异常,扁桃体无肿大,软腭正常,咽部略充血,咽反射正常。颈软,无抵抗,未见颈静脉怒张,甲状腺正常。胸廓对称无畸形,语颤正常两侧对称,未触及胸膜摩擦感。双肺叩诊呈清音,肺下界活动度正常。肺脏呼吸音粗,双下肺可闻及湿性啰音。语音传导两侧对称。心前区无隆起,心尖冲动正常。未触及震颤,心包摩擦感未触及。心界正常。心率72次/分,律齐,心音正常。各瓣膜听诊区未闻及杂音,心包摩擦音未闻及。腹部平坦,腹壁静脉未见曲张,未见肠形及蠕动波。腹软,无压痛反跳痛,全腹未触及包块。肝脾肋下未触及,肝-颈静脉回流征阴性,胆囊未触及明显异常,墨菲氏征(-),双肾未触及。移动性浊音(-),肝上界位于右锁骨中线上平第五肋间,肝区叩击痛(-),双侧肾区叩击痛(-)。肠鸣音正常,4次/分,未闻及振水音及血管杂音。浅感觉正常,深感觉正常,浅反射正常,肱二头肌反射正常,跟腱反射正常,生理反射存在,病理反射未引出。

三、诊断依据

(一)病情特点

1. 青年男性,秋季急性起病,病程8天。

2. 病前有越南居住史，同时又有蚊虫叮咬史。

3. 主要表现为发热、皮疹、头痛、肌肉酸痛。

4. 查体　见全身可见密集分布的皮疹，双上肢皮肤潮红伴密集分布出血点，压之不褪色，其他无明确异常。

5. 实验室和辅助检查　提示血白细胞、血小板减少，登革热抗体 IgM 阳性。

（二）诊断思路

该病例根据临床特征不难做出登革热诊断，但仍需与下列疾病进行鉴别：

1. 流行性感冒　患者多以鼻塞、流涕、咽痛、咳嗽等上呼吸道炎的症状较明显，皮疹少见，无皮肤淤点、淤斑。

2. 麻疹　患者主要表现为咳嗽、流涕、流泪，眼结合膜充血、畏光，以及咽痛，全身乏力常见。在病程的第 2～第 3 天，90% 以上患者的口腔黏膜出现柯氏斑。皮疹为斑丘疹，首先见于耳后发际，渐及前额、面、颈，自上而下至胸、腹、背及四肢，2～3 天遍及全身，最后见于手掌与足底。

3. 猩红热　患者多见于儿童，急性咽喉炎较明显，表现为咽痛、吞咽痛，局部充血并可有脓性分泌物，颌下及颈淋巴结肿大、触痛。发热 24 小时后开始出疹，始于耳后、颈部及上胸部，然后迅速蔓及全身。皮疹为弥漫充血性针尖大小的丘疹，压之褪色，伴有痒感。面部充血而口鼻周围充血不明显，形成口周苍白圈。咽拭子培养可有 A 群 β 型溶血性链球菌生长。

4. 肾综合征出血热　患者多有鼠类接触史，主要表现为发热、中毒症状、充血、出血、休克、少尿、高血容量综合征。发热、出血、休克与少尿依次出现很常见。休克常于退热时发生。血液白细胞计数增高，异型淋巴细胞常超过 10%，血小板减少。尿中出现大量蛋白质和膜状物。血清中可检出抗流行性出血热病毒的 IgG、IgM 抗体。

5. 钩端螺旋体病　病前有疫水接触史。急性发热，眼结膜充血，结膜下出血，腓肠肌疼痛，腹股沟淋巴结肿大。患者走路时腓肠肌疼痛更为显著。体检时腓肠肌压痛较明显。血清中可检出抗钩端螺旋体的 IgG、IgM 抗体。

6. 恙虫病　发病前曾在灌木草丛中工作或坐卧。有明确叮咬史，可于肿大、压痛的淋巴结附近发现特征性焦痂或溃疡。血清变形杆菌凝集试验（外斐试验）检查，OXK 凝集抗体效价达 1∶160 或以上有诊断意义。

7. 败血症　常有原发性感染灶，如外伤化脓性病灶、肺炎、肠炎等。可出现迁徙性感染病灶，如肺脓肿、肝脓肿、脑脓肿等。血液白细胞及中性粒细胞明显增高。血液培养或感染病灶抽吸物培养可有病原菌生长。若血液培养与感染病灶抽吸物培养有相同的细菌生长则更具明确诊断意义。

8. 伤寒　该病多表现为稽留热，持续发热 1 周以上，伴全身中毒症状，如表情淡漠、食欲缺乏、腹胀、便秘、相对缓脉，肝脾大，右下腹压痛，皮疹等。肥达反应（伤寒杆菌血清凝集反应）中"O"抗体效价可在 1∶80 以上，"H"抗体效价可在 1∶160 以上。血液和骨髓培养可有伤寒杆菌生长。

9. 疟疾　该病表现为间歇发作性寒战、高热、大量出汗，贫血和脾大。有明确流行区居住史及蚊虫叮咬史，血液的厚、薄涂片经染色可找到疟原虫。

四、初步诊断

登革热

五、诊治经过

入院后化验血常规：WBC 2.90×10^9/L，N 36.70%，RBC 5.20×10^{12}/L，HGB 161.00g/L，PLT 74.00×10^9/L。外周血涂片未找到疟原虫。CRP 2.99mg/L。肝功能正常。PCT 0.153ng/ml。心功能未见异常。尿便常规未见异常。出血热抗体 IgM 阴性。登革热抗体 IgM（+）。心电图：窦性心律、正常范围心电图。胸片示：双肺未见明确病变。腹部超声示：肝回声增粗、轻度脂肪肝、脾稍大。入院后未进行特殊治疗，患者未再发热，入院后第3天皮疹消退，复查血常规白细胞、血小板恢复正常，治愈出院。

六、出院诊断

登革热

七、经验总结

1. 登革热特点　该疾病是由登革热病毒经过埃及伊蚊或白蚊伊蚊传播的急性传染病，临床特点为突起高热、全身肌肉骨骼及关节疼痛，极度疲乏，皮疹，淋巴结肿大及白细胞、血小板减少。人对本病普遍易感，病后可获得对同型病毒的持久免疫力。

2. 登革热治疗　目前无针对该病的特效抗病毒药物，以对症治疗为主。该病属于自限性疾病，流行特点为传播迅速，发病率高，但病死率较低。

3. 登革热预防　到疫区旅游、居住时，要注意预防蚊虫叮咬。疫苗预防处于研究阶段，尚未广泛应用于临床。

参 考 文 献

[1] 熊益权，陈清．1978—2014年我国登革热的流行病学分析．南方医科大学学报，2014，34(12)：1822-1825

[2] 张沛，谭行华，张复春．中西医结合治疗登革热临床研究．中国中医急症，2014，23(8)：1403-1405

[3] 陈腾飞，刘清泉．中医对登革热的研究进展．中国中医急症，2016，25(7)：1345-1347

[4] 梁增伟，谢栩硕，温焕连，等．登革热的临床特征分析和诊断体会．中国全科医学，2017，(21)：2671-2674

[5] 崔新国，郭晓芳，周红宁．我国登革热病例临床特征研究进展．中国人兽共患病学报，2017，(4)：366-371

[6] 洪文昕，王建，邱爽，等．121例成人重症登革热的临床特征及救治体会．中山大学学报(医学科学版)，2016，(3)：333-336

[7] Mark B, Feinberg, Rafi, Ahmed. Advancing dengue vaccine development. Science (New York, N.Y.), 2017, 358(6365): 865-866

第十三节 黄热病

一、病例资料

患者,男,32岁,浙江丽水人,主因"发热3天"于2016年3月10日入院。

病前在非洲安哥拉工作7年,间断返乡,否认传染病患者密切接触史,去非洲前及去非洲期间未接受预防接种。

缘于2016年3月7日无明显诱因出现发热,最高体温39.3℃,伴畏寒、寒战,无头痛、关节及肌肉酸痛,无恶心、呕吐,无咳嗽、咳痰,无腹痛、腹泻。3月8日当地医院就诊,考虑"登革热",住院治疗1天,具体用药不详。3月9日患者回国,就诊于北京某医院,化验 WBC 7.51×10^9/L,N 85.1%,HGB 162g/L,PLT 94×10^9/L,涂片未见疟原虫;尿常规:尿蛋白1g/L,尿潜血(+),D-二聚体14 300ng/ml,登革热不除外,转传染病医院,以"发热、出血热"收住院。病后患者精神睡眠可,大便外观无异常,小便颜色如浓茶色。

二、入院查体

T:36.9℃,HR:86次/分,R:21次/分,BP:126/57mmHg。神志清楚,查体合作,周身散在出血点,结膜充血,巩膜黄染(图1-14),全身浅表淋巴结未及肿大。双肺呼吸音清,未闻及干湿啰音及胸膜摩擦音。心界不大,心律齐,各瓣膜听诊区未闻及病理性杂音,腹部平坦,全腹无压痛及反跳痛,腹部未触及包块,肝、脾、胆囊未触及,墨菲氏征阴性,肝区叩痛阴性,移动性浊音阴性。四肢、关节未见异常,活动无受限,双下肢无水肿,四肢肌力、肌张力正常,双侧巴宾斯基征阴性,踝阵挛阴性,扑翼样震颤阴性,克氏征阴性。

三、诊断依据

(一)病情特点

1. 青年男性,急性起病,病程3天。

2. 病前在非洲安哥拉工作7年,间断返乡,否认传染病患者密切接触史,去非洲前及去非洲期间未接受预防接种。

3. 主要表现是高热,伴畏寒、寒战,尿色逐渐加深如浓茶色。

4. 查体 见周身可见散在出血点、巩膜明显黄染,其他未见确切异常。

5. 实验室和辅助检查 外院化验血白细胞正常,中性粒细胞比例升高,血小板降低。血涂片未见疟原虫。尿蛋白阳性。

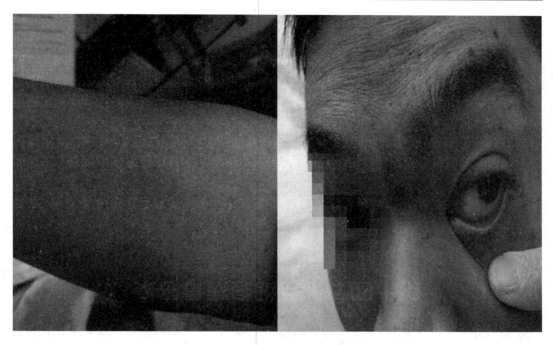

图 1-14 皮肤出血点与巩膜黄染

(二)诊断思路

患者青年男性,病情在非洲安哥拉工作 7 年,并且去非洲前及去非洲期间未接受预防接种。疾病主要特点表现为发热、尿黄,血小板降低,尿蛋白阳性。因此诊断考虑:

1. 疟疾 非洲最常见的传染病是疟疾,以恶性疟最多见,经蚊虫叮咬传播,该病典型表现是寒战、高热,可以伴有肝脏损害、肾脏损害等多脏器损害,可以出现血小板的降低和尿蛋白阳性,外周血涂片可以找到疟原虫,该患者外周血涂片未见疟原虫,进一步检查除外。

2. 登革热 非洲常见病,经蚊虫叮咬传播,典型临床表现为高热、头痛、肌肉、骨关节剧烈酸痛,部分患者可以出现皮疹、出血倾向、淋巴结肿大、白细胞计数减少、血小板减少等。血登革热抗体检查阳性。

3. 黄热病 也是非洲常见病,经蚊虫叮咬传播,典型临床表现高热、头痛、黄疸、蛋白尿、相对缓脉和出血。血查黄热病抗体和核酸阳性。患者未接种黄热病疫苗,临床特征符合该病表现,黄热病可能性大。

4. 肾综合征出血热 典型表现为发热、出血、肾损害,化验白细胞升高,可以出现异型淋巴细胞,血小板降低、肾功损害,蛋白尿。血清抗出血热抗体 IgM 阳性。

四、初步诊断

1. 黄热病
2. 登革热?
3. 肾综合征出血热?

五、诊治经过

2016年3月10日化验血常规：WBC 6.23×10^9/L，N 91.14%，HGB 161.00g/L，PLT 70.00×10^9/L。肝功能：TBIL 100.6μmol/L，DBIL 77.6μmol/L，ALT 11 425U/L，AST 21 468U/L。电解质：K^+ 4.38mmol/L，Na^+ 133.8mmol/L，Cl^- 88.5mmol/L，Ca^{2+} 1.86mmol/L，Mg^{2+} 1.1mmol/L。血氨 105μmol/L。肾功能：BUN 19.33mmol/L，CR 650.1μmol/L。心肌酶谱：LDH 6276U/L，CK 670U/L，CK-MB 82U/L，HBDH 6630U/L。凝血功能：PT/PA 23.9秒/38%。CRP 49.10mg/L，PCT 0.54ng/ml。血液涂片：未查见疟原虫，出血热抗体IgM阴性，登革热病毒核酸阴性，肥达及外斐氏反应阴性。北京CDC及国家CDC 2016年3月11日黄热病抗体阳性，黄热病病毒核酸阳性。

胸部CT：两肺纹理清晰，双下肺后肋胸膜下淡片状高密度实变影，双上肺胸膜下多发小囊性低密度灶，两侧胸腔极少量积液。腹部CT(图1-15)：重度脂肪肝，胆囊结石，双肾周围渗出。头颅CT：颅内未见明显异常密度影。腹部超声：胆囊壁毛糙，胆囊结石，未及腹水、胸水。超声心动图：心脏结构及功能正常，左室射血分数73%。

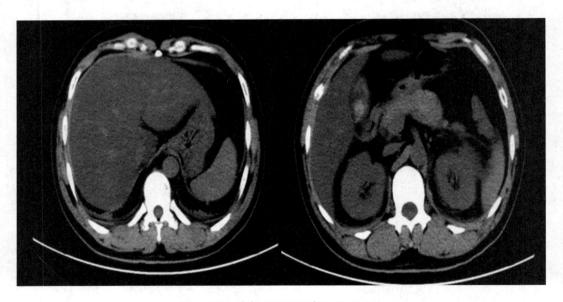

图1-15 腹部CT(2016年3月10日)

诊断黄热病明确。2016年3月11日患者全身淤点、淤斑加重，化验：PTA 29%，FDP 97.3μg/ml，DD 29.35mg/L，诊断DIC。入院后16小时尿量为160ml，监测BUN 23.29mmol/L，CREA 671μmol/L，肾功能损害加重，急性肾功能损害3期，2016年3月11日下午1:00转入ICU，2:00行颈内静脉置管，下午3:00开始CVVHDF肾脏支持治疗。2016年3月12日患者处于嗜睡状态，偶有躁动，计算GCS评分：11分，血氨122μmol/L，踝阵挛阳性，诊断肝性脑病Ⅱ度，给予门冬氨酸鸟氨酸脱氨纠正肝性脑病、甘露醇脱水控制脑水肿。患者右上肢及胸腹部出血点增多，右侧颈内静脉穿刺处渗血，给予弹力绷带加压包扎。2016年3月13日患者昏迷加深，给予气管插管保护气道。监测心肌酶谱：LDH 2268U/L，CK 1125U/L，CK-MB 62U/L，HBDH 2785U/L。凝血功能：PTA 15%，APTT 65s，Fb 71mg/dl，FDP 77.82μg/ml。肝功能：TP 52.8g/L，ALB 37g/L，TBIL 161.5μmol/L，DBIL 132.8μmol/L，ALT 3692.0U/L，AST 7522.0U/L，提示患者急性肝衰竭，胆酶分离，严重凝血功能低下。2016年3月14日7时患者体温39℃，化验 WBC 28×10^9/L，N 77%，PCT 1.6ng/ml，考虑院内获得性肺炎，加用美罗培南抗感染治疗。17时患者口腔、鼻腔、上消化道出血明显，HGB由111g/L降至68g/L，血压85/50mmHg，血气pH 7.275，乳酸14.21mmol/L，诊断失血性休克，立即输红细胞4U，补充新鲜血浆，纤维蛋白原，凝血酶原复合物，给予去甲肾上腺素1μg/(min·kg)维持血压，晚19时至21时行血浆置换治疗1次。经过治疗患者出血停止，循环稳定，21时监测血压135/60mmHg，去甲肾上腺素0.1μg/(min·kg)。22时血常规：WBC 32×10^9/L，N 76%，考虑感染加重，不除外导管相关性血流感染，加用万古霉素抗感染治疗。2016年3月15日血常规：WBC 19×10^9/L，N 88%，HGB 98g/L，PLT 49×10^9/L，凝血功能：PTA 33%，Fbg 71mg/dl，患者感染有所控制，监测肝肾衰竭。2016年3月16日晨6时患者突发心律失常，心率190次/分(室上速)，血压251/136mmHg，查双侧瞳孔直径4.5mm，对光反射消失。6时至10时患者频发室上速，心率110~180次/分，去甲肾上腺素0.2~1.3μg/(min·kg)，血压波动在66~130/43~80mmHg，11时行腰椎穿刺检查：脑脊液无色清亮，压力>320mmH$_2$O，WBC 5个/μl，UCFP 268mg/dl，考虑脑出血不能除外，因患者循环、呼吸衰竭，未能外出行头颅CT明确。2016年3月17日11时眼底检查：双眼视盘水肿，双眼渗出性病变，下午13时患者瞳孔散大，左侧:右侧=6:5mm，光反射消失，上肢肱二头肌反射存在，余生理反射、病理征消失，21时去甲肾上腺素5μg/(min·kg)，心率160次/分，血压62/42mmHg，pH 7.18，晚上11时32分患者心跳、呼吸停止，临床死亡。

六、死亡诊断

黄热病并发多脏器功能衰竭

七、经验总结

1. 早诊断、早治疗 是改善黄热病预后的关键。黄热病是一种由黄热病毒引起，经蚊叮咬传播的急性传染病，临床表现主要为发热、黄疸、出血等，主要在中南美洲和非洲的热带地区流行。此病例为我国确诊的首例输入性黄热病病例，该患者起病急，病情进展迅速，合并多脏器功能衰竭，病理证实大面积肝细胞坏死(图1-16)。当疫苗及抗病毒等有效的预防和治疗仍在路上时，早诊断、早治疗仍是抢救危重型黄热病的重要措施。

2. 疫苗接种 预防黄热病最有效的手段是接种黄热病疫苗。接种后可长久保护易感人群。因此到疫区工作、旅游或其他原因需要长时间居留时，一定要提前接种黄热病疫苗。该患者不知道什么原因未接种疫苗，导致发病后死亡是惨痛的教训。

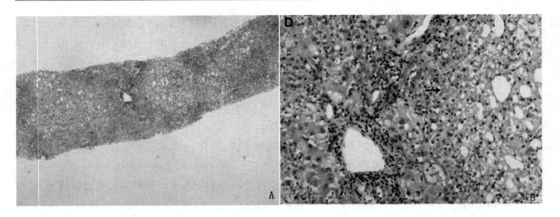

图 1-16 肝组织病理

注：A. 肝组织多小叶坏死（HE 染色，40×）；B. 片状、融合性坏死，较多炎细胞浸润，部分网状支架塌陷，箭头示片状、融合性坏死，肝窦扩张淤血（HE 染色，200×）

参 考 文 献

[1] Sabbatani S, Fiorino S. Yellow fever. Infez Med, 2007, 15(2): 129-141
[2] Monath TP. Treatment of yellow fever. Antiviral Res, 2008, 78(1): 116-124
[3] Gubler DJ. Vector-borne diseases. Rev Sci Tech, 2009, 28(2): 583-588
[4] Dou XF, Zheng Y, Lyu YN, et al. The first confirmed imported case of yellow fever in China. Zhonghua Liu Xing Bing Xue Za Zhi, 2016, 37(6): 788-790
[5] 吕燕宁，李洁，陈丽娟，等. 中国首例黄热病输入病例的实验室检测. 首都公共卫生，2016，10(2): 62-63

第十四节　巨细胞病毒感染

一、病例资料

患者，男，34 岁，因"间断发热 50 余天，乏力、尿黄 1 个月"于 2016 年 6 月 26 日入院。

病前无类似患者密切接触史，无外出旅游史。病前 3 个月内经常外出就餐。发病前曾因"尿酸"升高服用"苯溴马隆"治疗。饮酒史 9 年，平均每周饮酒 3～4 次，每次饮白酒量 7～8 两。

缘于 2016 年 5 月 3 日受凉后出现发热，体温波动在 37.5～38.5℃，当时无其他不适，自行口服退热药及阿莫西林（具体量不详）治疗，体温正常 3 天停药，劳累后再次出现发热，在当地县医院给予头孢哌酮舒巴坦联合左氧氟沙星加地塞米松（具体量不详）抗炎对症治疗3天体温正常，停药3~4天后再次发热，再次给予上述治疗7天无效。于2016年5月20日在某中心医院化验肺炎支原体抗体阳性，衣原体抗体弱阳性，诊断支原体肺炎，给予头孢西丁联合阿奇霉素抗感染5天，同时口服中药治疗5天，体温正常。2016年5月26日出现乏力，尿黄，未引起重视，于2016年6月4日发现皮肤黄染住某中心医院，2016年6月7日化验血常规：WBC 5.23×10^9/L、N 74%、RBC 5.39×10^{12}/L、HGB 159g/L、PLT 235×10^9/L。肝功 ALB 40g/L、TBIL 202μmol/L、DBIL 181μmol/L、ALT 1093U/L、AST 649U/L、CHE 5425U/L。血糖正常。PT/PA 正常。AFP 107ng/ml。甲、乙、丙、戊肝炎病毒标志物阴性，自身抗体阴性，血沉及C反应蛋白正常。腹部CT：胆囊改变，考虑胆囊炎，脾大。肺CT：左肺尖及下叶纤维条索。诊断：肝损伤，给予保肝、退黄、支持对症治疗。住院治疗期间出现高热，体温39.9℃，伴畏寒、寒战，全身皮疹，诊断药物性皮炎，给予甲泼尼龙注射液（80mg/d）治疗5天，仍发热，体温波动在38.5℃左右，2016年6月25日复查 WBC 9.4×10^9/L、N 79.2%、RBC 5.26×10^{12}/L、HGB 148g/L、PLT 131×10^9/L。肝功 ALB：30g/L、TBIL 221μmol/L、DBIL 118μmol/L、ALT 1235U/L、AST 492U/L、CHE 3232U/L、GGT 347U/L。为进一步诊治来我院，门诊以"发热待查，黄疸型肝炎"收住院。病后无咳嗽、咳痰，无胸痛、胸闷、心悸，无恶心、呕吐、腹痛、腹泻等症状。

二、入院查体

T：37.8℃，HR：98次/分，R：18次/分，BP：139/82mmHg。营养好，步入病房，自动体位，查体合作。神志清楚，精神可，应答切题，定向力、记忆力、计算力正常。面色晦暗，皮肤、巩膜重度黄染，无淤点、淤斑，无肝掌及蜘蛛痣。全身浅表淋巴结未扪及肿大。心肺查体未见明显异常。腹部平，未见腹壁静脉曲张，全腹软，无压痛、反跳痛，肝肋下未及，剑突下未及，莫菲氏征阴性，脾肋下未及，肝上界位于右锁骨中线第五肋间，肝、脾、双肾区无叩痛，移动性浊音阴性，肠鸣音3次/分。双下肢无水肿。肱二、三头肌肌腱及膝、跟腱反射等生理反射存在，巴氏征、布氏征、克氏征等病理征未引出。扑翼样震颤阴性。

三、诊断依据

（一）病情特点

1. 青年男性，急性起病，病程50余天。

2. 病前3个月内经常外出就餐。发病前曾因"尿酸"升高服用"苯溴马隆"治疗。饮酒史9年，平均每周饮酒3~4次，每次饮白酒量7~8两。其他无特殊。

3. 主要表现为反复高热，并逐渐出现乏力、尿黄、眼黄，抗感染治疗无效，激素治疗效果差。

4. 查体 见面色晦暗，皮肤巩膜重度黄染，其他无确切异常。

5. 实验室和辅助检查 外院化验血白细胞正常，中性粒细胞比例高。肝功提示胆红素、转氨酶显著升高，凝血酶原活动度正常。甲胎蛋白明显升高。肝炎病毒标志物阴性。自身抗体阴性。血沉、CRP 正常。腹部CT提示脾大。支原体、衣原体抗体阳性。

(二)诊断思路

该患者属于明确的不明原因发热(fever of unknown origin, FUO)病例,但突出表现反复高热,伴有尿黄、眼黄,肝功损害明显。按照 FUO 诊断思路,分析如下:

1. 感染性疾病　该患者血白细胞不高,抗感染治疗无效,有严重肝损害,普通细菌感染不支持。支原体、衣原体也不会引起严重的肝损害。能引起长期发热伴肝损害的感染性疾病如结核、布鲁菌病、EB 病毒、巨细胞病毒等需要完善检查除外。患者肝脏损害明显,必要时可考虑肝穿刺活检辅助诊断。

2. 风湿结缔组织疾病　该类疾病女性多见,并且辅助检查多有异常发现,如自身抗体、免疫球蛋白、血沉等。该患者不具备上述特点,进一步检查除外。

3. 肿瘤性疾病　该患者 AFP 明显升高,虽然活动性肝炎可引起 AFP 升高,同时外院腹部 CT 也未提示肝脏肿瘤,应动态复查除外。

4. 其他　如药物热、甲状腺功能亢进等,患者病情特点不支持。

另外患者有长期大量饮酒史,酒精性肝损害不能除外。

四、初步诊断

1. 发热、肝损害原因待查:

　　感染性疾病:病毒感染?

　　肿瘤性疾病:原发性肝细胞癌?

2. 酒精性肝损害

五、诊治经过

入院后 6 月 27 日化验血 WBC 7.43×10^9/L、N 68%、HGB 118g/L、PLT 70×10^9/L。肝功:ALB 24g/L、GLO 12g/L、TBIL 131.8μmol/L、DBIL 122.0μmol/L、ALT 657U/L、AST 277U/L、ALP 165U/L、GGT 328U/L、TBA 162μmol/L、CHE 2277U/L,肾功、电解质正常。PT/PA 11.2 秒/86.4%。甲状腺功能正常,肿瘤标志物:AFP 123.10ng/ml、CA199 129.2U/ml、CEA 3.88ng/L。结核抗体阴性,单纯疱疹病毒Ⅰ型 IgM、Ⅱ型 IgM 阴性,抗核抗体谱未见异常。布氏杆菌凝集试验阴性。胸片、心电图未见异常。腹部超声提示:①肝回声增粗;②胆囊继发改变;③腹腔积液(少量)。肺 CT 提示:①双肺局限性不张;②左肺上叶尖段陈旧性病变;③少量心包积液。颈部、腋窝、腹股沟淋巴结超声检查均可见肿大淋巴结。腹部 CT 提示:①肝硬化(请结合临床),脾大,动脉期肝内异常强化考虑为异常灌注;建议定期复查 MR(3~6 个月);②胆囊炎改变;③右肾小囊肿。治疗上给予还原型谷胱甘肽、舒肝宁、异甘草酸镁等保肝、降酶、退黄治疗。患者每日午后出现发热,最高体温39℃,给予吲哚美辛栓纳肛后体温可降至正常。

6 月 29 日查 CMV IgM 阳性,CMV DNA 1.314×10^3IU/ml,EBV IgM 阴性,EBV DNA 阴性。诊断:①巨细胞病毒感染并腹水;②酒精性肝损害。静脉点滴更昔洛韦抗病毒治疗,7 月 4 日体温恢复正常,7 月 11 日复查血常规:白细胞 3.68×10^9/L、L 60%、血红蛋白97g/L、血小板 487×10^9/L。肝功:TBIL 27.2μmol/L、DBIL 20.8μmol/L、AST 25U/L、ALT 20U/L。7 月 12 日出院,出院后 1 个月复查各项指标恢复正常。

六、出院诊断

1. 巨细胞病毒感染并腹水
2. 酒精性肝损害

七、经验总结

1. 巨细胞病毒感染是长期不明原因发热的原因之一。
2. 巨细胞病毒感染不但可以造成长期发热，而且可引起包括肝脏在内的多脏器损害。
3. 诊断近期感染巨细胞病毒感染不但要查抗巨细胞病毒 IgM，还要查血中 CMV DNA 才能明确诊断，以免漏诊。
4. 更昔洛韦或膦甲酸抗巨细胞病毒感染有效，但应注意药物相关不良反应。

参 考 文 献

[1] 阮光萍，王小宁．巨细胞病毒疾病的研究进展．国际检验医学杂志，2006，27(1)：81-83
[2] 经者，唐勤．人巨细胞病毒感染预防与治疗研究进展．传染病信息，2006，19(3)：121-123
[3] Cunha BA, Hage JE, Nouri Y. Fever of unknown origin (FUO) in an immunocompetent adult due to cytomegalovirus (CMV) with polyclonal gammopathy. Infection, 2012, 40(3): 327-330
[4] 李莎莎，谭林，高学武，等．成人巨细胞病毒感染致亚急性肝衰竭 1 例．中华肝脏病杂志，2014，22(7)：547-548
[5] Nolan N, Halai UA, Regunath H, et al. Primary cytomegalovirus infection in immunocompetent adults in the United States – A case series. IDCases, 2017, 10: 123-126

第十五节　艾滋病

病例 1　卡氏肺孢子菌肺炎

一、病例资料

患者，男，25 岁，主因"间断发热 1 个月余，呼吸困难 2 周"于 2016 年 2 月 10 日入院。

否认类似患者接触史，病前有男男同性性行为史。否认肝炎等其他传染病病史，否认"高血压"等慢性病史，否认输血及血制品史，否认疫区居住史，无烟酒嗜好，青霉素过敏史，表现为皮试阳性。按计划预防接种。

缘于2016年1月初无明显诱因间断出现发热,未测量体温,无明显咳嗽、咳痰,无畏寒、寒战,自行服用"莲花清瘟胶囊",体温可降至正常。2周前患者再次出现发热,体温可达39℃,伴有活动后气短,平地行走300m即出现喘息,就诊于北京某医院,完善相关辅助检查,结果回示血白细胞10.39×10^9/L,血气分析:pH 7.483,二氧化碳分压30.6mmHg,氧分压54.1mmHg,血氧饱和度87.3%;HIV抗体初筛试验阳性,确证试验未回报;行胸部CT(图1-17)提示双肺间质性改变,考虑诊断为卡氏肺孢子菌肺炎可能大,给予复方新诺明、甲强龙及莫西沙星治疗,效果不佳,2月10日为求进一步诊疗以"艾滋病合并肺感染"收住院。自发病以来,精神、食欲、睡眠一般,大小便正常,体重无明显变化。

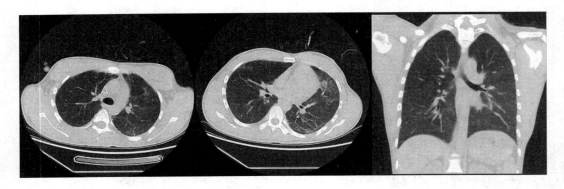

图1-17 胸部CT

二、入院查体

T:37.2℃,HR:84次/分,R:28次/分,BP:122/71mmHg,发育正常,营养良好,体型匀称,自动体位,神志清楚,精神欠佳尚可,步态正常,查体合作,语言正常,声音洪亮,对答切题。全身皮肤黏膜无黄染、出血点及皮疹,未见皮下出血点,无皮下结节,无肝掌,未见蜘蛛痣。全身浅表淋巴结无肿大及压痛。头颅正常,无畸形,头发乌黑,浓密,五官端正。眉毛无脱落,无倒睫,眼睑无水肿、下垂及闭合不全,眼球活动自如,结膜无充血水肿,角膜透明,巩膜无黄染,双侧瞳孔等大等圆,直径约为3mm,对光灵敏,视力粗测正常,鼻泪管通畅。耳郭正常,听力正常,外耳道无异常分泌物,乳突无压痛。鼻外形正常无畸形,无鼻翼翕动,双侧鼻腔通畅,无异常分泌物及出血,鼻中隔不偏曲,各鼻窦区无压痛,嗅觉粗测正常。口腔无异味,口唇无发绀、疱疹、皲裂、溃疡及色素沉着,牙龈无红肿疼痛,无溢脓,无出血,舌体运动灵活,口腔黏膜无异常,扁桃体无肿大,软腭正常,咽部略充血,咽反射正常。颈软,无抵抗,未见颈静脉怒张,颈动脉搏动正常,未闻及明显血管杂音,气管居中,甲状腺正常,未触及明显震颤,未见包块。胸廓对称无畸形,局部无隆起及凹陷,胸骨无压痛,肋间隙正常,胸壁静脉无扩张。肺脏呼吸音粗,语颤正常两侧对称,未触及胸膜摩擦感。双肺叩诊呈清音,肺下界活动度正常。左下肺可及少许湿性啰音。语音传导两侧对称。心前区无隆起,心尖冲动正常。未触及震颤,心包摩擦感未触及。心界正常。心率84次/分,律齐,心音正常。各瓣膜听诊区未闻及杂音,心包摩擦音未闻及。腹部平坦,腹壁静脉未见曲张,未见肠形及蠕动波。腹软,无压痛反跳痛,全腹未触及包块。肝脾肋下未触及,肝-颈静脉回流征阴性,胆囊未触及明显异常,墨菲氏征(-),双肾未触及。移动性浊音(-),肝上界位于右锁骨中线上平第五肋间,肝区叩击痛(-),双侧肾区叩击痛(-)。肠鸣音正常,4次/分,未闻及振水音及血管杂音。肛门与直肠及生殖器无异常。脊柱发育正常,无畸形,生理弯曲存在,棘突无叩击痛,活动自如。四肢无畸形,无明显水肿,无下肢静脉曲张。浅感觉正常,深感觉正常,浅反射正常,肱二头肌反射正常,跟腱反射正常,生理反射存在,病理反射未引出。

三、诊断依据

(一)病情特点

1. 青年男性,冬春季亚急性起病,病程1个月余。
2. 病前有男男同性性行为史。
3. 主要表现为发热、胸闷、呼吸困难,活动后更明显。
4. 查体 见双肺呼吸音粗,双肺可闻及啰音,其他无明确异常。
5. 实验室和辅助检查 提示血白细胞升高,HIV抗体初筛阳性,血气分析明显低氧血症,肺部CT提示间质性改变。

(二)诊断思路

患者青年男性,病前有男男同性性行为,HIV抗体初筛阳性,考虑艾滋病可能性大。近1个月出现发热等呼吸道症状,肺部CT提示肺炎,考虑在艾滋病基础上合并肺部感染,诊断思路分析如下:

1. 卡氏肺孢子菌肺炎(PCP) 患者主要表现为发热、呼吸困难,动脉血气示氧分压及血氧饱和度明显下降,外院胸部CT示双肺间质性病变,HIV抗体初筛试验阳性,故考虑诊断为肺孢子菌肺炎可能性大。
2. 细菌性肺炎 患者肺部影像提示肺炎明确,最常见为细菌感染,外院血常规示白细胞计数明显升高,细菌性肺炎不能完全除外。尤其注意除外结核菌感染。
3. 病毒性肺炎 患者艾滋病初筛试验阳性,表现发热、呼吸困难,肺部CT提示双肺间质改变,需注意合并巨细胞病毒等致病毒性肺炎,入院后完善常见CMV、EBV等常见病毒学检查进一步明确。
4. 真菌性肺炎 艾滋病患者容易合并真菌感染,患者有呼吸道症状伴发热,入院后完善痰真菌涂片、G试验、GM试验检查进一步除外。

四、初步诊断

1. 艾滋病?
2. 肺部感染合并Ⅰ型呼吸衰竭:肺孢子菌肺炎?病毒性肺炎?细菌性肺炎?

五、诊治经过

2016年3月9日入院进行治疗,入院后完善血气分析、血常规、肝肾功能、痰找孢子菌、痰涂片、痰培养等检查,结果回示:血气分析+离子分析+血氧(吸氧状态下):

酸碱度 7.405，二氧化碳分压 26.7，氧分压 110.7mmHg，实际碳酸氢根 16.9ml/L，标准碳酸氢根 19.8mmol/L；辅助性 T 细胞亚群 Th1/Th2 细胞检测（4 项）：CD_4^+ T 淋巴细胞 164.0 个/μl。全血细胞分析：WBC 9.18×10^9/L，N 89.5%，L 8.7%，RBC 4.62×10^{12}/L，HGB 146.0g/L，PLT 275.0×10^9/L；血生化：TP 69.8g/L，ALB 25.2g/L，TBIL 3.8μmol/L，DBIL 11μmol/L，ALT 47.3U/L，AST 44.5U/L，LDH 474.0U/L，肾功正常。痰涂片、痰培养等检查均阴性。EBV DNA 和 CMV DNA 定量阴性。G 试验 230pg/ml。GM 试验阴性。根据患者亚急性起病，主要表现为发热、呼吸困难，且 HIV 初筛阳性，氧分压明显下降，乳酸脱氢酶升高，双肺野 CT 为间质性病变，考虑患者卡氏肺孢子菌肺炎，氧分压低于 70mmHg，考虑为中度，故给予储氧面罩吸氧，复方磺胺甲噁唑片（1.44g，1 次/8 小时），口服，卡泊芬净静点抗 PCP 治疗，甲泼尼龙（40mg，2 次/日），抑制炎性反应，并给予莫西沙星及头孢唑肟抗细菌治疗，嘱患者尽量卧床休息，避免劳累。经治疗后患者体温明显下降，喘憋症状好转，吸氧浓度逐渐下降。2017 年 3 月 17 日患者 HIV 确证试验阳性，考虑患者获得性免疫缺陷综合征 艾滋病期诊断明确。激素逐渐减量，治疗 2 周后停用卡泊芬净、莫西沙星及头孢吡肟。治疗 21 天后，停用激素，复方磺胺甲噁唑片改为预防剂量 0.96g/d。

六、出院诊断

艾滋病合并卡氏肺孢子菌肺炎、Ⅰ型呼吸衰竭

七、经验总结

1. 卡氏肺孢子菌肺炎（PCP） 是艾滋病患者常见的并发症。主要特点是进行性的憋气、呼吸困难，干咳，肺部听诊可无明确异常，但肺部影像可以出现明显异常，典型为双肺弥漫性磨玻璃样改变，血气分析可以出现低氧血症，血 LDH 可明显升高，支气管肺泡灌洗液六胺银染色可以找到肺孢子菌。临床医生应提高认识，一旦出现上述表现，应考虑该病可能，同时进行艾滋病及相关危险因素筛查。

2. 卡氏肺孢子菌肺炎治疗 复方磺胺甲噁唑片是首选药物，总体治疗效果良好。对于复方磺胺甲噁唑片过敏或不能耐受的患者可换用克林霉素联合磷酸伯氨喹片，有文献报道卡泊芬净治疗卡氏肺孢子菌肺炎也有一定疗效。对于肺部病变重合并呼吸功能衰竭患者，再充分利弊情况下加用糖皮质激素抗炎治疗，具有迅速控制肺部炎症改善症状具有一定效果。

参 考 文 献

[1] 李晓亮．肺孢子菌肺炎研究进展．中华实用诊断与治疗杂志，2014，28(11)：1049-1051

[2] 付雪莹，王超，齐文杰，等．卡泊芬净在肺孢子菌肺炎治疗中的应用．临床和实验医学杂志，2016，15(6)：613-615

[3] 陈佳宁，蒋萍，郑洪，等．支气管肺泡灌洗对卡氏肺孢子虫肺炎的诊断价值．天津医药，2013，41(3)：271-272

[4] 邵明梅，高栋，张德忠．研究分析 CT 诊断艾滋病合并肺孢子菌肺炎的影像特征．影像研究与医学

应用,2017,1(8):164-166

[5] 王小丽,钟殿胜,韩瑞丽,等. 以双肺弥漫性病变和呼吸衰竭为表现的肺孢子菌肺炎四例. 中华全科医师杂志,2013,12(3):228-230

[6] 于晓莉,李明建,潘建亮,等. 卡泊芬净联合复方磺胺甲噁唑治疗艾滋病合并肺孢子菌肺炎的临床效果研究. 中国急救医学,2016,36(z1):61-62

[7] 谢正平,戴峰. 艾滋病患者卡氏肺孢子菌肺炎的多排螺旋CT表现及鉴别诊断. 中华医院感染学杂志,2013,23(23):5674-5676

[8] Benito N, Moreno A, Miro JM, et al. Pulmonary infections in HIV patients: An update in the 21st century. Eur Respir J, 2012, 39(3):730-745

[9] Kim SJ, Lee J, Cho YJ, et al. Prognostic factors of Pneumocystis jirovecii pneumonia in patients without HIV infection. Journal of Infection, 2014, (1):88-95

病例2 肺曲霉菌病

一、病例资料

患者,男,56岁,主因"间断发热3个月余"于2015年11月21日入院。

曾有"单采浆"有偿献血史,否认类似患者接触史,否认牛羊家禽接触史。否认肝炎、伤寒、结核病史,否认高血压、糖尿病等慢性病史。无手术外伤史,无中毒史,无药物过敏史,预防接种史不详。吸烟20余年,每日约20支,未戒烟,无饮酒嗜好。

缘于2015年8月起无明显诱因出现间断发热,最高体温可至39℃,发热时有头痛、肌肉关节酸痛、盗汗症状,间断到当地诊所及当地医院就诊,未明确病因,给予抗生素等治疗无效(具体不详)。11月中旬以来持续每天发热,偶咳,咳少量白痰,无胸闷、憋气,无腹痛、腹泻,无恶心、呕吐,无尿频、尿痛等其他不适,当地医院住院查胸片提示肺部感染,HIV抗体初筛阳性(具体结果不详),为求进一步诊治11月21日来我院。门诊以"①发热待查;②获得性免疫缺陷综合征?"收住院。自发病以来,精神尚可,食欲一般,睡眠一般,大便正常,小便稍黄,体重减少约5kg。

二、入院查体

T:37.4℃,HR:78次/分,R:20次/分,BP:121/79mmHg。发育正常,营养良好,体型匀称,自动体位,神志清楚,精神尚可,步态正常,查体合作,对答切题。全身皮肤无黄染,肝掌阴性,未见蜘蛛痣。全身浅表淋巴结无肿大及压痛。头颅正常,眼睑无水肿,结膜无充血水肿,巩膜无黄染,双侧瞳孔等大等圆,直径约为3mm,对光灵敏。口唇无发绀及色素沉着,牙龈无红肿疼痛,无出血,伸舌居中,口腔黏膜无异常,扁桃体无肿大,咽部无充血水肿,咽反射正常。颈软,无抵抗,甲状腺正常。胸廓对称无畸形,呼吸运动正常,语颤正常两侧对称,未触及胸膜摩擦感。双肺叩诊呈清音,肺下界活动度正常。双肺呼吸音粗,未闻及干湿性啰音。语音传导两侧对称。心前区无隆起,心尖冲动正常。未触及震颤,心包摩擦感未触及。心界正常。心率78次/分,律齐,心音正常。各瓣膜听诊区未闻及杂音,心包摩擦音未闻及。腹部平坦,腹壁静脉未见曲张,未见肠形及蠕动波。腹软，无压痛反跳痛，全腹未触及包块。肝脾肋下未触及，墨菲氏征（－），双肾未触及。移动性浊音（－），肝上界位于右锁骨中线上平第五肋间，肝区叩击痛（－），双侧肾区叩击痛（－）。肠鸣音正常，3次/分，未闻及振水音及血管杂音。肛门与直肠及生殖器无异常。

三、诊断依据

（一）病情特点

1. 中年男性，病程3个月。
2. 曾有"单采浆"有偿献血史，否认类似患者接触史，否认牛羊家禽接触史。
3. 主要表现为发热、咳嗽、咳痰。
4. 查体　见双肺呼吸音粗，其他无明确异常。
5. 实验室和辅助检查　提示胸片提示肺部感染；HIV抗体初筛试验阳性。

（二）诊断思路

该患者为高度怀疑HIV感染，此次发病主要表现为肺部感染，需根据病情特点考虑感染病原可能性，详细分析如下：

1. 卡氏肺孢子菌肺炎　患者主要表现为发热、咳嗽，胸片提示肺炎，艾滋病初筛试验阳性，肺孢子菌肺炎为艾滋病常见严重机会感染，虽然患者无呼吸困难、胸闷等表现，仍考虑该诊断可能，入院后完善肺部CT及痰液涂片检查明确。

2. 细菌性肺炎　患者病程3个月，未行正规诊治，近期症状加重伴咳嗽，肺部影像提示肺炎，最常见为细菌感染所致肺部感染，入院后完善血常规、PCT、CRP等检查明确。

3. 肺结核　患者病程3个月，表现为间断发热，伴盗汗，高度考虑结核感染可能，入院后完善结核抗体、血沉、PPD皮试及痰涂片找结核杆菌及痰培养检查，尽快完善肺部CT检查。

4. 病毒性肺炎　患者艾滋病初筛试验阳性，表现发热、咳嗽，胸片提示肺炎，考虑CMV等病毒合并感染后导致病毒性肺炎，入院后完善常见CMV、EBV等常见病毒学检查进一步明确。

5. 真菌性肺炎　患者有呼吸道症状伴发热，艾滋病患者免疫力低下，易出现合并真菌感染，入院后完善痰真菌涂片、G试验、GM试验检查进一步除外。

四、初步诊断

1. 艾滋病
2. 肺部感染，病原待定

五、诊治经过

入院后11月22日查血常规：WBC 3.75×10^9/L，N 60.80%，L 27.20%，HGB 121.00g/L，PLT 101.00×10^9/L。尿便常规正常。CRP 13.28mg/L。PCT 0.112ng/ml。ESR 7mm/h。G试验365.6pg/ml；GM试验阴性。肝功、肾功基本正常；CD_4^+ T淋巴细胞绝对值125个/μl；结核抗体、肺炎衣原体、支原体抗体（IgM）均阴性；肥达、外斐氏反应

阴性；EB 病毒 IgM 抗体、巨细胞病毒 IgM 抗体、自身抗体五项、布氏杆菌凝集试验均阴性；EB 病毒 DNA 定量 <100IU/ml，CMV DNA 定量 <100IU/ml；HIV 抗体确认试验阳性；HIV-RNA $4.56×10^4$ copies/ml。腹部超声：①肝回声增粗；②胆囊继发改变。胸部 CT（图 1-18）：①双肺多发炎症改变区，右肺中叶不张可能，请结合临床；②双肺陈旧病变，肺气肿。心电图：窦性心律，心电轴左偏，T 波改变。诊断：①艾滋病；②肺部感染：细菌性肺炎可能性大（根据影像特点检查结果暂时不考虑卡氏肺孢子菌肺炎、病毒性肺炎、肺结核）。给予头孢曲松（2g，1 次/日），抗感染治疗，其余退热、止咳及支持治疗。患者发热症状无缓解。11 月 25 日换用头孢哌酮舒巴坦钠（3g，1 次/12 小时），联合左氧氟沙星注射液（0.4g，1 次/日），抗感染治疗。外院会诊后根据影像特点不除外血管炎可能，11 月 27 日加用甲泼尼松龙（40mg，1 次/日）抗炎治疗后体温恢复正常，3 天后给予减为（20mg，1 次/日），完善 ANCA 阴性，复查肺部 CT 较前无变化，为进一步明确肺部病变性质，12 月 3 日行 CT 引导下肺病变穿刺活检术。期间甲泼尼松龙逐渐减量，未再出现发热。12 月 10 日复查肺部 CT（图 1-19）：①双肺多发炎症及右肺中叶不张可能，与 2015 年 12 月 1 日 CT 比较，双肺炎性病变略增多，左肺下叶背段空洞变小；②双肺陈旧性病变，肺气肿；肺穿病理：穿刺组织中见大量曲菌丝（六胺银染色＋，PAS 染色＋），考虑曲菌感染性肺炎（图 1-20）。停用头孢哌酮舒巴坦及左氧氟沙星及甲泼尼松龙，给予伏立康唑抗真菌感染治疗 1 周后复查肺部 CT 较前有所吸收（图 1-21），后患者由于经济原因要求转当地医院继续治疗，出院后 1 个月后随访，当地继续抗真菌治疗，病灶已吸收，已启动 HAART 治疗艾滋病。

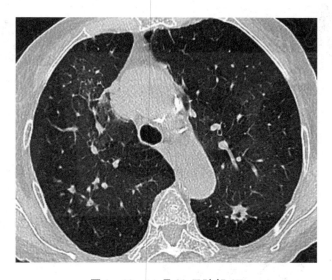

图 1-18　11 月 22 日肺部 CT

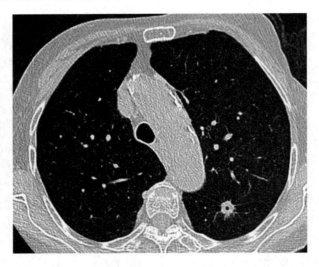

图1-19　12月10日肺部CT

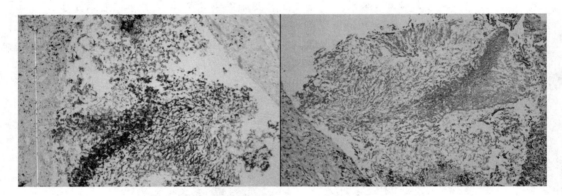

图1-20　肺组织病理染色

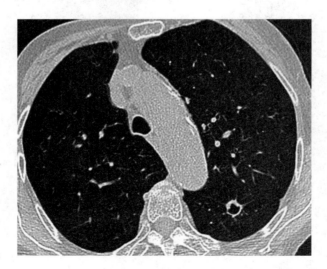

图1-21　12月17日肺部CT

六、出院诊断

艾滋病合并曲霉菌肺炎

七、经验总结

1. 真菌感染　是艾滋病常见的并发症。艾滋病病毒破坏人体免疫系统，导致容易发生各种病原感染，其中包括细菌、病毒、真菌、寄生虫等，最常见部位为呼吸道及消化道。该患者由于有偿献血后导致感染可能，目前处在艾滋病期，免疫力极差的情况下，极易合并机会感染。

2. 肺曲霉菌病临床特征　临床上主要有三种类型：①侵袭性曲霉病是最常见的类型，也是最严重的类型。主要症状为干咳、胸痛，或有咯血，病变严重时可有喘气、呼吸困难，甚至呼吸衰竭；②曲霉肿又称曲霉球，常继发于支气管囊肿、支气管扩张、肺脓肿和肺结核空洞。主要表现为反复咯血或伴有刺激性干咳；③变应性支气管肺曲霉菌病多是由烟曲菌引起的气道高反应性疾病。主要表现为突然出现哮喘样发作症状，一般平喘药无效。

3. 肺曲霉菌病影像特点　侵袭性曲霉病胸片表现为以胸膜为基底的多发性的楔形阴影或空洞；胸局限性肺不张，肺体积缩小，胸部 CT 早期有"晕轮征"，即结节影周围环绕低密度影，后期为新月体征或牛眼征；曲霉菌病的胸片主要表现为原有的慢性空洞内有一团块影，随体位改变而在空腔中移动；变应性支气管肺曲霉菌病的胸片主要表现为上叶短暂性实变或不张，可发生于双侧，中央支气管囊状扩张及壁增厚征象，如"戒指征"和"轨道征"。本患者影像特点不典型，虽然 G 试验阳性，GM 试验阴性，但未引起足够重视，未及时使用抗真菌治疗，同时激素应用指征欠妥当，临床医生应提高认识。

参 考 文 献

[1] 惠燕霞，卢先雷，马启明，等.（1,3）-β-D-葡聚糖在肺曲霉菌感染中的诊断价值. 中华医院感染学杂志, 2015,（23）：5296-5297、5300

[2] 李冰，谢斌. 肺曲霉菌病的影像学诊断. 山东医药, 2015,（36）：55-56

[3] 杜江，张林. 58 例肺曲霉菌病患者的临床特点及预后影响因素分析. 山东医药, 2015,（10）：45-47

[4] 黄小全，王华，诸绍锋，等. 侵袭性肺曲霉菌感染 MSCT 图像及预后分析. 中华医院感染学杂志, 2017,（2）：296-299

[5] 高明，钮亚珍，冯娜，等. 曲霉菌肺部感染的临床与影像学特点分析. 中华医院感染学杂志, 2016,（7）：1509-1511

[6] 马丽，陈杭薇，李雪辉，等. 肺曲霉菌病的临床研究进展. 中华医院感染学杂志, 2016,（16）：3835-3837

[7] 杨蓬，吴森泉，王凌伟. 慢性肺曲霉病 12 例临床特点及误诊原因分析. 中国感染与化疗杂志, 2016,（4）：398-401

[8] Walsh TJ, Anaissie EJ, Denning DW, et al. Treatment of aspergillosis: clinical practice guidelines of the

Infectious Diseases Society of America. Clin Infect Dis, 2008, 46(3): 327 - 360

[9] Donnelly JP, Leeflang MM. Galactomnnan detectiong and diagnosis of invasive aspergillosis. Clin Infect Dis, 2010, 50(7): 1070 - 1071

病例 3 马尔尼菲青霉菌感染

一、病例资料

患者，男，33 岁，主因"发现 HIV 感染 6 年余，间断发热 3 个月余"于 2016 年 8 月 17 日入院。

病前有男男同性性接触史。否认肝炎、伤寒、结核病史，否认高血压、糖尿病等慢性病史。无手术外伤史，无中毒史，无药物过敏史。无烟酒嗜好。

缘于 6 年前献血时发现 HIV 感染，并确证阳性，当时 CD_4^+ T 细胞 500 个/μl，无不适症状，未抗病毒治疗。4 个月前复查 CD_4^+ T 细胞 100 多个/μl，3 个月余前开始口服拉米夫定 + 替诺福韦 + 依非韦仑抗病毒药物治疗。同期出现发热、咳嗽，体温最高达 40℃，伴畏寒、无寒战，发热无明显昼夜规律，咳嗽，无痰，以白天为重，伴呼吸困难，伴恶心、无呕吐，无头痛、头晕，无鼻塞、流涕，无胸痛、心悸，无腹痛、腹泻，无光敏感，无皮疹。就诊于当地医院，查血沉为 40mm/h，超声提示：双颈部多发异常形态淋巴结可见；双腋下、双侧腹股沟区多发淋巴结可见，形态尚可。胸 CT 提示肺气肿，肺大疱。纵隔多发淋巴结肿大，右侧胸腔及心包积液。诊断为"获得性免疫缺陷综合征；淋巴结结核"，给予抗感染等对症治疗，患者体温恢复正常出院。2 个月余前患者自觉咳嗽加重，伴呼吸困难，于我院住院治疗，给予头孢唑肟钠联合莫西沙星抗感染治疗，完善颈部淋巴结活检，病理结果提示肉芽肿性炎，开始四联口服抗结核治疗，症状略好转出院。出院后患者仍发热，多出现于午后及夜间，体温最高可达 40℃，无明显畏寒、寒战，为进一步诊治来我院，化验血常规：WBC 5.47×10^9/L，N 71.8%，RBC 4.25×10^{12}/L，HGB 128.0g/L，PLT 278.0×10^9/L；凝血功能：凝血酶原时间 12.6S，凝血酶原活动度 84.0%；肝功能：TP 64.5g/L，ALB 36.3g/L，TBIL 6.2μmol/L，DBIL 5.1μmol/L、ALT24.4U/L，AST 19.2U/L，TBA 3.3μmol/L，CHE 6486.0U/L，LDH 163.0U/L；CD_4^+ T 淋巴细胞 57.0 个/μl；降钙素原 <0.05ng/ml；血沉 43.0mm/h；真菌 D-葡聚糖检测：10.0pg/ml。以"艾滋病；发热待查"收入院。自发病以来，精神一般，食欲、睡眠欠佳，大小便正常，体重无明显变化。

二、入院查体

T：37.2℃，HR：86 次/分，R：20 次/分，BP：120/70mmHg。发育正常，营养良好，体型匀称，自动体位，神志清楚，精神尚可，步态正常，查体合作，语言正常，声音洪亮，对答切题。颜面、前胸、上臂可见散在孤立性黄豆大小丘疹（图 1 - 22），顶端可见破溃结痂，全身皮肤黏膜无黄染、出血点，无皮下结节，无肝掌，未见蜘蛛痣。颈部可触及肿大淋巴结，大小 2cm × 2.5cm，压痛，无红肿破溃，头颅正常，无畸形，头发乌黑，浓密，五官端正。眉毛无脱落，无倒睫，眼睑无水肿、下垂及闭合不全，眼球活动自如，结膜无充血水肿，角膜透明，巩膜无黄染，双侧瞳孔等大等圆，直径约为3mm，对光灵敏，视力粗测正常，鼻泪管通畅。耳郭正常，听力正常，外耳道无异常分泌物，乳突无压痛。鼻外形正常无畸形，无鼻翼翕动，双侧鼻腔通畅，无异常分泌物及出血，鼻中隔不偏曲，各鼻窦区无压痛，嗅觉粗测正常。口腔无异味，口唇无发绀、疱疹、皲裂、溃疡及色素沉着，牙龈无红肿疼痛，无溢脓，无出血，舌体运动灵活，口腔黏膜无异常，扁桃体无肿大，软腭正常，咽部无充血，咽反射正常。颈软，无抵抗，未见颈静脉怒张，颈动脉搏动正常，未闻及明显血管杂音，气管居中，甲状腺正常，未触及明显震颤，未见包块。胸廓对称无畸形，局部无隆起及凹陷，胸骨无压痛，肋间隙正常，胸壁静脉无扩张。肺脏呼吸音稍粗，语颤正常两侧对称，未触及胸膜摩擦感。双肺叩诊呈清音，肺下界活动度正常。双肺未闻及湿性啰音。语音传导两侧对称。心前区无隆起，心尖冲动正常。心尖冲动有力，未触及震颤，心包摩擦感未触及。心界正常。心率86次/分，律齐，心音正常。各瓣膜听诊区未闻及杂音，心包摩擦音未闻及。腹部平坦，腹壁静脉未见曲张，未见肠形及蠕动波。腹软，无压痛反跳痛，全腹未触及包块。肝脾肋下未触及，肝-颈静脉回流征阴性，胆囊未触及明显异常，墨菲氏征（-），双肾未触及。移动性浊音（-），肝上界位于右锁骨中线上平第五肋间，肝区叩击痛（-），双侧肾区叩击痛（-）。肠鸣音正常，4次/分，未闻及振水音及血管杂音。肛门与直肠及生殖器无异常。脊柱发育正常，无畸形，生理弯曲存在，棘突无叩击痛，活动自如。四肢无畸形，无明显水肿，无下肢静脉曲张。浅感觉正常，深感觉正常，浅反射正常，肱二头肌反射正常，跟腱反射正常，生理反射存在，病理反射未引出。

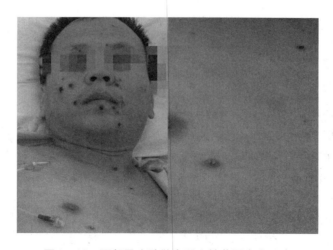

图1-22 面部及皮肤散在孤立性黄豆大小丘疹

三、诊断依据

（一）病情特点

1. 青年男性，病史6年，本次发病3个月。
2. 病前有男男同性性接触史。

3. 主要表现为发热、咳嗽、呼吸困难伴皮疹。

4. 查体　颜面、前胸、上臂可见散在孤立性黄豆大小丘疹,顶端可见破溃结痂,颈部可触及肿大淋巴结,大小 2cm×2.5cm,压痛,无红肿破溃,双肺呼吸音稍粗,其他无明确异常。

5. 实验室和辅助检查　提示血沉快,CD_4^+ T 淋巴细胞明显减少。

(二)诊断思路

该患者属于艾滋病相关的发热伴皮疹病例,根据其病变常见合并发热原因分析如下:

1. **感染性疾病**　该患者病程3个月,主要表现为反复发热、咳嗽,伴皮疹、淋巴结肿大,血白细胞总数不高,常规抗细菌治疗无效,因此一般细菌感染证据不支持。能引起长期发热的感染性疾病如结核:患者颈部淋巴结活检提示肉芽肿性炎,血沉快,考虑该诊断可能,但抗结核治疗后发热仍未控制,需进一步检查明确;EB 病毒、巨细胞病毒:此两种病毒均易与艾滋病合并感染,许完善 CMV-DNA、EBV-DNA 检查明确;真菌感染:患者免疫功能低下,多次使用抗生素治疗,警惕真菌感染包括消化道及呼吸道,入院后完善检查明确。虽然有上述特点,但尚不能完全除外耐药细菌等感染性疾病,多次血培养及感染好发部位检查进一步明确。

2. **肿瘤性疾病**　实质脏器占位性病变可以通过影像学检查发现,但其中最不容易诊断的是血液系统肿瘤,尤其是艾滋病相关肿瘤,如淋巴瘤、卡波济肉瘤,该类疾病诊断依靠组织活检病理,可根据患者病情进行相应的检查。

3. **免疫重建炎症反应综合征**　该病为艾滋病期患者经抗病毒治疗后1个月左右,由于病毒迅速抑制,CD_4^+ T 淋巴细胞迅速升高,免疫系统重建导致发热、咳嗽等类似于感染表现,但患者抗病毒治疗后即出现发热、咳嗽症状,且入院前查 CD_4^+ T 淋巴细胞较3个月前降低,考虑该诊断可能性小。

四、初步诊断

艾滋病合并发热伴淋巴结肿大原因待查?

五、诊治经过

入院后查胸 CT(图1-23):双肺肺气肿。腹部 CT(图1-24):腹腔及腹膜后多发淋巴结肿大。行颈部淋巴结活检(图1-25):淋巴结结构消失,肉芽肿形成,伴多核巨细胞反应,未见干酪样坏死等。病理诊断(淋巴结)HIV 相关淋巴结改变,建议临床除外结核感染。免疫组化结果:CD68(+),AE1/AE3(-)特殊染色结果:抗酸(-),PAS(-),六胺银(-)。考虑患者发热伴多发淋巴结肿大,淋巴结结核不除外,加用抗结核治疗方案,但患者体温改善不明显。并逐渐出现颜面、前胸、上臂黄豆大小疱疹,中心部伴脐凹,并有破溃结痂,追问病史既往长江以南地区工作2年,考虑马尔尼菲青霉菌不除外,行皮肤活检(图1-26):(胸部)皮肤组织一小块,表皮轻度角化亢进,萎缩,真皮浅层多量组织细胞聚集,胞质丰富呈泡沫样,部分于血管及神经周围,特殊染色 PAS 阳性,结合临床符合真菌感染。特殊染色结果:PAS(+),抗酸(-),六胺银(-)免疫组化结果:CD68(+)。给予两性霉素 B 抗马尔尼菲青霉菌治疗,用药2天后体温正常。

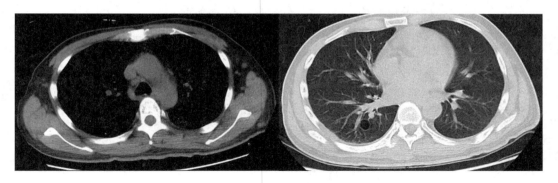

图1-23 胸部CT

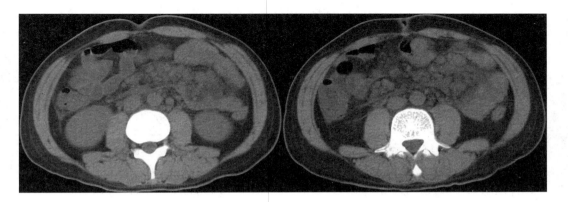

图1-24 腹部CT

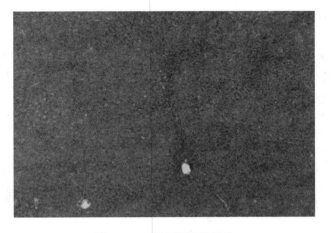

图1-25 颈部淋巴结活检

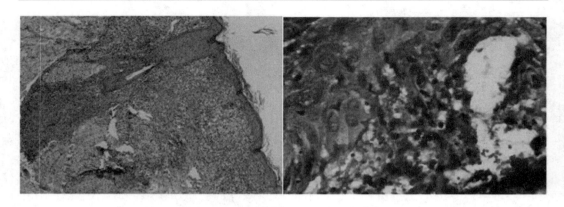

图 1-26 胸部皮肤活检

六、出院诊断

艾滋病合并马尔尼菲青霉菌感染

七、经验总结

1. 马尔尼菲青霉菌是一罕见的条件致病菌，马尔尼菲青霉菌病由于 HIV 感染者日渐增多，发病也逐年增加。该病主要累及单核-巨噬细胞系统，常播散全身，病死率高，是一种严重的深部真菌病。临床上本病分为局限性感染与全身系统性感染，常累及肺、肝脏、皮肤、淋巴结等多组织和器官。表现为发热、畏寒、咳嗽、咳痰、消瘦乏力、肝和脾及浅淋巴结肿大、皮疹、皮下结节或脓肿等。白细胞计数显著增多，不同程度的贫血。X线片示肺部浸润性炎症。该患者积极行皮肤活检明确诊断，使用两性霉素 B 后病情迅速得到控制。

2. 马尔尼菲青霉菌病由于主要由呼吸道入侵，原发症状主要在肺，临床表现类似肺结核，极容易误诊。

3. 皮肤损害 是马尔尼菲青霉菌病的临床特征，常见于面部、躯干上部及上肢，皮损种类多样，可表现为丘疹、斑丘疹、结节、坏死性丘疹、传染性软疣样丘疹、痤疮样损害、毛囊炎及溃疡等。其中坏死性丘疹是本病最特征性的改变，隆起于皮肤的丘疹中央发生坏死，坏死处凹陷呈脐窝状。皮损中容易找到马尔尼菲青霉菌。

参 考 文 献

[1] 修宁宁，辛青松，韩帅. 艾滋病并发马尔尼菲青霉菌感染3例. 中国皮肤性病学杂志，2015，(2)：167-168

[2] 陈中湘，彭华，刘培香，等. 艾滋病合并马尔尼菲青霉菌感染1例. 中国感染控制杂志，2013，(3)：233-235

[3] 陈杏春，周莹，赵丽，等. 马尔尼菲青霉菌感染临床分析. 中华医院感染学杂志，2013，(11)：2768-2770

[4] 叶萍，孔晋亮，吴聪，等. 不同方案治疗马尔尼菲青霉病的疗效分析. 中华医院感染学杂志，

2016，(18)：4128 – 4131

[5] 韦璐，陈刚，柯柳. 晚期艾滋病合并马尔尼菲青霉菌肺部感染的胸部影像学特征. 中国现代医学杂志，2013，(19)：101 – 104

[6] 张云桂，李玉叶，李惠琴，等. 云南省艾滋病合并马尔尼菲青霉病患者141例临床分析. 中国皮肤性病学杂志，2013，(4)：351 – 353、356

[7] Yinyin, Li, Zhongyuan, Lin, Xiang, et al. Retrospective analysis of 15 cases of Penicillium marneffei infection in HIV – positive and HIV – negative patients. Microbial pathogenesis, 2017, 105: 321 – 325

病例4　巨细胞病毒视网膜炎

一、病例资料

患者，男，33岁，因"右眼视野缺损伴发热1个月余"于2016年10月13日入院。

病前有男男同性性行为史。否认肝炎、伤寒、结核病史，否认高血压、糖尿病等慢性病史。无手术外伤史，无中毒史，无药物过敏史。预防接种史不详。否认烟酒嗜好。

缘于2016年9月初无明显诱因出现右眼外侧视野缺损，自觉时有发热感，未测体温，无畏光、流泪、头痛、咳痰、腹痛、腹泻等不适，当时未给予特殊处理。9月底就诊我院查HIV抗体阳性（确证试验阳性），CD_4^+ T淋巴细胞5个/μl，口腔真菌涂片可见孢子及菌丝，梅毒抗体阳性，梅毒快速血浆反应素试验1∶8。血常规：WBC 2.90×10^9/L，N 52.20%，HGB 127.00g/L，PLT 162.00×10^9/L。ESR 16mm/h。肝功：ALB 39g/L，TBIL 7.5μmol/L，ALT 28U/L，AST 32U/L，CHE 9928U/L，LDH 311U/L。心电图：窦性心律，正常范围心电图。胸片：双肺未见明确病变。腹部超声：肝右叶高回声结节（建议定期复查），给予对症治疗后，症状无明显好转。10月13日为求进一步诊治收入我科，门诊以"艾滋病"收入院。自发病以来，精神尚可，食欲正常，睡眠正常，大小便正常，体重无明显变化。

二、入院查体

T：37.5℃，HR：89次/分，R：18次/分，BP：117/82mmHg。发育正常，营养中等，体型偏瘦，自动体位，神志清楚，精神尚可，步态正常，查体合作，面色潮红，颈部可触及数枚黄豆大小淋巴结，无触痛。头颅正常，眼睑无水肿、下垂及闭合不全，眼球活动自如，结膜无充血水肿，角膜透明，巩膜无黄染，双侧瞳孔等大等圆，直径约为3mm，对光灵敏；右眼外侧视野缺损，左眼正常。口唇无发绀、疱疹、皲裂、溃疡及色素沉着，牙龈无红肿疼痛，无溢脓，无出血，口腔可见大量白斑，舌苔白，舌体运动灵活，扁桃体无肿大，软腭正常，咽部无充血水肿，咽反射正常。颈软，无抵抗，甲状腺正常，未触及明显震颤，未见包块。胸廓对称无畸形，局部无隆起及凹陷，胸骨无压痛，肋间隙正常，胸壁静脉无扩张。肺脏呼吸正常，语颤正常两侧对称，未触及胸膜摩擦感。双肺叩诊呈清音，肺下界活动度正常。未闻及干湿性啰音。语音传导两侧对称。心前区无隆起，心尖冲动正常。心尖冲动有力，未触及震颤，心包摩擦感未触及。心界正常。心率89次/分，律齐，心音正常。各瓣膜听诊区未闻及杂音，心包摩擦音未闻及。腹部平坦，腹壁静脉未见曲张，未见肠形及蠕动波。腹软,无压痛反跳痛,全腹未触及包块。肝脾肋下未触及,肝-颈静脉回流征阴性,胆囊未触及明显异常,墨菲氏征(-),双肾未触及。移动性浊音(-),肝上界位于右锁骨中线上平第五肋间,肝区叩击痛(-),双侧肾区叩击痛(-)。肠鸣音正常,3次/分,未闻及振水音及血管杂音。肛门与直肠及生殖器无异常。脊柱发育正常,无畸形,生理弯曲存在,棘突无叩击痛,活动自如。四肢无畸形,无明显水肿,无下肢静脉曲张。浅感觉正常,深感觉正常,浅反射正常,肱二头肌反射正常,跟腱反射正常,生理反射存在,病理反射未引出。

三、诊断依据

(一)病情特点

1. 青年男性,亚急性起病,病程1个月。
2. 病前有男男同性性行为史。
3. 主要表现为发热、视野缺失。
4. 查体 见颈部可触及数枚黄豆大小淋巴结,无触痛,右眼外侧视野缺损,其他无明确异常。
5. 实验室和辅助检查 提示血白细胞减少,HIV确认实验阳性,CD_4^+ T淋巴细胞5个/μl,口腔真菌涂片可见孢子及菌丝,梅毒抗体阳性,RPR 1:8。

(二)诊断思路

患者艾滋病诊断明确,出现发热、视野缺失,诊断与鉴别诊断如下:

1. 颅内感染性病变 患者起病较缓,虽然无明确头痛、恶心、呕吐等表现,但明确HIV感染,免疫力低下,目前伴有发热、视野缺失,考虑中枢系统感染,尤其是隐球菌性脑膜脑炎、结核性脑膜脑炎,化脓性脑膜脑炎根据血常规结果及起病特点不考虑。入科后完善腰穿及头颅MRI检查进一步明确。

2. 神经梅毒 患者入院前明确梅毒抗体阳性,RPR 1:8,目前出现视野缺失,警惕神经梅毒可能,入院后眼科会诊,行脑脊液梅毒抗体及RPR检测进一步明确。

3. 颅内占位性病变 患者表现为低热,明确单侧视野缺失,警惕颅内占位性病变导致视神经压迫所致视野缺失可能,入院后行头颅MRI检查进一步明确。

4. 巨细胞病毒视网膜炎 患者处于艾滋病期,常见合并巨细胞病毒感染概率高,患者表现为发热、视野缺失,高度考虑该诊断,入院后需完善CMV-DNA、抗-CMV IgM检查及眼科会诊进一步明确诊断。

四、初步诊断

1. 艾滋病并口腔真菌感染;视力障碍原因待查?
2. 梅毒

五、诊治经过

10月13日入院后查腰椎穿刺,脑脊液压力为90mmH_2O,留取标本送检脑脊液常规、生化及相关病原学检查。结果回示:脑脊液常规:外观无色透明,潘氏试验阳性(-),白细胞数6×10^6/L;脑脊液生化无异常;脑脊液涂片未见细菌、真菌、抗酸杆菌;脑脊液梅毒抗体、RPR阴性。实验室检查血常规:WBC 2.80×10^9/L,N 51%,HGB

108.00g/L, PLT 178.00×10^9/L。ESR 20.00mm/h。肝功：TP 65g/L, ALB 33g/L, TBIL 5.0μmol/L, ALT 49U/L, AST 43U/L, ALP 81U/L, GGT 35U/L, LDH 252U/L。肾功正常。巨细胞病毒（CMV）DNA 定量 9.49×10^{3}IU/ml；口腔黏膜涂片可见真菌孢子及假菌丝。CD$_4^+$ T 淋巴细胞绝对计数 7.4 个/μl。G 实验 37.3pg/ml。肺 CT 提示双肺无异常。头颅 MRI 未见异常。眼科会诊：双眼巨细胞病毒视网膜炎。诊断：①艾滋病并巨细胞病毒视网膜炎、巨细胞病毒感染、口腔真菌感染；②贫血；③梅毒；④白细胞减少症。治疗上给予更昔洛韦（5mg/kg，1 次/12 小时），静点抗巨细胞病毒治疗；给予双眼球内注射更昔洛韦 2 次；苄星青霉素（240wu，1 次/周），共 3 次；制霉菌素口服治疗口腔真菌感染；复方磺胺甲恶唑（0.96g，1 次/日）预防 PCP 及对症支持治疗。期间患者出现白细胞下降，调整复方磺胺甲恶唑（0.48g，1 次/日）及注射粒细胞刺激因子、利可君片升白细胞对症治疗。患者症状逐渐好转。11 月 2 日行 HAART（替诺福韦 + 拉米夫定 + 依非韦伦）治疗。11 月 3 日复查血常规：WBC 5.36×10^9/L, N 77.60%，RBC 3.77×10^{12}/L, HGB 118.00g/L, PLT 226.00×10^9/；CD$_4^+$ T 淋巴细胞绝对计数 15 个/μl；巨细胞病毒（CMV）DNA 定量 <100IU/ml。患者一般状况好转，住院 22 天出院。院外继续更昔洛韦治疗，定期复查 CMV–DNA 及眼科就诊。

六、出院诊断

1. 艾滋病并巨细胞病毒视网膜炎、巨细胞病毒感染、口腔真菌感染
2. 贫血
3. 梅毒
4. 白细胞减少症

七、经验总结

1. 巨细胞病毒感染是艾滋病患者常见合并症。可以表现为巨细胞病毒性视网膜炎、巨细胞病毒性脑炎、巨细胞病毒肺炎、巨细胞病毒性食管炎及结肠炎等。临床医师在诊治类似患者时应注意合理检查。抗 CMV IgM 不能作为是否感染巨细胞病毒的标志物，晚期艾滋病患者往往抗 CMV IgM 阴性，要化验血中的 CMV DNA 或 PP65 抗原。

2. 巨细胞病毒视网膜炎的筛查。对于 CD$_4^+$ T 淋巴细胞计数 <100 个/μl 的艾滋病患者，需定期做眼底检查，CMV 相关检查，一旦出现悬浮物、暗点、视野缺失或眼底检查异常，CMV–DNA 阳性，需尽快行抗病毒治疗，在疾病控制之后需序贯用药以预防复发。在经 HAART 后 CD$_4^+$ T 淋巴细胞计数 >100 个/μl 且持续 6 个月以上时，可以考虑停止预防给药。同时 HAART 治疗后免疫恢复，使 CD$_4^+$ T 淋巴细胞计数维持在 100 个/μl 以上是预防 CMV 复发的最佳方法。因此，在抗 CMV 治疗开始 2 周内尽快启动 HAART。

参 考 文 献

[1] 杜敏，邵玲，闫淑. 获得性免疫缺陷综合征合并巨细胞病毒性视网膜炎诊治分析. 中国实用眼科杂志，2014，(8)：1000–1002

[2] 杨小霞，高世成. 艾滋病患者合并巨细胞病毒感染的临床特点及危险因素分析. 中华临床感染病

杂志, 2017, (1): 26-30
[3] 梁津. 45例AIDS合并巨细胞病毒性视网膜炎临床特点分析. 传染病信息, 2017, (2): 104-106
[4] 包娅利, 朱丹, 陶勇. 玻璃体腔注射抗病毒药物治疗病毒性视网膜疾病的研究进展. 中华眼底病杂志, 2015, (1): 97-100
[5] 穆薇薇, 孙鑫, 张福杰. 接受高效抗反转录病毒治疗HIV感染者的巨细胞病毒性视网膜炎. 传染病信息, 2015, (6): 375-378
[6] 李丹, 孙挥宇, 毛菲菲, 等. 获得性免疫缺陷综合征患者巨细胞病毒性视网膜炎相关免疫重建炎症综合征的临床观察. 中华实验和临床感染病杂志(电子版), 2014, (3): 363-367
[7] 覃海明, 农影星. AIDS合并巨细胞病毒性视网膜炎60例临床观察. 国际眼科杂志, 2016, (9): 1702-1704
[8] 孙挥宇, 李丹, 毛菲菲, 等. 获得性免疫缺陷综合征合并巨细胞病毒性视网膜炎的特殊眼底病变特征. 中华眼底病杂志, 2014, (3): 309-311
[9] 邵玲, 杜敏, 付淑凤, 等. 玻璃体腔注射更昔洛韦治疗巨细胞病毒性视网膜炎的疗效观察. 中华眼科医学杂志(电子版), 2015, (6): 309-313
[10] Zhang J, Dou Y, Zhong Z, et al. Clinical characteristics and therapy exploration of active human cytomegalovirus infection in 105 lupus patients. Lupus, 2014, 23(9): 889-897

病例5 消化道念珠菌病

一、病例资料

患者,男,47岁,主因"发现抗HIV抗体阳性2年,间断发热1个月余"于2017年12月14日入院。

否认类似患者接触史,无输血及血制品史。

缘于2015年因"高血压"住院期间发现HIV抗体阳性,未在意。2017年11月初出现发热、咽痛,伴颈部淋巴结肿大,口服抗生素后体温恢复正常,咽部不适好转;查CD4淋巴细胞32个/μl,明确诊断:艾滋病,当地疾控中心给予"拉米夫定、依非韦伦、替诺福韦"。2周前再次出现发热,颈部淋巴结肿物进行性增大,有触痛,对症治疗后效果不佳,就诊某传染病医院,建议完善检查以明确淋巴结肿大原因,并给予复方新诺明预防PCP治疗。为求进一步诊治就诊我院爱心门诊。病后精神睡眠可,大小便未见异常。

二、入院查体

T:38℃,HR:108次/分,R:18次/分,BP:124/83mmHg。发育正常,营养良好,体型匀称,自动体位,神志清楚,精神尚可,步态正常,查体合作,语言正常,对答切题。全身皮肤黏膜无黄染、出血点及皮疹,未见皮下出血点,无皮下结节,无肝掌,未见蜘蛛痣。颈部可触及多枚肿大淋巴结,其中左侧较大者约5cm×3cm,皮温正常,轻度触痛,质韧。口腔黏膜无异常,扁桃体无肿大。颈软,无抵抗。肺脏呼吸正常。双肺叩诊呈清音,肺下界活动度正常。未闻及干湿性啰音。心率108次/分,律齐,心音正常。各瓣膜听诊区未闻及杂音,心包摩擦音未闻及。腹部平坦,腹壁静脉未见曲张,未见肠形及蠕动波。腹软,无压痛反跳痛,全腹未触及包块。肝脾肋下未触及,肝-颈静脉回流征阴性，胆囊未触及明显异常，墨菲氏征（－），双肾未触及。移动性浊音（－），肝上界位于右锁骨中线上平第五肋间，肝区叩击痛（－），双侧肾区叩击痛（－）。肠鸣音正常，3次/分。肛门与直肠及生殖器无异常。生理反射存在，病理反射未引出。

三、诊断依据

（一）病情特点

1. 中年男性，慢性病程急性发作。
2. 流行病学史无特殊。
3. 主要表现为发现抗HIV抗体阳性2年，间断发热1个月余。
4. 查体　见颈部可触及多枚肿大淋巴结，其中左侧较大者约5cm×3cm，皮温正常，轻度触痛，质韧。
5. 实验室和辅助检查　CD4淋巴细胞32个/μl。

（二）诊断思路

该患者以发热、淋巴结肿大起病，结合患者HIV抗体阳性，CD4淋巴细胞绝对值明显降低，明确进展至艾滋病期。诊断思路如下：

1. 淋巴瘤　艾滋病患者发生发热、淋巴结肿大，首先要考虑合并淋巴瘤可能，但患者淋巴结有触痛，不符合淋巴瘤相关的无痛性淋巴结肿大的特点，需鉴别感染所致，可进一步行骨穿、淋巴结活检等以鉴别。
2. 感染　患者以发热、淋巴结肿大起病，有咽痛，不除外局部淋巴结炎、扁桃体炎等局部炎症性疾病导致淋巴结反应性增生。
3. 免疫重建炎症反应综合征　患者以发热、淋巴结肿大起病，病程中通过治疗，病情一度好转，随后开始HAART，患者发热等表现反复，不除外HIV病毒控制后CD4快速升高引起机体免疫重建，复查CD4淋巴细胞以鉴别。

四、初步诊断

1. 发热、淋巴结肿大原因待查：感染性？肿瘤性？免疫重建炎症反应综合征？
2. 获得性免疫缺陷综合征
3. 高血压病

五、诊治经过

入院辅助检查：血沉50mm/h、血常规：WBC 9.42×10^9/L，N 86.00%，RBC 3.18×10^{12}/L，HGB 93.00g/L，PLT 419.00×10^9/L。生化：ALB 27g/L，AST 53U/L，CHE 1835U/L、LDH 314U/L，K^+ 2.9mmol/L，Na^+ 133mmol/L，其他正常。血清铁蛋白>2000.00ng/ml。糖类抗原125 57.44U/ml。神经元特异烯醇酶85.69ng/ml；凝血：纤维蛋白原4.12g/L，活动部分凝血活酶比率1.30，活动度83.7%，T淋巴细胞亚群：CD4淋巴细胞绝对计数39个/μl，T淋巴细胞绝对计数283个/μl；EB病毒、巨细胞病毒、乙肝、丙肝、梅毒血清标志物阴性。颈部超声：双颈部多发异常淋巴结（建议结合临床），双颈部可见多发低回声结节，左侧较大35mm×20mm，右侧较大44mm×21mm，边界，尚清，部分相互融合，皮髓质不清，CDFI示其内及周边可见丰富血流信号。心电图：窦性心律，

Q-T间期延长,r波递增不良($V_1 \sim V_3$),T波改变,胸部CT(图1-27):①双肺感染性病变,纵隔肿大淋巴结伴支气管瘘可能,建议治疗复查;②右侧少量胸腔积液,少量心包积液。腹部超声:①肝回声增粗;②肝脾大。

入院后,完善相关检查,患者肺部CT为典型粟粒性肺结核表现,颈部淋巴结考虑为淋巴结结核,在原有HAART基础上,给予异烟肼、利福布汀、吡嗪酰胺、乙胺丁醇等联合抗结核治疗,患者治疗3天后体温恢复正常,病情明显好转。

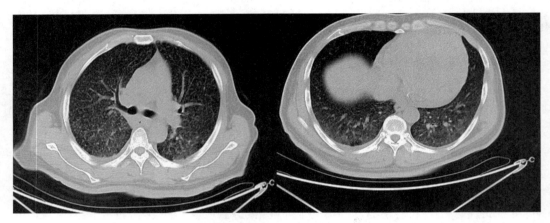

图1-27 肺部CT

注:双侧胸廓对称,气管居中,气管通畅。双肺纹理增多,双肺弥漫分布粟粒结节影,右侧胸腔见弧形液性密度影,心包增厚。双肺门不大,纵隔无移位。气管周围间隙内见多发肿大淋巴结影,并见部分淋巴结内含气体影似与气管相连通

因患者入院后反复出现胸骨后不适感,12月22日行胃镜检查(图1-28):食管炎(真菌可能性大),反流性食管炎(A级),非萎缩性胃炎,幽门螺杆菌尿素酶快速检查(-)。给予氟康唑抗真菌治疗,患者临床症状逐渐好转。

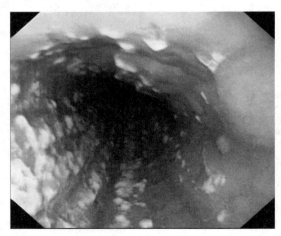

图1-28 胃镜

注:食管黏膜散在"豆渣样"物质附着,齿状线上方见2条长约0.5cm,条形糜烂,相互无融合

六、出院诊断

1. 获得性免疫缺陷综合征并粟粒性肺结核、淋巴结核、真菌性食道炎
2. 胸腔积液
3. 心包积液
4. 电解质紊乱(低钾血症、低钠血症)
5. 低蛋白血症
6. 贫血
7. 反流性食管炎(A级)

七、经验总结

1. 艾滋病患者容易合并结核菌感染 该患者起病表现主要为发热、浅表淋巴结肿大,并无明显呼吸道、消化道症状,在完善检查的过程中明确粟粒性肺结核、真菌性食道炎,虽未进行淋巴结活检,可以推测其淋巴结肿大为结核菌感染可能性大。该病例告诉我们,晚期艾滋病患者可能出现多种机会性感染,部分患者并无相关症状,需要我们临床医生更加仔细的问病史、查体及必要的辅助检查。尤其是呼吸系统、消化系统,以及泌尿生殖系统等常见引起机会性感染的系统。

2. 艾滋病患者容易合并真菌感染 高达40%的获得性免疫缺陷综合征患者可能会出现食管疾病症状。念珠菌性食管炎是食管疾病的主要病因,巨细胞病毒、单纯疱疹、特发性食管溃疡和Kaposi肉瘤亦不少见。如果能进行内镜检查进行确诊固然好,但部分患者没有条件进行内镜检查,如存在明显食道相关症状,可考虑经验性抗真菌治疗。文献报道,不通过内镜亦可诊断念珠菌性食管炎。如果艾滋病患者有吞咽困难,X线显示超过两段食管受累,运动明显减弱,存在典型的"刷状"或"装饰边"征象的食管壁,"卵石征",诊断念珠菌性食管炎的把握较大。

参 考 文 献

[1] Nkuize M, De Wit S, Muls V, et al. The role of upper gastrointestinal endoscopy in the era of modern antiretroviral therapy. Eur J Gastroenterol Hepatol, 2015, 27(12): 1459-1465

[2] Takahashi Y, Nagata N, Shimbo T, et al. Long-Term Trends in Esophageal Candidiasis Prevalence and Associated Risk Factors with or without HIV Infection: Lessons from an Endoscopic Study of 80, 219 Patients. PLoS One, 2015, 10(7): e0133589

[3] Yang GDl, Lu PX, Qin J, et al. Radiologic diagnosis for AIDS patients complicated with candidal esophagitis. Chin Med J(Engl), 2011, 124(7): 965-967

[4] O'Rourke A. Infective oesophagitis: epidemiology, cause, diagnosis and treatment options. Curr Opin Otolaryngol Head Neck Surg, 2015, 23(6): 459-463

病例6　新型隐球菌脑膜炎

一、病例资料

患者，男，44岁，主因"发热、头痛2周"于2017年8月20日入院。

病前曾有同性不洁性行为，无输血及血制品史。无其他慢性病史，无外伤手术史，无中毒史，无药物过敏史。无烟酒嗜好。

缘于2017年8月6日无诱因出现发热，体温最高39℃，伴有畏寒、寒战，有恶心，伴有呕吐，呕吐出胃内容物，呕吐后恶心有所好转。伴有头部胀痛，无头晕、耳鸣、视物模糊，无腹痛、腹泻、咳嗽、咳痰等不适。8月11日患者于当地医院就诊，给予输液治疗（具体不详），效果不佳。8月14日于当地医院就诊，化验提示：血常规：WBC 5.57×10^9/L，N 85.8%，RBC 4.67×10^{12}/L，HGB 135g/L，PLT 138×10^9/L。肝功：TP 66.71g/L，TBil 9.59μmol/L，DBil 3.85μmol/L，ALT 26U/L，AST 45U/L，ALP 65U/L，GGT 17U/L，LDH 223U/L。考虑病毒性脑膜炎可能性大，给予阿昔洛韦、甘露醇、醒脑静治疗，患者恶心、呕吐减轻好转。8月15日患者化验结果回报：HIV抗体阳性，确证试验阳性。患者继续于当地医院输注阿昔洛韦、头孢曲松、甘露醇等药物治疗，上诉症状有所好转，今日患者自觉头部发胀明显，为进一步诊治，急诊以"HIV抗体阳性"收入我科自发病以来，精神尚可，食欲正常，睡眠正常，大小便正常，体重无明显变化。

二、入院查体

T：38℃，HR：84次/分，R：18次/分，BP：116/73mmHg。步入病房，发育正常，营养中等，体型匀称，自动体位，面色晦暗，神志清楚，精神可，查体合作，对答切题。全身皮肤黏膜无黄染。全身浅表淋巴结无肿大及压痛。头颅正常，眼睑无水肿，结膜无充血水肿，巩膜无黄染，双侧瞳孔等大等圆，直径约为3mm，对光灵敏。口唇无发绀及色素沉着，牙龈无红肿疼痛，无出血，伸舌居中，口腔黏膜无异常，扁桃体无肿大，咽部无充血水肿，咽反射正常。颈软，无抵抗，甲状腺正常。胸廓对称无畸形，呼吸运动正常，语颤正常两侧对称，未触及胸膜摩擦感。双肺叩诊呈清音，肺下界活动度正常。未闻及干湿性啰音。语音传导两侧对称。心前区无隆起，心尖冲动正常。未触及震颤，心包摩擦感未触及。心界正常。心率84次/分，律齐，心音正常。各瓣膜听诊区未闻及杂音，心包摩擦音未闻及。腹部平坦，腹壁静脉未见曲张，未见肠形及蠕动波。腹软，无压痛反跳痛，全腹未触及包块。肝剑突下、肋下未触及，脾肋下未触及，肝-颈静脉回流征阴性，胆囊未触及，墨菲氏征（-），双肾未触及。移动性浊音（-），肝上界位于右锁骨中线上平第五肋间，肝区叩击痛（-），双侧肾区叩击痛（-）。肠鸣音正常，3次/分，未闻及振水音及血管杂音。肛门与直肠及生殖器未查。脊柱发育正常，无畸形，生理弯曲存在，活动自如，棘突无叩击痛。四肢无畸形，双下肢无水肿，无下肢静脉曲张。扑翼样震颤阴性。

三、诊断依据

(一)病情特点

1. 青年男性,急性起病,病程 2 周。
2. 病前曾有同性不洁性行为。
3. 主要表现为发热、头痛,伴恶心、呕吐等。
4. 查体　无明显异常。
5. 实验室和辅助检查　明确 HIV 抗体阳性。

(二)诊断思路

患者以发热、头痛起病,伴恶心、呕吐等颅高压症状。结合其 HIV 抗体阳性,考虑艾滋病合并中枢神经系统感染可能性大。中枢神经系统感染包括脑膜炎(脑膜或脊膜的炎症)、大脑炎(中枢神经系统受到细菌侵犯出现的脑部临床表现)、脑炎(中枢神经系统病毒感染引起的脑部临床表现)、脓肿,以及蠕虫感染。中枢神经系统对各种病原体的侵犯有较强的抵抗力,但是脑和脊髓一旦受到感染则后果非常严重。尽快明确中枢神经系统感染的病因显得尤为重要,重点需要考虑:化脓性脑膜炎、结核性脑膜炎、病毒性脑膜炎、真菌性脑膜炎等。主要通过脑脊液化验以鉴别(表 1-1)。

表 1-1　鉴别诊断

病因	压力 (mmH_2O)	白细胞 ($/mm^3$)	蛋白 (g/L)	葡萄糖 (mmol/L)	病原学
正常	80~180	<5 75%为淋巴细胞	0.2~0.45	血糖的75%	
化脓性脑膜炎	增高	100~60 000 中性粒细胞为主	0.5~5	小于血糖的40%	肺炎链球菌、脑膜炎双球菌及流感嗜血杆菌B型
结核性脑膜炎	增高	10~500 早期中性粒细胞为主,后期淋巴细胞为主	0.5~5	可降低 (<2.2)	结核杆菌
真菌性脑膜炎	增高	25~500 淋巴细胞为主	0.5~5	降低 (<2.2)	新型隐球菌、白色念珠菌、烟曲霉、黄曲霉、球孢子菌
病毒性脑膜炎	正常或增高	可轻度增多,单核细胞为主	0.5~2	常正常	肠道病毒感染、流腮病毒、疱疹病毒和腺病毒

四、初步诊断

1. 发热、头痛原因待查：病毒性脑膜炎？化脓性脑膜炎？颅内占位？
2. 获得性免疫缺陷综合征

五、诊治经过

第一阶段：8月20日至11月13日

入院化验结果回报：血常规：WBC 3.46×10^9/L，N 69.8%，RBC 4.87×10^{12}/L，HGB 138.00g/L，PLT 180.00×10^9/L；生化：ALB 38g/L，ALT 11U/L，AST 14U/L，BUN 6.3mmol/L，Cr 55μmol/L，GLU 5.7mmol/L，Na^+ 124mmol/L，铁蛋白 683.50ng/ml；肿瘤标志物均正常；CD8淋巴细胞绝对计数544个/μl、CD4淋巴细胞绝对计数15个/μl、G实验47.3pg/ml。梅毒螺旋体抗体、丙肝抗体阴性，乙肝表面抗原阴性。入院后行腰椎穿刺脑脊液检查，测颅内压 >330mmH_2O，脑脊液常规：颜色无色、透明度清、细胞总数 212×10^6/L、白细胞总数 12×10^6/L、潘迪氏试验阳性；脑脊液生化：氯109.6mmol/L；GLU 1.79mmol/L，PRO 249.4mg/L，脑脊液墨汁染色阳性（图1-29），快速新型隐球菌抗原鉴定阳性（+）。肺部CT：双肺多发病变，考虑感染性病变，真菌感染可能（图1-30）。

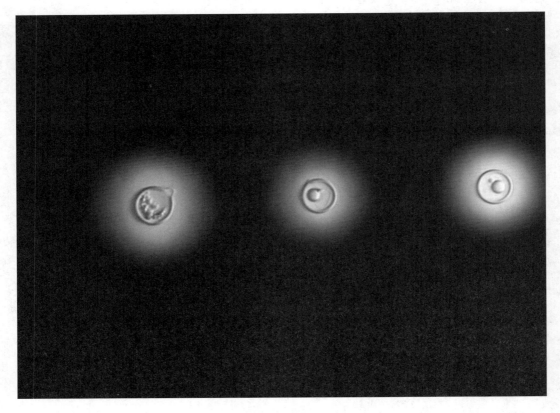

图1-29 脑脊液墨汁染色阳性

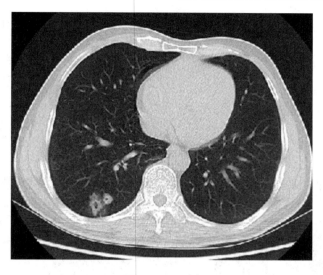

图 1-30 肺部 CT

注：双侧胸廓对称，气管居中，气管通畅。双肺纹理清晰，双肺可见多发斑片影及结节影，右肺下叶部分结节内可见空洞。双肺门不大，纵隔无移位，气管周围间隙内未见明确肿大淋巴结影

考虑获得性免疫缺陷综合征合并隐球菌性脑膜炎、肺部真菌感染，给予两性霉素 B 及氟胞嘧啶抗真菌治疗，甘露醇降颅压；同时纠正电解质紊乱。并定期监测肝肾功能，随后患者头痛症状逐渐缓解，但仍有恶心、呕吐，考虑为两性霉素不良反应所致，给予止吐治疗。2017 年 9 月 5 日复查腰穿提示颅内压稍低，予补液对症治疗，考虑为药物副作用，予地塞米松 2mg 减轻不良反应，两性霉素 B 逐渐加量至 45mg/d。9 月 11 日患者复查腰椎穿刺术，脑脊液压力正常，仍可见隐球菌。此后患者多次复查脑脊液均可见隐球菌。维持两性霉素 B、氟胞嘧啶抗感染治疗。10 月 10 日患者出现发热，体温最高 38.8℃，化验提示巨细胞病毒（CMV）DNA 定量 8.99×10^3 IU/ml，给予更昔洛韦抗病毒治疗。患者体温逐渐降至正常。复查血肌酐升高，考虑更昔洛韦不良反应，给予停用该药物，给予护肾、补液治疗。患者血肌酐逐渐下降，10 月 13 日患者双下肢出现散在皮疹，考虑为过敏反应，给予抗过敏治疗，效果不佳，逐渐出现周身皮疹，皮肤科会诊考虑为过敏，给予西替利嗪、肤痒颗粒对症治疗，停用可疑药物，患者皮疹逐渐消退。10 月 15 日给予膦甲酸钠继续抗病毒治疗。10 月 19 日患者应用两性霉素 B 共 2.233g，疗程达到 8 周，给予停用，改用氟康唑继续抗真菌治疗。考虑患者目前 CD_4^+ T 淋巴细胞较低，根据国内治疗指南，建议尽早 HAART，考虑患者肾功能不全，于 10 月 20 日给予应用洛匹那韦/利托那韦、拉替拉韦联合抗病毒治疗。此后，患者病情稳定，无发热、恶心、呕吐等特殊不适，多次复查腰椎穿刺，提示颅内压正常，脑脊液仍可见隐球菌，肾功能正常。11 月 13 日病情稳定，办理出院。出院后继续口服氟康唑片。

第二阶段：12 月 6 日至 12 月 20 日

12 月 6 日患者为复查再次入院。入院查：颅内压正常，脑脊液生化、常规均正常，涂片未见隐球菌，艾滋病病毒载量检测（cobas）2.35×10^1 IU/ml，CMVDNA 定量 <100IU/ml，CD4 淋巴细胞绝对计数 50 个/μl，GM 实验、G 实验均阴性，钾 3.1mmol/L。血常规：

WBC 4.31×10^9/L，N 66%，RBC 3.00×10^{12}/L，HGB 93.00g/L，PLT 200.00×10^9/L。ESR 26mm/h，PT/PA 10.3秒/119.1%，大小便常规正常。肺部CT（图1-31）：双肺多发病变，考虑感染性病变，真菌感染可能，与2017年11月7日CT比较，局部较前进展。因肺部病变进展，于12月7日行肺组织穿刺活检。病理结果符合肺组织炎性病变，不除外真菌感染（图1-32）。

考虑患者肺部影像学进展，脑脊液隐球菌控制可，将氟康唑换为伏立康唑继续抗真菌治疗。随访中。

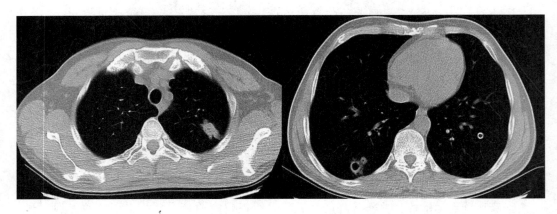

图1-31　12月6日肺部CT

注：双侧胸廓对称，气管居中，气管通畅。双肺可见多发斑片影及结节影，右肺下叶部分结节内可见空洞，较大的直径约2.3cm。双肺门不大，纵隔无移位，气管周围间隙内未见明确肿大淋巴结影。上纵隔气管旁见类圆形气体密度影

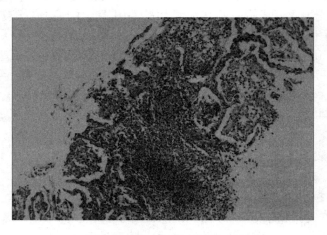

图1-32　肺穿刺活检病理

注：穿刺肺组织内肺泡间隔增宽，肺泡腔内充满大量纤维素样坏死物，伴大量淋巴细胞浸润，细胞碎屑形成。符合肺组织炎性病变，不除外真菌感染。免疫组化：34βE12（-），CK19（-），CK5/6（-），Ki67（-），NapsinA（+），P53（-），P63（-），SP-B（-）。特殊染色：PAS（±），抗酸（-），六胺银染色（±）

六、出院诊断

1. 获得性免疫缺陷综合征合并隐球菌性脑膜炎、肺部真菌感染、巨细胞病毒感染
2. 电解质紊乱（低钠血症、低钾血症）

七、经验总结

新型隐球菌感染通常表现为中枢神经系统感染，表现为脑膜炎或脑膜脑炎，出现典型的发热、头痛等不适。大约64%的新型隐球菌脑膜炎病例发生在艾滋病患者身上。大多数患者均为CD_4^+T淋巴细胞低于100个/μl的人群中，如该患者入院时症状并不典型，且CD_4^+T淋巴细胞计数高，已行HAART治疗1年以上，极易漏诊。故对于临床医生，不应以已有经验来框定思维，应积极完善相应检查，排除可能出现的所有异常。该病例经验如下：

1. 明确诊断艾滋病合并隐球菌脑膜炎，应用两性霉素B联合氟胞嘧啶抗真菌治疗，患者对两性霉素B耐受性较好，疗效确切。文献报道，60%新型隐球菌脑膜炎患者在接受两性霉素B联合氟胞嘧啶治疗14天后脑脊液隐球菌阴转。该患者脑脊液中隐球菌反复阳性，通过3个月的抗真菌治疗，最终隐球菌转阴，提示我们坚持治疗显得尤为重要。文献指出，脑脊液培养定量能够更准确评价隐球菌性脑膜炎治疗方案的疗效。

2. 患者通过系统抗真菌治疗，脑膜炎症状明显缓解；虽无明显呼吸道症状，但患者肺部真菌感染病灶顽固，疗效欠佳。病程中需注意进行鉴别诊断，通过活检可以明确病灶性质。

3. 两性霉素B临床应用中，不良反应多见，部分患者因不能耐受其不良反应而不能很好控制病情。因此，治疗过程中注意监测患者药物不良反应很重要，一旦出现问题，需要综合分析，谨慎做出应对。

参 考 文 献

[1] Shaheen AA, Somayaji R, Myers R, et al. Epidemiology and trends of cryptococcosis in the United States from 2000 to 2007: A population – based study. Int J STD AIDS, 2017, 1: 956462417732649

[2] Wirth F, de Azevedo MI, Pilla C, et al. Relationship between intracranial pressure and antifungal agents levels in the CSF of patients with cryptococcal meningitis. Med Mycol, 2017, doi: 10.1093/mmy/myx054

[3] Brouwer AE, Rajanuwong A, Chierakul W, et al. Combination antifungal therapies for HIV – associated cryptococcal meningitis: a randomised trial. Lancet, 2004, 363(9423): 1764 – 1767

[4] Naik KR, Saroja AO, Doshi DKl. Hospital – based Retrospective Study of Cryptococcal Meningitis in a Large Cohort from India. Ann Indian Acad Neurol, 2017, 20(3): 225 – 228

[5] Villanueva – Lozano H, Trevino – Rangel RJ, Gonzalez GM, et al. Clinical evaluation of the antifungal effect of sertraline in the treatment of cryptococcal meningitis in HIV patients: a single Mexican center experience. Infection, 2018, 46(1): 25 – 30

病例 7　隐孢子虫肠炎

一、病例资料

患者，女，31岁，主因"间断腹泻1个月"于2017年12月1日入院。

否认不洁性行为史，无输血及血制品史。

缘于2017年11月1日因进食辛辣食物后出现腹泻，排黄色稀便，1~2次/日，无发热、腹痛、恶心、呕吐等不适，于当地医院就诊，考虑为"胃肠炎"，予抗感染治疗9天（具体不详）。患者病情无好转，遂于市医院进一步治疗，入院后发现患者存在低钾血症，予左氧氟沙星抗感染、蒙脱石止泻及补钾、营养支持治疗，患者腹泻加重，3~4次/日，为黄色稀便，伴有恶心、食欲缺乏，间断出现呕吐，呕出胃内容物，伴有消瘦，治疗10余天，效果不佳，患者自行出院。患者腹泻继续加重，平均腹泻10余次/日，为黄色稀便，无黏液脓血。11月23日于我院门诊就诊，行化验提示HIV抗体初筛阳性，12月1日HIV抗体确诊试验阳性，为进一步诊治，门诊以"艾滋病合并腹泻"收入我科。病后精神食欲差，睡眠不佳，体重明显下降。

二、入院查体

T:35.6℃，HR:81次/分，R:20次/分，BP:114/85mmHg，身高:155cm，体重:42kg，BMI:17.48kg/m^2。发育正常，营养不良，体型偏瘦，自动体位，面色晦暗，表情自然，神志清楚，精神尚可，步态正常，查体合作，对答切题。全身皮肤无黄染，肝掌阴性，未见蜘蛛痣。全身浅表淋巴结无肿大。口唇无发绀及色素沉着，牙龈无红肿疼痛，无出血，伸舌居中，舌苔厚，口腔黏膜可见大片白斑，扁桃体无肿大，咽部无充血水肿，咽反射正常。颈软，无抵抗，未见颈静脉怒张。呼吸运动正常，语颤正常两侧对称，未触及胸膜摩擦感。双肺叩诊呈清音，肺下界活动度正常。未闻及干湿性啰音。心率81次/分，律齐，心音正常。各瓣膜听诊区未闻及杂音，心包摩擦音未闻及。腹部平坦，腹壁静脉未见曲张，未见肠形及蠕动波。腹软，无压痛反跳痛，全腹未触及包块。肝剑突下、肋下未触及，脾肋下未触及，肝-颈静脉回流征阴性，胆囊未触及，墨菲氏征（-），双肾未触及。移动性浊音（-），肝上界位于右锁骨中线上平第五肋间，肝区叩击痛（-），双侧肾区叩击痛（-）。肠鸣音活跃，10次/分，未闻及振水音及血管杂音。肛门与直肠及生殖器未查。双下肢无水肿。

三、诊断依据

（一）病情特点

1. 青年女性，起病隐匿。
2. 否认不洁性行为、输血史。
3. 主要表现为腹泻。
4. 查体　消瘦，营养不良，肠鸣音活跃，10次/分。

5. 实验室和辅助检查　提示 HIV 确认试验阳性。

(二)诊断思路

1. 腹泻的定义　急性发病、每日大便 3 次以上、粪便稀软、24 小时粪便重量超过 200g;或每日粪便虽小于 200g,但便次多于 3 次,并伴有肛门周围不适、里急后重或大便失禁者。如每日大便超过 6 次,则认为是较重病例。成人腹泻病程一般在 2 周之内,常为自限性。根据病程≤2 周或＞2 个月分为急性及慢性腹泻。

2. 腹泻病的临床诊断(图 1-33)

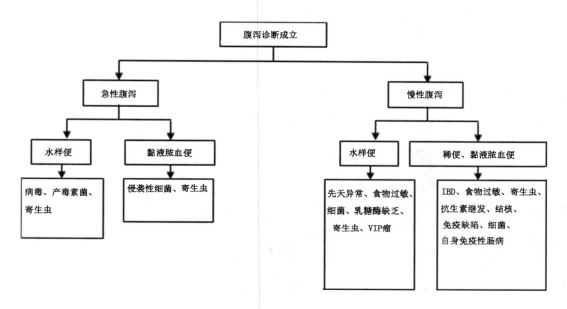

图 1-33　腹泻病的诊断思路

3. 完整的腹泻诊断应包括腹泻的诊断、腹泻并发症(水、电解质、酸碱失衡的性质和程度)的诊断、腹泻病因及病原的诊断、系统疾病及营养发育状态的诊断。

四、初步诊断

1. 慢性腹泻原因待查:感染性？炎症性肠病？
2. 获得性免疫缺陷综合征

五、诊治经过

入院查血常规:WBC 7.49×10^9/L,N 88.84%,RBC 4.08×10^{12}/L,HGB 117.00g/L, PLT 193.00×10^9/L;生化:TP 53g/L, ALB 29g/L, ALT 23U/L, AST 44U/L, CHE 3680U/L, LDH 366U/L, CK 59U/L, GLU 6.7mmol/L, Fe 6.0μmol/L, BUN 7.1mmol/L, Cr 56μmol/L, UA 264μmol/L, Na^+ 116mmol/L, K^+ 1.2mmol/L;乙肝病毒标志物均阴性;丙肝抗体阴性;凝血功能正常;铁蛋白 285.00ng/ml;EBV DNA ＜100IU/ml, CMV DNA 1.27×10^3IU/ml,艾滋病病毒载量检测(cobas)4.62×10^5IU/ml,CD8 淋巴细胞绝对计数 297 个/μl、CD4 淋巴细胞绝对计数 10 个/μl。口腔黏膜涂片可见真菌孢子及菌丝,

大便可见隐孢子虫(图1-34)，血及大便培养为鼠伤寒沙门菌(头孢曲松、美罗培南、氨曲南、磷霉素等敏感，左氧氟沙星、阿米卡星、复方新诺明及头孢呋辛等耐药)，大便普通真菌培养为白色念珠菌，胸片未见异常，超声：①肝实质弥漫性损害；②胆囊多发息肉样病变、胆囊炎性改变(请结合临床)；③腹腔内肠管扩张(考虑肠梗阻可能)。肠镜：升结肠黏膜病变取活检，直肠黏膜病变取活检。病理：①(回盲部)大肠黏膜中度慢性活动性炎，伴坏死及肉芽组织增生；②(直肠)大肠黏膜中度慢性活动性炎，伴肌纤维组织内淋巴细胞增生；不除外溃疡性结肠炎。

入院后给予头孢曲松抗细菌感染、复方磺胺甲恶唑预防PCP、氟康唑抗真菌、膦甲酸钠抗巨细胞病毒、静脉补钾补钠、调节肠道菌群、蒙脱石止泻、保肝、降酶等综合治疗。患者病情稳定后开始联合抗HIV治疗；患者腹泻症状缓解，连续查大便未见致病菌生长，电解质水平较入院时明显好转，肝功好转，一般情况明显好转，体温正常并维持稳定，治疗38天后病情好转办理出院。

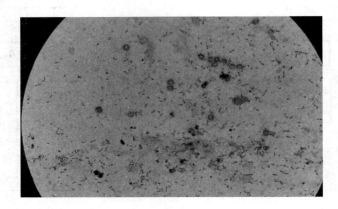

图1-34 大便隐孢子虫

六、出院诊断

1. 获得性免疫缺陷综合征并肠道感染(隐孢子虫肠炎、鼠伤寒沙门菌感染、白色念珠菌感染)
2. 血流感染(鼠伤寒沙门菌)
3. 电解质紊乱(低钾低钠血症)
4. 巨细胞病毒感染
5. 口腔真菌感染

七、经验总结

隐孢子虫病是寄生于人体小肠的隐孢子虫引起的以腹泻为主要临床特点的人兽共患寄生虫病。自1976年国外正式报道首例患者以来，文献报道表明本病并不少见，特别是获得性免疫缺陷综合征患者并发本病甚多。由隐孢子虫引起的腹泻，在美国的艾滋病患者中占15%，在非洲和海地可高达50%，并且可以从一些无腹泻症状的艾滋病患者的大便中分离到隐孢子虫。值得一提的是，隐孢子虫除了可引起急性胃肠炎和慢性腹泻外，还可有肠外表现。在免疫功能缺陷的患者中,偶有发生呼吸道感染、胆囊炎,曾有报道1例艾滋病患者同时感染隐孢子虫和巨细胞病毒时,造成硬化性胆管炎。对于本例患者,我们有以下经验:

1. 以反复腹泻起病的患者,尽管患者否认相关流行病学史,需进行艾滋病筛查。
2. 艾滋病引起的腹泻可能存在多种病原菌感染,如:细菌、真菌、寄生虫等,临床上需反复、多次留取合格的大便标本,以提高病原体检出率。并且,反复肠道感染可能进一步导致血流感染,即使患者无明显发热,建议应用抗生素前同步抽取合格的血培养标本。
3. 针对所检出的病原菌进行治疗的过程中需注意药物间相互作用,必要时间隔用药。
4. 腹泻患者常引起水、电解质、酸碱平衡紊乱。本例患者入院时为严重低钾低钠血症,患者本身并未出现严重低钾低钠导致的相关症状,考虑与其逐渐丢失、缓慢下降,机体耐受有关。补充电解质过程需严密监测患者病情变化,尤其心电监护,并每4~6小时复查静脉血电解质,按低钾低钠诊疗规范逐渐纠正。

参 考 文 献

[1] 聂青和. 感染性腹泻病(第2版). 北京:人民卫生出版社,2011
[2] 王利磊,闫歌. 人体隐孢子虫病流行病学及临床研究进展. 中国病原微生物学杂志,2008,3(12):953 – 955
[3] Assefa S, Erko B, Medhin G, et al. Intestinal parasitic infections in relation to HIV/AIDS status, diarrhea and CD4 T – cell count. BMC Infec Dis, 2009, 9:155
[4] Eshetu T, Sibhatu G, Megiso M, et al. Intestinal Parasitosis and Their Associated Factors among People Living with HIV at University of Gondar Hospital, Northwest – Ethiopia. Ethiop J Health Sci, 2017, 27(4):411 – 420
[5] Shimelis T, Tassachew Y, Lambiyo T. Cryptosporidium and other intestinal parasitic infections among HIV patients in southern Ethiopia:significance of improved HIV – related care. Parasit Vectors, 2016, 9(1):270

病例 8 肺结核

一、病例资料

患者,男,38岁,因"间断咳嗽、发热3个月余"于2015年4月22日入院。

既往男男性行为史3年余。病前无输血及静脉注射吸毒史,否认食物、药物过敏史。

缘于2015年1月8日患者出现发热,未测体温,口服"达菲"效果不佳,1月20日外院查肺CT提示左下肺炎,左肺门及纵隔淋巴结肿大,应用头孢西丁、依替米星等效果不佳,间断发热约20天,1月28日应用头孢哌酮钠舒巴坦钠联合莫西沙星抗感染治疗后患者症状减轻,未再发热。2015年2月6日当地疾病防控中心确认报告:HIV – 1抗体阳性。我院门诊化验CD4淋巴细胞计数38/μl,艾滋病病毒载量检测阳性,肺CT考虑左肺下叶感染性病变可能。2015年2月15日予口服复方新诺明及口服"替诺福韦、拉米夫定、依非韦伦"抗病毒治疗。2月21患者出现发热,低热,伴咳嗽、头痛,咳嗽少量白痰,2月23日首次入院,诊断为:①艾滋病;②肺部感染;③慢性直肠炎;④EB病毒感染;⑤肝损害。应用美罗培南联合左氧氟沙星抗感染治疗,患者体温恢复正常,复查肺部CT提示好转出院。出院后患者13日夜间再次出现咳嗽,伴咳少量白痰,痰中带血,初未予重视,近2日加重,20日发热至38℃,自行降至正常,未再发热,仍咳嗽。2015年4月21日我院肺CT(图1-35):考虑肺部病变较前稍进展。门诊以"艾滋病合并肺炎"收住院。自上次出院以来,精神尚可,食欲正常,睡眠正常,大小便正常,体重未测。

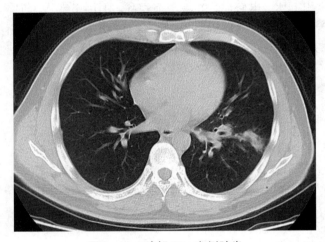

图1-35 肺部CT:左侧肺炎

二、入院查体

T:36.8℃,HR:78次/分,R:19次/分,BP:126/78mmHg。神志清楚,应答切题。全身皮肤未见皮疹,皮肤、巩膜无黄染,皮肤未见淤点、淤斑。全身浅表淋巴结未触及肿大。口腔黏膜光滑,咽部无充血,双侧扁桃体无肿大。双肺呼吸音粗,未闻及干湿性啰音。心脏听诊无异常。腹平、软,无压痛、反跳痛,肝肋下未触及,莫菲氏征阴性,脾左肋下未触及,肝上界位于右锁骨中线第五肋间,肝、脾、双肾区无叩痛,肠鸣音4次/分。双下肢无水肿。生理反射存在,病理征未引出。

三、诊断依据

(一)病情特点

1. 青年男性,起病急,病程长。
2. 既往有男男性行为史3年余。
3. 主要表现为反复咳嗽伴发热,低热为主。
4. 查体 无明确异常发现。
5. 实验室和辅助检查 HIV-1抗体确认试验阳性。肺部CT提示肺炎。

(二)诊断思路

患者艾滋病合并肺炎诊断明确。但肺炎反复抗生素治疗仍在进展,此次入院主要问题是肺炎的诊断和治疗。而肺炎的病因是最主要的问题,病原包括细菌(包括结核杆菌)、真菌、病毒等,需要检查明确。

四、初步诊断

艾滋病合并肺炎

五、诊治经过

患者入院后体温最高38.2℃,无寒战,无大汗,伴阵发性咳嗽,咳少量白黏痰,无黄脓痰及恶臭痰,无铁锈色痰,无胸闷、气短,无心悸及胸闷。2014年4月23日化验血WBC $7.84×10^9$/L,N 66.8%,HGB 134.00g/L,PLT $223.00×10^9$/L。肝功、肾功正常。CRP 62.9mg/L。ESR 33mm/h。PCT 0.076ng/ml。CD8淋巴细胞绝对计数830个/μl、CD4淋巴细胞绝对计数40个/μl。尿便常规正常。根据肺部感染史,予以阿米卡星+左氧氟沙星联合抗感染治疗,口服复方新诺明预防PCP及口服"替诺福韦、拉米夫定、依非韦伦"抗病毒治疗。

4月30日复查肺CT:①左肺多发斑片状及结节状高密度影,与2015年4月21日CT相比,较前略进展,多考虑炎症,建议治疗后复查;②左肺门增大,纵隔淋巴结肿大,考虑感染性病变可能,不除外肺癌,建议密切随访,必要时活检。

患者未再发热,仍有咳嗽、咳痰。5月20日复查胸部CT肺部炎症仍无好转。5月25日停用抗生素。患者咳嗽、咳痰症状仍无好转。5月30日给予头孢哌酮舒巴钠坦治疗。6月4日间断咳出带暗红色血块痰液,量不多,体温最高37.5℃。再次复查胸部CT提示病变仍在进展。查结核感染T细胞检测:阳性。6月10日行支气管镜检查意见:左主支气管及下叶基底段较多柔软坏死物,性质不明,局部肺组织有阻塞性炎症改变,不除外结核性淋巴支气管瘘(图1-36)。吸出痰液抗酸染色阳性。支气管附着物病理诊断:支气管黏膜鳞状上皮化生,间质炎性肉芽组织形成。诊断肺结核明确。给予盐酸乙胺丁醇片、吡嗪酰胺片、利福喷丁胶囊、异烟肼片联合抗结核四联治疗。

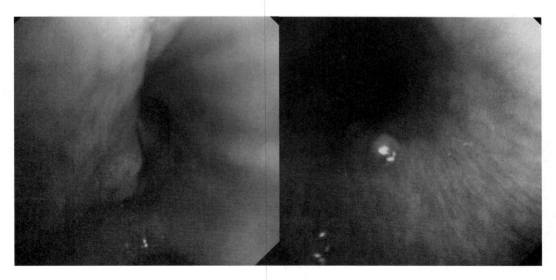

图1-36 支气管镜图像

患者病情逐渐好转，症状消失，3个月后复查肺部病灶基本吸收。

六、出院诊断

艾滋病合并支气管肺结核

七、经验总结

1. 结核在艾滋病患者是常见的并发症。艾滋病患者免疫功能受损严重时容易继发结核菌感染，而且发病部位可以发生在肺部的任何部位，非典型表现，临床医生应意识到这一点。本例患者长期未明确结核，与医生意识不够有很大的关系。

2. 结核筛查。所有 HIV/AIDS 患者一旦确诊，一定要筛查是否感染结核，反之，所有结核患者也应筛查是否感染 HIV。PPD 试验或结核 γ 干扰素释放试验是必须筛查的检查项目，虽然阳性率受到多种因素影响，一旦阳性对诊断可能有很大帮助。

3. 重视痰液抗酸染色的筛查。一旦怀疑，要及时检查，反复检查提高阳性率，以便早期诊断。

参 考 文 献

[1] 马大庆，赵大伟，潘克梫. 免疫损害患者肺结核的影像诊断. 中华放射学杂志，2000，34(9)：18-21

[2] 袁静，余卫业，胡毅文，等. 23例艾滋病合并结核病患者的临床特点. 中华结核和呼吸杂志，2004，27(11)：47-50

[3] 朱文科，陆普选，余卫业，等. 艾滋病合并肺结核的CT表现与CD4T淋巴细胞的关系. 中国医学影像学杂志，2007，15(4)：256-259

[4] 孟祥，高剑波，赵青霞，等. 艾滋病合并肺结核的影像学研究. 中国医学影像技术，2008，24(6)：900-904

[5] 傅满娇，王慧，肖钢. 艾滋病合并肺结核临床分析. 中国现代医学杂志，2010，20(3)：445-447

[6] Zhang YZ, Li HJ, Cheng JL, et al. Computed tomographic demonstrations of HIV seropositive pulmonary tuberculosis and their relationship with CD_4^+ T-lymphocyte count. ChinMed J, 2011, 124(5): 693-698

[7] De Albuquerque YM, Lima AL, Brandao e Silva AC, et al. Chest radiographic findings in patients with HIV/AIDS and pulmonary tuberculosis. Int J STD AIDS, 2013, 24(12): 951-956

病例9 播散性结核

一、病例资料

患者，男，43岁，因"间断发热3个月，发现肝占位1个月"于2017年12月27日入院。既往于2017年8月24日行直肠息肉治疗术，无其他病史，否认不洁性行为史。

缘于2017年9月初无明显诱因出现发热，体温最高达39℃，伴有咳嗽、无咳痰、无腹痛、腹泻，无恶心、呕吐，无寒战等不适。就诊于通辽市某医院予以抗感染治疗4天，发热症状未见明显缓解，随后住院治疗就诊于通辽市疾控中心查HIV抗体阳性，HIV病毒定量163copies/ml。诊断"艾滋病合并肺部感染"，给予抗感染及对症治疗后，体温逐渐恢复正常后出院。出院后当地疾控中心开始抗病毒治疗。2017年10月初及2017年11月先后两次出现发热,予以左氧氟沙星联合头孢抗感染治疗后体温降至正常。2017年12月初患者发现右侧颈部肿痛,自行口服头孢抗感染对症治疗,上述不适好转。2017年12月6号因腹胀行腹部MRI提示:肝脏、脾脏、肾脏多发占位(图1-37),未予以进一步诊治。病程中无腹痛、腹胀、恶心、呕吐、无寒战、盗汗、消瘦等不适主诉。为进一步诊疗来院。门诊以"①艾滋病;②肝占位性病变"收住院。自发病以来,精神尚可,食欲正常,睡眠正常,大小便正常,体重下降2.5kg。

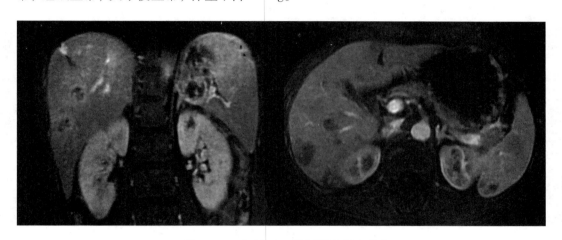

图1-37 腹部MR:肝脾肾多发占位

二、入院查体

T:36.8℃,HR:98次/分,R:18次/分,BP:139/89mmHg。营养中等,步入病房,自动体位,查体合作。神志清楚,精神尚可,应答切题,定向力、记忆力、计算力正常。皮肤、巩膜无黄染,未见皮疹,未见淤点、淤斑,肝掌阴性,未见蜘蛛痣。右侧颈部可触及2.5cm×1.5cm肿大包块,活动稍受限,无触痛,其他浅表淋巴结未扪及肿大。心脏未见异常,双肺叩诊呈清音,双肺呼吸音清晰,未闻及干湿啰音及胸膜摩擦音。腹部平,未见腹壁静脉曲张,全腹软,无压痛、反跳痛,肝右肋下未及,剑突下未及,莫菲氏征阴性,脾左肋下未及,肝上界位于右锁骨中线第五肋间,肝、脾、双肾区无叩痛,移动性浊音阴性,肠鸣音4次/分。双下肢无水肿。生理反射存在,病理征未引出。

三、诊断依据

(一)病情特点

1. 青年男性,起病隐匿,病程长。
2. 流行病学史无特殊。
3. 主要表现为间断发热,伴咳嗽,抗感染治疗有效。
4. 查体 发现右侧颈部可触及2.5cm×1.5cm肿大包块,活动稍受限,无触痛。其他无确切异常。
5. 实验室和辅助检查 腹部MRI提示:肝脏、脾脏、肾脏多发占位。

(二)诊断思路

患者艾滋病诊断明确,反复发热、咳嗽,抗感染治疗有效,但疗效不巩固,查体发现颈部包块,腹部 MR 提示肝脏、脾脏、肾脏多发占位,患者发热不明显,应重点考虑肿瘤性病变,如淋巴瘤,可行组织活检明确诊断。感染性疾病也不能完全除外,但患者一般情况尚好,不支持点多。

四、初步诊断

获得性免疫缺陷综合征合并淋巴瘤?感染性疾病?

五、诊治经过

入院后辅助检查:艾滋病病毒载量 $2.10×10^2$ IU/ml;CD4 淋巴细胞绝对计数 256 个/μl。血常规:WBC $4.66×10^9$/L,N 64.20%,HGB 122.00g/L,PLT $270.00×10^9$/L。肝功 ALB 40g/L,TBIL 4.4μmol/L,ALT 54U/L,AST 41U/L,GGT 249U/L,ALP 245U/L,CHE 7184U/L。CRP 12.4mg/L。PCT 0.06ng/ml;ESR 15.00mm/h。PTA 152.9%。结核抗体阴性。乙肝、丙肝、巨细胞病毒、EB 病毒病标志物阴性。梅毒螺旋体抗体阴性、G 试验、GM 试验阴性。尿便常规正常。肺 CT:①右肺上叶炎症可能,建议治疗后复查,除外占位;②左肺上叶多发小结节。腹部超声:①肝回声增粗(肝实质损害结合临床);②肝多发稍低回声(建议结合增强影像学检查必要时穿刺活检);③肝多发稍高回声(结合病史考虑血管瘤)。心电图:窦性心律不齐。腹部 MR:①肝脏、脾脏及双肾多发异常信号,考虑感染性病变,请结合临床;②肝脏多发血管瘤;③腹膜后淋巴结增大。

入院后在 B 超引导下行颈部肿块穿刺及肝组织穿刺活检(图1-38)。颈部引流液抗酸染色阳性。颈部病灶穿刺脓液 PCR 提示结核分枝杆菌阳性。肝组织病理(图1-39):抗酸染色阳性,炎性坏死肉芽肿性炎,考虑肝结核。同时 PPD 皮试阳性。诊断为:艾滋病合并颈部冷脓肿、肝结核、脾结核、肾结核、肺结核。入院后自服抗病毒治疗,行吡嗪酰胺片、异烟肼片、盐酸乙胺丁醇片、利福布汀胶囊联合抗结核感染,患者无明显不适,好转出院。

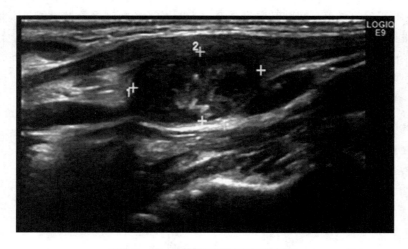

图1-38 颈部超声提示皮下脓肿

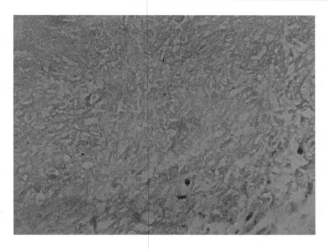

图 1-39　肝组织抗酸染色：可见少量抗酸杆菌

六、出院诊断

艾滋病合并颈部冷脓肿、肝结核、脾结核、肾结核、肺结核

七、经验总结

1. 误诊原因　临床医生对艾滋病合并结核是常见病认识不足，长期未得到有效治疗导致结核播散。

2. 艾滋病合并结核时临床特征可能不突出。该患者结核全身播散而无典型症状，这也是艾滋病合并结核的特点之一，临床医生应提高认识。

3. 凡是艾滋病患者必须筛查是否感染结核杆菌，同样凡是结核患者同样也要筛查是否感染 HIV。

参 考 文 献

[1] 李雪芹，贾翠宇，赵大伟. AIDS 并发肺部播散性结核伴食管瘘一例. 放射学实践，2012，27（9）：1032-1033
[2] 袁春旺，赵大伟，陈枫，等. AIDS 合并播散性结核的影像学表现. 临床放射学杂志，2007，26（3）：255-258

第十六节　狂犬病

一、病例资料

患者，男，64 岁，主因"发热、畏光、恐水 1 天"于 2015 年 10 月 6 日入院。

发病前 2 个月有狗咬史，未注射狂犬病疫苗及免疫球蛋白。否认肝炎等传染病史，否认"高血压"等病史，否认手术史，否认输血史，否认药物、食物过敏史，预防接种史不详。否认烟酒嗜好。

患者缘于2015年10月5日无明显诱因出现发热、畏光，继之出现恐水，之后未再饮水及进食，伴腹部不适，未测体温，无恶心、呕吐等不适，上述症状逐渐加重，并出现烦躁、皮肤不适感。10月6日为进一步诊治到我院，急诊以"狂犬病"收入我科。自发病以来，精神欠佳，食欲差，睡眠差，大小便正常，体重无明显变化。

二、入院查体

T：38.2℃，HR：120次/分，R：22次/分，BP：142/94mmHg。发育正常，营养良好，体型匀称，自动体位，表情不安，神志清楚，精神欠佳，步态正常，查体合作，语言正常，声音洪亮，对答切题。全身皮肤黏膜无黄染、出血点及皮疹，未见皮下出血点，无皮下结节。全身浅表淋巴结无肿大及压痛。头颅正常，眼睑无水肿，结膜无充血水肿，巩膜无黄染，双侧瞳孔等大等圆，直径约为3mm，对光灵敏，视力粗测正常。口腔无异味，口唇无发绀、疱疹、皲裂、溃疡及色素沉着，牙龈无红肿疼痛，无溢脓，无出血，舌体运动灵活，口腔黏膜无异常，扁桃体无肿大，软腭正常，咽部无充血，咽反射正常。颈软，无抵抗，甲状腺正常。胸廓对称无畸形，肺脏呼吸音清，语颤正常两侧对称，未触及胸膜摩擦感。双肺叩诊呈清音，肺下界活动度正常。双肺未闻及啰音。语音传导两侧对称。心前区无隆起，心尖冲动正常。未触及震颤，心包摩擦感未触及。心界正常。心率120次/分，律齐，心音正常。各瓣膜听诊区未闻及杂音，心包摩擦音未闻及。腹部平坦，腹壁静脉未见曲张，未见肠形及蠕动波。腹软，无压痛反跳痛，全腹未触及包块。肝脾肋下未触及，肝－颈静脉回流征阴性，胆囊未触及明显异常，墨菲氏征（-），双肾未触及。移动性浊音（-），肝上界位于右锁骨中线上平第五肋间，肝区叩击痛（-），双侧肾区叩击痛（-）。肠鸣音正常，4次/分，未闻及振水音及血管杂音。浅感觉正常，深感觉正常，浅反射正常，肱二头肌反射正常，跟腱反射正常，生理反射存在，病理反射未引出。

三、诊断依据

（一）病情特点

1. 老年男性，急性起病，病程1天。
2. 发病前2个月有狗咬史，未注射狂犬病疫苗及免疫球蛋白。
3. 主要表现为发热、畏光、恐水、皮肤感觉异常、烦躁。
4. 查体　见表情不安、精神欠佳，其他无明确异常。

（二）诊断思路

该患者病前有明确狗咬史，但未行狂犬病疫苗及狂犬病免疫球蛋白预防，临床表现为发热、皮肤感觉异常、发燥、恐水，狂犬病诊断成立，完善血常规、狂犬病抗原及PCR检测明确。当仍需与破伤风杆菌感染鉴别，后者可表现为发热、畏寒、喝水后呛咳导致恐水，发病前有外伤史，但患者外伤为闭合性，且该病伴有肌张力增高表现，且无明显烦躁表现，考虑该诊断可能性小。

四、初步诊断

狂犬病

五、诊治经过

入院后辅助诊断结果：血常规：WBC 15.91×10^9/L，N 86.10%，HGB 158.00g/L，PLT 258.00×10^9/L。ESR 4mm/h。生化检查：ALT 42U/L，AST 75U/L，GGT 108U/L，LDH 392U/L，BUN 10.2mmol/L，CK 2334U/L，Na 128mmol/L，其他正常。单纯疱疹病毒抗体、EBV 抗体、CMV 抗体均阴性；甲状腺功能基本正常；HBsAg、抗-HCV、TPHA、抗-HIV 均阴性；布氏杆菌凝集试验阴性；肿瘤标志物无异常；狂犬病抗原检查阳性。诊断为：①狂犬病；②低钠血症。患者入院后烦躁症状逐渐加重，伴出现阵发性抽搐，给予镇静及对症支持治疗效果欠佳。患者病情无明显好转，住院第3天突然呼吸心搏骤停死亡。

六、死亡诊断

1. 狂犬病
2. 低钠血症

七、经验总结

1. 狂犬病是目前病死率最高的传染病。该疾病是由狂犬病毒引起的以侵犯中枢神经系统为主急性人兽传染病。温血动物均可感染狂犬病病毒，并在动物之间通过受感染的分泌物，主要是由带病毒唾液来传播。人狂犬病通常由病犬咬伤所致。临床主要表现为特有的恐水怕风、恐惧不安、流涎、咽喉肌痉挛、进行性瘫痪等，恐水是常见症状，故本病也称作恐水病。狂犬病一旦发病，病情凶险，进展迅速，病死率达100%，目前尚无特异药物可进入神经细胞内灭活病毒并防止其扩散。

2. 典型狂犬病患者外周血白细胞可明显升高。狂犬病属于病毒感染性疾病，但外周血白细胞总数表现为轻度、中度升高，可达(20~30)×10^9/L，分类以中性粒细胞为主，临床医生应熟悉本特点，避免误诊为细菌感染。

3. 狂犬病重在预防。一旦被可疑携带狂犬病病毒动物抓咬伤后，第一时间进行伤口清洗、消毒是减少发病重要环节，及时规范注射狂犬疫苗及狂犬病免疫球蛋白是进一步有效预防狂犬病的最后一道防线。

参 考 文 献

[1] 刘淑清，王茜，李艳荣，等．肥皂水对狂犬病病毒灭活作用的研究．中华实验和临床病毒学杂志，2017，(3)：227-231

[2] 李泽盛，刘爱林，谭荣荣，等．狂犬病研究进展．中国畜牧兽医，2010，(7)：189-191

[3] 周航，李昱，陈瑞丰，等．狂犬病预防控制技术指南(2016版)．中华流行病学杂志，2016，(2)：139-163

[4] 路静，伊正君，付玉荣．狂犬病病毒核酸诊断技术研究进展．医学研究生学报，2015，(12)：1310-1315

[5] 单凯，李海军，郭伟．狂犬病的诊治及分析．中华急诊医学杂志，2015，(11)：1279-1280

[6] 张晓蕊，武治国，张文生．中国狂犬病疫苗不良反应发生率 Meta 分析．中华流行病学杂志，2017，

[7] 刘淑清,陶晓燕,于鹏程,等. 中国2015年狂犬病流行特征分析. 中华实验和临床病毒学杂志,2016,(6):537-540
[8] Pfrimmer D. Rabies in humans. The Journal of continuing education in nursing, 2008, 39(7):294-295

第十七节　发热伴血小板减少综合征

一、病例资料

患者,女,53岁,主因"发热、乏力、食欲缺乏5天余,腹泻1天"于2010年9月10日入院。

发病1周前采茶时有被"蜱虫叮咬"史,近期无外地旅游史,无在外不洁饮食史。既往体健,否认肝炎、伤寒、结核病史,无其他慢性病史,无外伤手术史,无中毒史,无药物过敏史。无烟酒嗜好。

缘于2010年9月5日无明显诱因出现发热、乏力、食欲缺乏症状伴全身酸痛、恶心、干呕及轻微干咳不适,最高体温38~39℃,无反酸、流涎、嗳气、腹痛、心悸、憋喘、咯血、尿频、尿急、腹泻、腹痛、呕血症状,在当地私人诊所诊断"上感"并给予"退热、对症治疗"(具体用药不详)后体温下降,停药后复发,9月9日入住当地人民医院血常规:WBC 3.65×10^9/L,GR 65.24%,LY 32.94%,RBC 4.36×10^{12}/L,HGB 135g/L,PLT 46×10^9/L。血生化:AST 65U/L,CK 237U/L,LDH 387U/L,CK-MB 38U/L,血糖及肾功能正常。诊断"人粒细胞无形体病",给予"多西环素、氟罗沙星"抗感染、护肝等对症治疗,9日解黄绿色水样便3次伴全腹不适,无呕血、黑便、腹痛、腹胀,10日大便常规:黄绿、半液状,RBC(-),WBC(+)/HP,复查血常规:WBC 2.09×10^9/L,GR 69.84%,LY 27.34%,RBC 4.01×10^{12}/L,HGB 120.0g/L,PLT 32.0×10^9/L。给予"粒细胞刺激因子"治疗并建议患者转院,今患者急来我院就诊,门诊以"发热伴血小板减少综合征待排"收入院,患病以来小便正常,体重无明显下降。

二、入院查体

T:38.5℃,HR:78次/分,R:20次/分,BP:100/70mmHg。发育正常,营养中等,神志清醒,精神差,自动体位,查体合作,全身皮肤无黄染,右后臂可见一虫咬伤瘢痕(图1-40),愈合情况一般,全身皮肤未见出血点,浅表淋巴结未触及肿大,头颅无畸形,眼睑无水肿,睑结膜稍显充血,巩膜无黄染,双侧瞳孔等大等圆,对光反射灵敏。耳郭无畸形,外耳道无脓性分泌物,乳突区无压痛。鼻无畸形,双侧鼻腔通气良好,鼻旁窦区无压痛。口唇无发绀,口腔黏膜无溃疡,咽部无充血,两侧扁桃体无肿大。颈软,颈静脉无怒张,气管居中,甲状腺无肿大。胸廓对称无畸形,双肺呼吸运动度一致,叩诊呈清音,双肺呼吸音粗,听诊双肺未闻及干湿性啰音,心前区无隆起及抬举性心尖冲动,心浊音界正常,心率78次/分,节律齐,各瓣膜听诊区未闻及病理性杂音。腹部平坦、软,未见腹壁静脉曲张,中上腹部轻微压痛,余全腹无压痛、反跳痛,肝、脾肋缘下未触及,肝上界位于右锁骨中线第五肋间,移动性浊音(-),肠鸣音6次/分。肛门及外生殖器未查。脊柱生理弯曲存在,四肢关节无红肿及畸形,活动自如,双下肢无明显水肿,颈软,四肢肌力肌张力正常,两侧肱二头肌、肱三头肌及膝、跟腱反射正常存在,双侧巴宾斯基征(-),双侧凯尔尼格征(-),扑翼样震颤阴性。

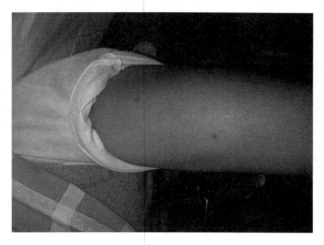

图1-40 蜱虫咬伤

三、诊断依据

(一)病情特点

1. 中年女性,急性起病,病程5天。

2. 流行病学 发病1周前采茶时有被"蜱虫叮咬"史,采茶后右后臂抓一茶蜱,居住地区有类似患者,无相似患者密切接触史。

3. 主要表现为发热、乏力、食欲缺乏5天余,腹泻1天。

4. 查体 T:38.5℃,神志清晰,精神差,全身皮肤无黄染,右后臂可见一虫咬伤瘢痕,愈合情况一般,全身皮肤未见出血点,浅表淋巴结未触及肿大,双肺呼吸音粗,听诊双肺未闻及干湿性啰音,腹平软,中上腹部压痛阳性,无反跳痛,肝、脾肋缘下未触及,双下肢无明显水肿,神经系统未及异常。

5. 实验室和辅助检查 血常规提示白细胞及血小板水平下降,AST、CK、LDH水平升高。

(二)诊断思路

该患者属于发热原因待查病例,有蜱虫叮咬史,诊断思路分析如下:

1. 发热伴血小板减少综合征 为新型布尼亚病毒感染所致感染性疾病。经蜱虫叮咬传播,此类疾病以发热伴白细胞、血小板减少和多脏器功能损害为主要特点,其临床表现主要为全身不适、乏力、头痛、肌肉酸痛,以及恶心、呕吐、厌食、腹泻等,可伴有心肝肾等多脏器功能损害。患者曾被蜱虫叮咬,具备发热、白细胞、血小板减少特点,可行PCR检测发热伴血小板减少综合征病毒核酸以明确诊断。

2. 人粒细胞无形体病　由嗜吞噬细胞无形体侵染人末梢血中性粒细胞引起，亦主要通过蜱虫叮咬传播，以发热、白细胞减少、血小板减少和多脏器功能损害为主要临床表现。该病临床症状与发热伴血小板减少综合征等病毒性疾病相似，容易发生误诊。该患者具备上述临床特点，确诊需进行血清及病原学检测以明确，可检测嗜吞噬细胞无形体 IgM 抗体、IgG 抗体、PCR 检测嗜吞噬细胞无形体特异性核酸。或行多西环素诊断性治疗。

3. 莱姆病　由伯氏疏螺旋体所致的自然疫源性疾病，以蜱为媒介的螺旋体感染性疾病。早期以皮肤慢性游走性红斑为特点，以后出现神经、心脏或关节病变。该患者不具备上述特点，进一步行莱姆病抗体检查除外。

4. 肾综合征出血热　由流行性出血热病毒感染所致的自然疫源性疾病，鼠类为主要传染源。以发热、出血、充血、低血压休克及肾脏损害为主要临床特点。该患者不具备上述特点，进一步行出血热抗体检查以除外。

四、初步诊断

发热原因待查

　　发热伴血小板减少综合征？

　　人粒细胞无形体病？

五、诊治经过

入院后行血清发热伴血小板减少综合征病毒核酸检测，结果示阳性。明确诊断为：发热伴血小板减少综合征。

入院后予卧床休息，半流食，补液、支持对症治疗，监测血压、脉搏、尿量等；给予粒细胞集落刺激因子提升白细胞水平，给予"注射用还原型谷胱甘肽、复方甘草酸苷、多烯磷脂酰胆碱注射液"静脉滴注保肝降酶治疗。患者症状消失，体温正常，9月16日（入院第6天）复查血常规提示 PLT 92.0×10^9/L，肝功能正常。好转出院。

六、出院诊断

发热伴血小板减少综合征

七、经验总结

1. 发热伴血小板减少综合征流行特点　2007年以来，我国河南、湖北、安徽等十一省市相继发现并报告以发热伴血小板减少为主要表现的感染性疾病病例。2010年5月，中国疾病预防控制中心发现病例标本中存在一种新型布尼亚病毒感染，后将此病毒命名为发热伴血小板减少综合征布尼亚病毒，并以发热伴血小板减少综合征命名所致疾病。近来有文献报道，本病的病原体可能在各地存在很长时间，日本学者曾报道本土确诊病例。发热伴血小板减少综合征是一种新发自然疫源性传染病，无特异性临床表现及体征，曾被误诊为人粒细胞无形体病、肾综合征出血热、登革热、败血症、病毒性感冒、伤寒、斑疹伤寒、血小板减少性紫癜等疾病，疾病进展快，重症患者可进展为多器官功能不全而死亡。

2. 发热伴血小板减少综合征诊断　对于不明原因发热患者，如系成年农民、4～11月发病、3周内蜱虫叮咬史或室外劳作史、居住地曾有类似病例发生等发热伴血小板减少综合征流行病学史,接诊医生应高度警惕发热伴血小板减少综合征可能,并仔细检查患者浅表淋巴结,特别是腹股沟淋巴结下群,动态观察 WBC、PLT、尿常规、肝酶(ALT、AST)、CK 等指标,以利于早期诊断。起病 3 天内白细胞下降,白细胞下降后 2 天内血小板水平开始下降,更应警惕发热伴血小板减少综合征。轻型、普通型患者往往在治疗 2~3 天后退热,临床症状迅速好转,平均住院 7~10 天,预后良好,提示该病的轻型、普通型具有自限性。但如果患者出现皮肤黏膜淤点淤斑、腔道出血及神经系统症状,则提示病情加重,尤其出现腔道大出血、严重中枢神经系统症状时,高度提示病情凶险,预后不佳。

3. 发热伴血小板减少综合征治疗　对于发热伴血小板减少综合征尚无特异性治疗药物及手段,治疗主要为综合支持对症治疗,防治细菌及真菌感染,对于明显出血或血小板明显降低者,酌情输注血小板、血浆,收效良好。

参 考 文 献

[1] 中华人民共和国卫生部. 发热伴血小板减少综合征防治指南(2010 版). 中华临床感染病杂志, 2011, 4(4): 193
[2] 陈华忠,吴伟梯,徐建人,等. 浙江省首例蜱叮咬感染新布尼亚病毒诊治分析. 中华临床感染病杂志, 2011, 4(4): 195
[3] Yu XJ, Liang MF, Zhang SY, et al. Fever with thrombocytopenia associated with a novel bunyavirus in China, 2011, 364(16): 1523 - 1532
[4] 刘洋,黄学勇,杜燕华,等. 河南发热伴血小板减少综合征流行病蜱类分布及媒介携带布尼亚病毒状况调查. 中华预防医学杂志, 2012, 48(6): 500 - 504
[5] 张文宏,翁心华. 新发布尼亚病毒引起的发热伴血小板减少综合征:老问题,新发现. 中华传染病杂志, 2012, 30(5): 257 - 258
[6] 孙立平,童巧霞,揭盛. 华发热伴血小板减少综合征研究进展. 中国媒介生物学及控制杂志, 2014, 25(1): 87 - 89

第二章 细菌感染

第一节 猩红热

一、病例资料

患者，男，11 岁，主因"发热 2 天，皮疹 1 天"于 2012 年 3 月 21 日入院。

病前无类似患者密切接触史，无外地旅游史，无在外不洁饮食史。既往体健，否认肝炎、伤寒、结核病史，无其他慢性病史，无外伤手术史，无中毒史，无药物过敏史。按常规预防接种。

缘于 2012 年 3 月 19 日无明显诱因出现发热，体温最高 39℃，伴恶心、呕吐，无头痛、咳嗽、腹痛、腹泻等不适，自服退热药后体温正常。3 月 20 日患儿到北京某医院就诊，化验血常规：WBC 14.88×10^9/L，N 82%；给予口服头孢克肟、金莲清热颗粒、喜炎平等药物，晚上患儿再次出现高热，体温最高 40℃，前胸及腹部出现充血性皮疹，口服退热药物体温下降。患儿今为进一步诊治到我院，门诊以"猩红热"收入我科。自发病以来，精神尚可，食欲差，睡眠不实，大小便正常，体重无明显变化。

二、入院查体

T：37.2℃，HR：96 次/分，R：20 次/分，BP：94/65mmHg。神志清楚。面部、前胸部、腹部可见弥漫充血潮红，散布着针头大小、密集而均匀的点状充血性斑疹，并与毛囊一致，一部分隆起突出呈"鸡皮样"疹。咽轻度充血，双侧扁桃体Ⅰ度肿大，明显充血，无分泌物。全身浅表淋巴结未触及肿大。心肺未见异常。腹平软，无压痛及反跳痛，肝右肋、剑突下未触及，脾左肋下未触及。墨菲氏征阴性，肝上界右锁骨中线第五肋间，肝脾区无叩痛。肠鸣音 4 次/分。双肾区无叩痛。

三、诊断依据

(一)病情特点

1. 男性儿童，春季急性起病，病程 2 天。
2. 流行病学史无特殊。
3. 主要表现为发热，发热第 2 天出现皮疹。
4. 查体 见皮疹呈典型猩红热样皮疹，咽部明显，双侧扁桃体Ⅰ度肿大。
5. 实验室和辅助检查 提示血常规及中性粒细胞百分比升高。

(二)诊断思路

该患者属于发热伴出疹病例,分析如下:

1. **猩红热** 由乙型溶血性链球菌感染所致的感染性疾病,临床症状特点为多于发热症状第 2 天出疹,疹子呈红色针尖状,遍及全身皮肤,疹间皮肤充血,压之褪色,于皮肤褶折处皮疹密集,形成紫红色线条样褶痕(帕氏线)。皮疹持续 3~5 天后消退,伴脱屑。患者症状符合上述特点,需进一步行咽拭子细菌培养以确诊。

2. **水痘** 由水痘-带状疱疹病毒感染所致感染性疾病。临床症状特点为多于发热症状第 1 天出疹,初始为红色斑丘疹或丘疹,数小时后转变为椭圆形水滴样水疱疹,周围伴红晕,之后水疱破溃、结痂、脱痂,不留瘢痕,各种不同形式的皮肤损害可同时存在。皮疹常初发于躯干部,继而扩展至面部及四肢,四肢末端少,头发间亦可见水疱疹。患者皮疹不符合上述特点,可排除。

3. **风疹** 由风疹病毒感染所致感染性疾病。临床症状特点为多于发热症状第 1 天出现皮疹,呈红色斑丘疹,疹间皮肤正常,出疹顺序由面部至躯干至四肢,皮疹消退后无色素沉着及脱屑,全身症状轻,可伴有耳后及枕部淋巴结肿大和压痛。患者临床症状及体征不符合上述特点,可排除。

4. **麻疹** 由麻疹病毒感染所致的呼吸道传染性疾病。临床症状特点为多于发热第 3~第 4 天出疹,以发热、上呼吸道炎症、眼结膜炎、红色斑丘疹、颊黏膜麻疹黏膜斑,疹退后遗留色素沉着伴糠麸样脱屑为特征。出疹顺序由头面部、颈部至躯干、四肢。患者临床症状及体征不符合上述特点,可排除。

四、初步诊断

猩红热 普通型

五、诊治经过

入院后血常规:WBC 6.76×10^9/L,N 78%,RBC 4.17×10^{12}/L,PLT 255.00×10^9/L;肝功正常。尿便常规正常。咽拭子培养阴性。入院后给予青霉素治疗,第 3 天体温恢复正常,皮疹开始消退,注意 5 天出院,出院后继续口服阿莫西林 5 天停药。临床治愈。

六、出院诊断

猩红热 普通型

七、经验总结

1. **猩红热临床特点** 潜伏期 2~5 天(1~12 天)主要症状为发热,咽痛和弥漫性红疹,患者临床表现轻重不一,可分以下几种类型:①普通型;②轻型猩红热;③脓毒型猩红热;④中毒型猩红热;⑤外科型猩红热。典型猩红热可以概括为咽颊炎 + 猩红热样皮疹,查体可见扁桃体肿大,表面有脓点,可以有草莓舌、口周苍白圈、帕氏线等。但近年不典型猩红热增多,咽拭子培养阳性率低,与自行口服抗生素有关,临床医生应提高认识。

2. **猩红热治疗** A 群链球菌对青霉素较敏感,轻者成人每日 80 万~160 万 U,小儿每日 2 万~4 万 U/kg,分 2 次肌内注射,连用 10 天。重症者成人每日 200 万~600 万 U,

小儿每日10万~20万 U/kg,可由静脉滴注,连用至少10天。需要注意的是治疗疗程要足,避免诱发肾病等并发症。

参 考 文 献

[1] Hahn RG, Knox LM, Forman TA. Evaluation of poststreptococcal illness. Am Fam Physician, 2005, 71 (10): 1949 – 1954
[2] Wong SS, Yuen KY. Streptococcus pyogenes and re – emergence of scarlet fever as a public health problem. Emerg Microbes Infect, 2012, 1(7): e2
[3] Amphlett A. Far East Scarlet – Like Fever: A Review of the Epidemiology, Symptomatology, and Role of Superantigenic Toxin: Yersinia pseudotuberculosis – Derived Mitogen A. Open Forum Infect Dis, 2015, 3 (1): ofv202
[4] 张冀,安亮,褚云影,等. 50例小儿猩红热的临床类型和治疗分析. 中国实用医药, 2015, 10(6): 201 – 202
[5] Basetti S, Hodgson J, Rawson TM, et al. Scarlet fever: a guide for general practitioners. London J Prim Care(Abingdon), 2017, 9(5): 77 – 79

第二节　皮肤炭疽

一、病例资料

患者,女,40岁,主因"皮疹、颜面水肿3天"于2014年4月3日入院。

病前于2014年3月28日有食用"病绵羊"史,配偶同时发病,无输血及血制品史。既往体健,否认肝炎、伤寒、结核病史,无其他慢性病史,无外伤手术史,无中毒史,无药物过敏史。无烟酒嗜好。

缘于2014年3月31日开始左侧眼皮处出现一枚皮疹,伴瘙痒,稍有水肿,无其他不适,在当地医院就诊考虑为蚊虫叮咬,给予外用药物治疗,未见效果,水肿迅速加重,蔓延至整个颜面部,张口及睁眼均受限,于4月2日前往当地医院住院治疗(具体用药不详),症状仍未见明显好转,遂来我院就诊,门诊以"面部水肿原因待查:羊痘?"收入我科。自发病以来,精神欠佳,食欲较差,睡眠较差,大便正常,小便偏少,体重无明显变化。

二、入院查体

T: 38.5℃, HR: 87次/分, R: 18次/分, BP: 122/96mmHg。神志清楚,精神欠佳。双侧眼睑、颜面部高度水肿,皮肤无发红、发热,无触痛,睁眼不能,双侧上眼睑、双侧颊部各见一枚红色丘疹,大小0.5~0.8cm,皮疹顶部可见小水疱,无瘙痒(图2-1)。全身浅表淋巴结未触及。口腔未见皮疹、溃疡,咽部、扁桃体未能见。颈软,无抵抗。心肺未见异常。腹部平软,无压痛、反跳痛,肝右肋下、剑突下未触及,脾左肋下未触及。肠鸣音 5 次/分。布鲁津斯基征、凯尔尼格征、巴宾斯基征均阴性。

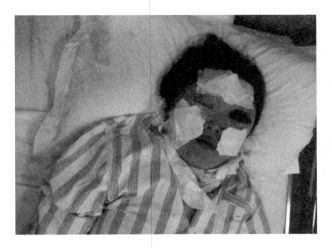

图 2-1 患者面部损害

三、诊断依据

(一)病情特点

1. 青年女性,急性起病,病程 3 天。
2. 病前 3 天有食用"病绵羊"史,配偶同时发病,且确诊为皮肤炭疽。
3. 主要表现为皮疹、颜面水肿 3 天。
4. 查体 见双侧眼睑、颜面部高度水肿,无触痛,睁眼不能,双侧上眼睑、双侧颊部各见一枚红色丘疹,大小 0.5~0.8cm,皮疹顶部可见小水疱,无瘙痒。

(二)诊断思路

该患者属于食用"病绵羊"出现皮疹临床表现病例,分析如下:

1. 皮肤炭疽 由炭疽杆菌感染引起的人畜共患传染病,羊、骡等食草动物是主要传染源。临床特点为无痛性、中心黑色、干性坏疽性皮损,周围绕以水疱,伴显著水肿,皮损好发于暴露部位。患者临床症状符合上述特点,进一步行局部取材涂片、病原菌培养可确诊。

2. 羊痘 由羊痘病毒感染所致感染性疾病。羊痘病毒主要侵犯羊,人接触病羊污染的物质而被感染。常见症状为红色、紫红色丘疹、水疱疹或脓疱疹,可自愈。患者无上述特点,可排除。

3. 布鲁氏菌病 本病临床表现复杂多变、症状各异,轻重不一,呈多器官病变或局限某一局部。80% 患者起病缓慢,可有全身不适、疲乏无力、食欲缺乏、头痛肌痛、烦躁或抑郁等症状。10%~27% 患者急骤起病,以寒战高热、多汗、游走性关节痛为主要表现,部分患者可出现皮疹。患者无上述特点,完善布氏杆菌凝集试验以排除。

四、初步诊断

皮肤炭疽

五、诊治经过

入院后急查血常规：WBC $21.10×10^9$/L、N 78.7%、RBC $5.83×10^{12}$/L、HGB 172g/L、PLT $221×10^9$/L。肝功正常，GLU 7.4mmol/L，CRP 50.0mg/L。ESR、PT/PA、PCT、肿瘤标志物、细菌内毒素、贫血三项、EBV DNA、CMV DNA、淋巴细胞亚群均无异常；乙肝病毒标志物、丙肝抗体、抗核抗体确认实验、结核抗体筛查、HIV抗原抗体、梅毒抗体均阴性。炭疽抗体检测阳性。心电图：窦性心律；P波改变；心电轴右偏。腹部B超：肝回声增粗；双肾轻度积水。床旁胸片：左侧少量胸腔积液可能。心脏彩超：心包积液。入院诊断：皮肤炭疽并①肾积水；②胸腔积液；③心包积液。

患者表现为组织渗出、水肿，以颜面部为主，其他各脏器均可见液性渗出，保持呼吸道通畅，给予美罗培南并联用万古霉素抗感染治疗，甲强龙（160mg，1次/日），以减少组织渗出，患者饮食较差，补充水电解质平衡，患者病情危重，报病危。

4月5日患者张口受限，感颈部压迫较前稍有缓解，最高体温达39.0℃。4月7日患者仍有张口受限及感颈部压迫，较前有明显缓解，最高体温37.2℃，尿量正常。查体颜面部仍重度水肿，左侧较右侧明显，颈部及肩部中度水肿，皮肤较硬，皮温正常。眼睑及双侧颊部皮疹较前变化不大，双侧眼睑重度水肿，睁眼不能，左侧眼睑仍有较多黄色分泌物，双肺呼吸音稍粗，未闻及啰音，心律齐，无杂音，腹软，无压痛，双下肢无水肿。左侧眼睑分泌物涂片未见细菌生长。4月9日抗生素降阶梯为哌拉西林/他唑巴坦+左氧氟沙星治疗。4月13日患者感不适明显减轻，无明显张口受限及感颈部压迫，无发热。查体：颜面部及颈部、肩部水肿，较前明显好转，右侧眼睑水肿明显消退，左侧眼睑中度水肿，左眼睁眼不能，右侧眼睑可稍睁开，双侧颊部皮疹较前明显变小，左侧眼睑皮肤发黑结痂，仍有少许黄色分泌物。停用激素，抗生素调整为头孢曲松联合左氧氟沙星继续治疗。4月19日患者稍感左侧脸部肿胀，无其他不适，饮食睡眠尚可，大小便无异常。查体：左侧颜面部轻度水肿，左眼睁眼仍受限，但能微睁开，视物无异常，右侧眼睑可半睁开，双侧眼睛视力无异常，左侧眼睑皮肤发黑结痂，无明显分泌物。4月25日患者无不适，饮食睡眠尚可，大小便无异常。查体：左侧眼部稍有水肿，左眼眼睑结痂已脱落，睁眼基本正常，右眼睁眼无异常，双侧眼睛视力无异常，左侧眼睑皮肤结痂范围较前明显缩小，无分泌物，周围可见新鲜肉芽组织，复查血常规 WBC $5.86×10^9$/L、N 64.9%、RBC $4.26×10^{12}$/L、HGB 122g/L、PLT $205×10^9$/L。肝功正常，PCT、CRP正常。停用抗生素。出院25天出院，1个月后随访，无不适，面貌恢复正常。

六、出院诊断

皮肤炭疽并肾积水、胸腔积液、心包积液

七、经验总结

1. 炭疽特点　炭疽是一种由炭疽杆菌引起的人畜共患传染病，牛、羊、骆驼、骡等食草动物是其主要传染源。主要发生于牧民及与皮毛、肉食、畜产等职业有关的职工。

临床上最常见为皮肤炭疽，皮肤炭疽占炭疽病例的95%～98%，亦可因吸入感染引起肺炭疽，误食污染食物者可致肠炭疽，进而继发炭疽败血症或炭疽脑膜炎。

2. 皮肤炭疽的特征性表现　皮肤炭疽的临床特征是典型的暗红色血疱，周围软组织红肿显著。皮肤型炭疽的皮损好发于手、面和颈部等暴露部位。皮损初发为无痛性炎性红色丘疹，可伴瘙痒或烧灼感，然后形成水疱或脓疱，周围为硬性非凹陷性水肿和浸润，水疱既而化脓，偶有血性，随之破裂坏死，溃疡处结成炭末样黑色干痂，周围绕以水疱和脓疱等卫星灶（图2-2），病菌可沿淋巴管上行导致淋巴管炎及淋巴结炎，有时皮损的分布类似孢子丝菌病淋巴管型。

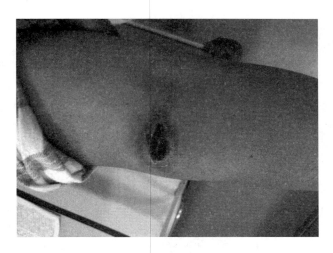

图2-2　皮肤炭疽：皮肤损害

发生于眼睑颈部等皮肤松弛部位时，可仅有弥漫性水肿而无水疱，可迅速形成坏死。伴有轻重不等的全身症状，重症者可有高热、呕吐、全身不适及全身中毒症状。中毒症状严重者可引起败血症和脑膜炎，于数天内死亡。

3. 皮肤炭疽治疗　治疗以抗菌治疗为主，首选青霉素G，过敏者可选用喹诺酮类或头孢菌素，及时治疗预后良好，病死率低于1%。

参 考 文 献

[1] Sweeney DA, Hicks CW, Cui X, et al. Anthrax infection. Am J Respir Crit Care Med, 2011, 184(12): 1333-1341
[2] 马绍云，徐晓燕. 皮肤炭疽2例. 中华皮肤科杂志, 2013, 45(11): 829-830
[3] 廖楚航，朱琦，李铮，等. 颜面部皮肤炭疽9例的诊断和治疗. 实用医院临床杂志, 2013, 10(6): 86-88
[4] 王娟，贾雪松，王海霞，等. 皮肤炭疽1例. 中国皮肤性病学杂志, 2013, 27(6): 639-640
[5] Kajfasz P, Bartoszcze M, Borkowski PK, et al. Retrospective review of the case of cutaneous anthrax – malignant pustule from 1995 in 15 - year old girl. Przegl Epidemiol, 2014, 68(4): 657-659

第三节 细菌性脑膜炎

病例1 流行性脑脊髓膜炎

一、病例资料

患者，男，17岁，主因"周身不适1天，发热伴意识不清12小时"于2013年4月24日入院。

病前无类似患者密切接触史，无外地旅游史，无在外不洁饮食史。既往体健，否认肝炎、伤寒、结核病史，无其他慢性病史，无外伤手术史，无中毒史，无药物过敏史。按常规预防接种。

缘于2013年5月23日晚间无明显诱因出现周身不适，自觉头痛、有发热感，自以为感冒，家人诉其口服药物治疗（具体不详），未重视及诊治。2013年4月24日9时许出现步态不稳、口唇发紫，至附近医院测体温38.3℃、血压90/51mmHg，查血常规：WBC $19.61 \times 10^9/L$、N 90%、PLT $43 \times 10^9/L$，余正常。并出现意识不清，给予"头孢"类药物治疗无效（具体不详），再次至当地医院就诊，查脑脊液常规：淡黄色、微浑浊、蛋白定性试验 + +、细胞总数 $243 \times 10^6/L$、白细胞 $102 \times 10^6/L$，多核85%，单核15%；脑脊液生化：葡萄糖0.17mmol/L、蛋白1.52g/L、氯化物113mmol/L；脑脊液涂片：找到革兰阴性双球菌，未见隐球菌；血生化：ALT 34U/L、AST 52U/L、葡萄糖3.6mmol/L、U-REA 10.98mmol/L、CRE 80.1μmol/L、K^+ 3.4mmol/L，其余正常；血气分析：pH 7.40、PO_2 184mmHg、PCO_2 29mmHg、SaO_2 100%、$tTCO_2$ 18.9mmol/L、HCO_3^- 18mmol/L，给予"青霉素"等治疗，仍意识不清，伴躁动，无抽搐、呕吐、腹泻等不适，为进一步治疗急来我院，门诊以"流行性脑脊髓膜炎"收入我科。自入院以来，神志不清，时有躁动，未进食，未解大便，小便色黄、尿量基本正常，体重无明显变化。

二、入院查体

T：39.4℃，HR：118次/分，R：26次/分，BP：134/78mmHg。发育正常，急性病容，面色红，神志不清，躁动，查体无法配合，不能回答问题。四肢末梢暖。躯干、四肢皮肤可见多处4~8mm大小不规则淤斑（图2-3）。口唇发紫。全身浅表淋巴结无肿大及压痛。头颅无畸形，结膜无充血水肿，球结膜轻度水肿，角膜透明，巩膜无黄染，双侧瞳孔等大等圆，直径5mm左右。对光灵敏，压眶反射消失，鼻泪管通畅。口唇黏膜无异常，扁桃体无肿大，软腭正常，咽部无充血水肿，咽反射正常。颈抵抗明显，未见颈静脉怒张，颈动脉搏动正常，未闻及明显血管杂音，气管居中，甲状腺正常，未触及明显震颤，未见包块。胸廓对称无畸形，局部无隆起及凹陷，肋间隙正常，胸壁静脉无扩张。呼吸急促,双肺呼吸音粗,未闻及干湿性啰音。心前区无隆起,心尖冲动有力,未触及震颤,心包摩擦感未触及。心界正常。心率118次/分,律齐,心音正常。各瓣膜听诊区未闻及杂音,心包摩擦音未闻及。腹部平坦,腹壁静脉未见曲张,未见肠形及蠕动波。腹软,全腹未触及包块,腹部触诊患者无痛苦表情。肝脾肋下未触及,胆囊未触及明显异常,墨菲氏征(-),双肾未触及。移动性浊音(-),肝区叩击痛(-),双侧肾区叩击痛(-)。肠鸣音正常,未闻及振水音及血管杂音。脊柱发育正常,无畸形,生理弯曲存在,棘突叩痛检查患者无痛苦表情。四肢无畸形,无明显水肿,无下肢静脉曲张。神经系统查体患者无法配合。

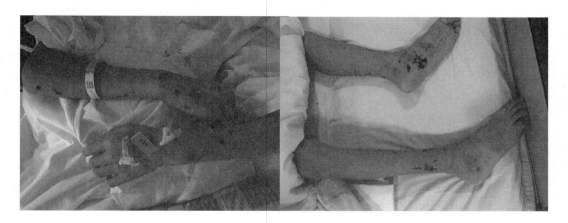

图2-3 双下肢淤斑,双上肢淤斑

三、诊断依据

(一)病情特点

1. 患者青年男性,春季发病,急性起病,病程短。
2. 流行病学史无特殊。
3. 主要表现为周身不适,发热、意识障碍。
4. 查体 T:39.4℃,神志不清、躁动,急性热病容,双下肢可见皮肤淤点、淤斑,颈抵抗。
5. 实验室和辅助检查 脑脊液压力320mmH$_2$O,脑脊液常规:微浑浊、蛋白定性试验阳性、WBC 3850×10^6/L、多核细胞比例95%;脑脊液生化:蛋白1.88g/L、糖1.86mmol/L;脑脊液镜检发现脑膜炎双球菌。

(二)诊断思路

该患者属于发热、头痛伴意识障碍病例,分析如下:

1. 流行性脑脊髓膜炎 是由脑膜炎双球菌引起的化脓性脑膜炎。主要临床表现有发热,头痛、呕吐、皮肤淤点及颈项强直等脑膜刺激征,脑脊液呈化脓性改变。该患者符合上述临床特点,且脑脊液镜检发现脑膜炎双球菌。可明确诊断为流行性脑脊髓膜炎。

2. 结核性脑膜炎 是由结核杆菌引起的脑膜和脊膜的非化脓性炎症性疾病。患者多有其他部位结核病史，如肺结核病史；多数急性或亚急性起病；主要表现为发热、头痛、呕吐、全身乏力、食欲缺乏、精神差、脑膜刺激征阳性，病程后期可出现脑神经、脑实质受累表现，如复视、肢体瘫、昏迷、癫痫发作、脑疝等。脑脊液压力增高，可达400mmH$_2$O 或以上，外观无色透明或微黄，静置后可有薄膜形成；淋巴细胞显著增多；蛋白增高，通常为 1～2g/L，糖及氯化物下降。头颅 CT 或 MRI 主要表现为脑膜强化。该患者临床及脑脊液无上述特点，可排除。

3. 病毒性脑膜炎　是由各种病毒感染引起的脑膜弥漫性炎症综合征，主要表现发热、头痛、呕吐和脑膜刺激征，是临床最常见的无菌性脑膜炎。大多数为肠道病毒感染，包括脊髓灰质炎病毒、柯萨奇病毒 A 和 B、埃可病毒等，其次为流行性腮腺炎病毒、疱疹病毒和腺病毒感染，疱疹性病毒包括单纯疱疹病毒及水痘带状疱疹病毒。脑脊液无色透明，有以淋巴细胞为主的白细胞增多，糖和氯化物正常。病程呈良性，多在 2 周以内，一般不超过 3 周，有自限性，预后较好。该患者临床及脑脊液无上述特点，可排除。

四、初步诊断

流行性脑脊髓膜炎

五、诊治经过

患者入院后仍时有躁动，给予头孢曲松钠抗感染、甘露醇脱水；地塞米松入壶抗炎、减轻症状，地西泮静推镇静，适当补充能量；急查血常规：WBC 13.58×10^9/L、N 93%、HGB 154g/L、PLT 26×10^9/L。PTA 39.5%。生化：ALT 56U/L、TBIL 25.8μmol/L、DBIL 8.1μmol/L、BUN 9.55mmol/L、CO$_2$-CP 20.7mmol/L、K$^+$ 3.41mmol/L、其余正常。入院第 2 天患者仍神志不清、呼之不应，烦躁明显，未解大便，入院后尿量 3800ml。入院第 3 天患者仍轻度烦躁，晚间出现发热，体温最高 38℃，神志不清，未解大便，24 小时尿量正常。入院第 4 天患者呼之有反应、能睁眼，但不能言语，可自行翻身，第 5 天仍有发热，体温最高 39.4℃，予对症治疗后体温下降缓慢，未解大便。复查腰穿，由于患者躁动未测脑压，脑脊液常规：无色、微混、潘迪氏试验弱阳性、细胞总数 6800×10^6/L、白细胞总数 3860×10^6/L，多核细胞 0.88，单核细胞 0.12。换用美罗培南抗感染，入院第 6 天患者呼之能睁眼，能自行翻身、咳嗽，意识不清，晨起大便 1 次，为黄糊便，24 小时尿量 3770ml。查体全身皮肤瘀斑颜色较前稍变浅，肛周皮肤轻度破损。入院第 7 天患者神志清楚，能回答部分简单问题，能自行咳嗽、活动，诉稍感乏力、全身酸痛，尚能耐受，解黄糊便 1 次、量不多，24 小时尿量 3000ml。入院第 8 天复查腰穿，接测压管粗测颅压 150mmH$_2$O，急诊脑脊液常规：无色、清、潘迪氏试验阴性、细胞总数 230×10^6/L，白细胞总数 130×10^6/L，多核 0.66，单核 0.34。脑脊液墨汁染色未见隐球菌、抗酸染色未见抗酸杆菌、革兰染色涂片未找到细菌。脑脊液生化：氯化物 117.2mmol/L、糖 2.26mmol/L、蛋白 597.1mg/L。入院第 9 天，皮肤瘀点、瘀斑明显消退，复查血常规：WBC 20.29×10^9/L、N 82.5%、RBC 3.69×10^{12}/L、HGB 113g/L、PLT 246×10^9/L。甘露醇停用，激素停用。入院第 12 天患者无特殊不适，复查血常规：WBC 7.06×10^9/L、N 70.1%、RBC 3.81×10^{12}/L、HGB 116g/L、PLT 398×10^9/L。再次复查腰穿，接测压管测颅压 140mmH$_2$O，急诊脑脊液常规：无色、清、潘迪氏试验阴性、细胞总数 200×10^6/L、白细

胞总数 $52×10^6$/L、多核细胞 0.07、单核细胞 0.93。脑脊液生化：氯化物 116.1mmol/L、糖 2.83mmol/L、蛋白 392.4mg/L。脑脊液常规、生化较前明显好转，停用美罗培南。治愈出院。

六、出院诊断

流行性脑脊髓膜炎

七、经验总结

1. 流行性脑脊髓膜炎临床特点　典型表现发热、皮肤淤点淤斑、脑膜刺激征阳性，脑脊液为化脓性改变。皮肤淤点涂片、脑脊液检查可以发现脑膜炎双球菌。一旦出现上述表现，要及时诊断，尽早治疗。

2. 流行性脑脊髓膜炎治疗要点

（1）抗生素选用青霉素或头孢曲松，必要时换用美罗培南，并且剂量加倍，亚胺培南禁忌使用。

（2）甘露醇使用时注意时间，在半小时内快速静脉滴注才能起到降颅压的作用，并且要严密观察，避免突然出现脑疝导致患者死亡。

（3）地塞米松的使用，虽然有争议，可以考虑短期内使用。

3. 流行性脑脊髓膜炎预防　易感人群可考虑接种流行性脑脊髓膜炎疫苗进行预防。

参 考 文 献

[1] Tyler KL. Chapter 28：a history of bacterial meningitis. Handb Clin Neurol, 2010, 95: 417-33
[2] 中华预防医学会. ACYW135 群脑膜炎球菌多糖疫苗应用指南. 中华流行病学杂志, 2012, 33(9): 941-943
[3] 刘相波. 暴发性流行性脑脊髓膜炎早期诊断及免疫治疗探讨. 中外医疗, 2015, 18: 43-44
[4] 张莉, 徐葵花. 流行性脑脊髓膜炎 85 例临床分析. 齐齐哈尔医学院学报, 2014, 35(7): 988-989

病例 2　化脓性脑膜炎

一、病例资料

患者，男，47 岁，汉族，已婚，因高热、头痛 2 天，意识障碍 1 天，于 2006 年 2 月 6 日入院。

病前 10 日内无明确流行性脑脊髓膜炎患者接触史；1999 年因外伤所致"颅内出血"行手术治疗，后复查 CT 为"左额叶软化灶"。2004 年 9 月发现"高血压"，服用"硝苯地平、阿司匹林"等药物，血压维持正常。

缘于 2 月 4 日晚因劳累后出现发热、头痛，头痛为后脑部持续性胀痛，无鼻塞、流涕，无畏寒寒战，自以为"感冒"服用"安乃近"等药物后，体温降至正常，仍有头痛，伴恶心,呕吐胃内容物 1 次,为非喷射性呕吐,在当地医院查头颅 CT(提示左额叶软化灶)与以前 CT 对比未见异常,给予对症治疗后,上述症状无缓解,于 5 日下午出现意识模糊,偶能清醒,并出现颜面部抽搐 1 次,给予压人中穴约 5 分钟后缓解。至附近医院查血常规:WBC 25.5×10^9/L、N 92.6%,其余正常;脑脊液常规:黄色浑浊,细胞总数 $10\,350\times10^6$/L、WBC 8280×10^6/L、多核细胞 95%,生化:蛋白 5.44g/L、葡萄糖 0.05mmol/L、氯化物 120mmol/L。考虑为"化脓性脑膜炎? 流行性脑脊髓膜炎?",给予"甘露醇、青霉素、头孢哌酮"等治疗后,患者症状无缓解,并再次出现抽搐 1 次,为四肢抽搐,无角弓反张,给予静脉滴注"安定"(具体剂量不详)等治疗,约 5 分钟后抽搐缓解,此后持续"安定"静脉滴注,患者未再次抽搐。为进一步诊治转来我院,门诊以"①流行性脑脊髓膜炎? ②化脓性脑膜炎?"收住我科。病程中患者精神差,神志模糊,食欲差,睡眠差,大小便无异常。

二、入院查体

T:37.9℃,HR:140 次/分,R:35 次/分,BP:130/85mmHg。发育良好,营养中等,昏迷,呼之不应,躁动,呼吸急促,查体不配合。全身皮肤未见淤点、淤斑,皮肤弹性好,四肢末梢暖,浅表淋巴结未触及肿大。头颅无畸形,睑结膜无苍白,巩膜无黄染,球结膜无水肿,瞳孔等大等圆,对光反射灵敏。口唇干燥、淡红,口腔黏膜完整,咽无充血,扁桃体无肿大,无吞咽困难。颈抵抗明显,气管居中,甲状腺不肿大,呼吸运动对称,语颤两侧相称,两肺叩诊呈清音,听诊呼吸音清,未闻及干、湿性啰音及胸膜摩擦音。心尖冲动未见弥散,心前区无异常搏动,无抬举性冲动及细震颤,心界不扩大,心率 140 次/分,律齐,心音有力,心脏各瓣膜听诊区未闻及杂音,无心包摩擦音。腹部平坦,无腹壁静脉曲张,未见肠型及胃肠蠕动波。腹软,全腹无压痛及反跳痛,未触及肿块,肝肋下未触及,剑突下未触及,脾肋下未触及,莫菲氏征阴性,肝上界右锁骨中线第五肋间,肝脾区无叩痛,无移动性浊音,肠鸣音 4 次/分。肛门及外阴未查。脊柱无畸形,棘突无压痛,双肾区无叩痛,四肢无畸形,四肢关节无红肿及运动障碍,双下肢无水肿。膝反射、跟腱反射存在,二头肌腱反射、三头肌腱反射存在,布鲁津斯基征、凯尔尼格征阴性,巴宾斯基征阳性,霍夫曼氏征阴性,无扑翼样震颤。

三、诊断依据

(一)病情特点

1. 中年男性,冬季急性发病。
2. 流行病学史无特殊。1999 年因外伤所致"颅内出血"行手术治疗,后复查 CT 为"左额叶软化灶"。
3. 主要表现为高热,头痛,呕吐,意识障碍,伴有抽搐。
4. 查体 颈有抵抗,巴宾斯基征阳性。
5. 实验室和辅助检查 外院化验提示血象高,腰穿提示脑脊液呈化脓性改变。

(二)诊断思路

患者为中枢神经系统感染病例,诊断与鉴别诊断思路如下:

1. 化脓性脑膜炎 病原菌多为肺炎双球菌、流感杆菌、金黄色葡萄球菌、大肠杆菌等，大多患者体内有感染灶存在。但是单凭临床难以与流行性脑脊髓膜炎区别。主要靠病原学诊断。

2. 虚性脑膜炎　有些传染病有严重的毒血症时，可以表现为脑膜刺激征，但是除脑脊液压力稍高外，其他均正常，多见于小儿。

3. 结核性脑膜炎　起病缓慢，多有结核病史，中等度发热、消瘦、盗汗等症状；脑脊液可呈毛玻璃样，细胞数多在 500/mm^3 以内，以单核细胞为主，薄膜形成试验可以阳性，涂片、培养或动物接种可以找到结核杆菌。

4. 流行性乙型脑炎　多发生于夏季，病变主要在脑实质，昏迷，惊厥较多见。皮肤一般无淤点，脑脊液清亮，细胞数多在 500/mm^3 以内，糖及氯化物正常或稍高，细菌学检查阴性。

四、初步诊断

1. 化脓性脑膜炎？
2. 流行性脑脊髓膜炎？

五、诊治经过

患者入院后仍有躁动，给予头孢曲松抗感染，甘露醇脱水治疗，为明确诊断，即刻行腰穿术，明确脑脊液情况，患者躁动，给予地西泮 10mg 静推镇静、解痉，西咪替丁 0.2g 入壶抑酸。16：00 患者躁动缓解。予行腰穿，测脑压 125mmH$_2$O，收集脑脊液分送常规、生化，涂片、快速脑膜炎双球菌胶乳凝集试验。急诊血常规：WBC 21.9×10^9/L、N 93.3%，其余正常；生化：TBIL 17.2μmol/L、CRE 124.9μmol/L、葡萄糖 8.77mmol/L、其余正常；脑脊液常规：乳白、浑浊，潘迪氏试验阳性，细胞总数 11 000×10^6/L、WBC 5100×10^6/L、多核 92%、单核 8%；脑脊液生化：蛋白 >3g/L、糖 2.6mmol/L、氯化物 118.7mmol/L；脑脊液革兰染色可见革兰阳性双球菌。诊断：化脓性脑膜炎。给予 2:1 液补充液体，地塞米松入壶减轻毒血症，吸痰防止窒息。入院第 2 天患者最高体温 38.5℃，意识较前转清，仍有嗜睡，呼之能应，能正确回答简单问题。入院第 3 天患者神志转清，能正确回答问题，无昏迷嗜睡，查体颈仍有抵抗。复查血常规：WBC 20.3×10^9/L，N 90%，其余正常；生化：LDH 282U/L、CK 669U/L、UREA 9.2mmol/L、CRE 143μmol/L、葡萄糖 8.89mmol/L、Na$^+$ 146.3mmol/L、Cl$^-$ 112.3mmol/L，其余正常；PT/PA 正常；HBVM、抗-HCV、TBAB 阴性；ESR 64mm/h。入院第 4 天患者仍有发热，体温最高 39℃，偶有头晕、头痛，无其余不适。入院第 6 天体温恢复正常。复查腰穿，测脑压 150mmH$_2$O，脑脊液常规：微黄、混浊，潘迪氏试验阳性，细胞总数 560×10^6/L、WBC 310×10^6/L，多核 92%、单核 8%；脑脊液生化：蛋白 1.2g/L、糖 2.7mmol/L、氯化物 116.5mmol/L；脑脊液革兰染色、抗酸染色、墨汁染色未见细菌及隐球菌。入院第 8 天复查血常规：WBC 8.4×10^9/L、N 75%，其余正常；尿常规正常；生化：TBIL 10.3μmol/L、ALT 120U/L、AST 51U/L、GGT 59U/L、LDH 253U/L、CK 440U/L、CRE 100μmol/L，其余正常；空腹血糖 6.21mmol/L，餐后 2 小时血糖 9.63mmol/L。停甘露醇，继续目前抗感染及对症治疗。入院第 10 天复查腰穿，测脑压 210mmH$_2$O，脑脊液常规：无色、微浑，潘迪氏试验阳性，细胞总数 80×10^6/L、WBC 25×10^6/L，单核 96%、单核 4%；脑脊液生化：蛋白 2.6g/L、糖 1.2mmol/L、氯化物 116.3mmol/L。入院后第 13 天患者无发热、头痛，头晕缓解，无其余不适，大小便正常，食欲好，睡眠佳。查体颈稍抵抗。入院第 16 天复查腰椎穿刺，测脑压 210mmH$_2$O，脑脊液常规：无色、清亮，潘迪氏试验阴性，细胞总数 60×10^6/L、WBC 15×10^6/L；脑脊液生化：蛋白 0.8g/L、糖 2.9mmol/L、氯化物 120.5mmol/L。继续巩固治疗。复查血常规：WBC 3.8×10^9/L、N 54.3%，其余正常；生化：ALT 65U/L、ALP 111U/L、GGT 69U/L、GLU 7.39mmol/L、TG 3.79mmol/L，其余正常；ESR 13mm/h。入院 23 天再次复查腰穿，测脑压 180mmH$_2$O，脑脊液常规：无色、清亮，潘迪氏试验阳性，细胞总数 520×10^6/L、WBC 10×10^6/L；脑脊液生化：蛋白 0.7g/L、糖 3.5mmol/L、氯化物 119.5mmol/L。入院后第 24 天治愈出院。

六、出院诊断

化脓性脑膜炎

七、经验总结

1. 化脓性脑膜炎病因和诱因　成人化脓性脑膜炎的致病菌以肺炎球菌、奈瑟菌、李斯特菌居多。成人化脓性脑膜炎多有较为明确的诱因，其中颅脑的外伤及外科手术最为常见。该患者 1999 年因外伤所致"颅内出血"行手术治疗，后复查 CT 为"左额叶软化灶"。这可能是导致发病的诱因。

2. 成人化脓性脑膜炎的治疗　患者一经确诊，在使用抗生素之前应尽可能留取血及脑脊液标本查找病原体，进行细菌培养及药敏试验。经验抗生素选用第三代头孢的头孢曲松或头孢噻肟或美罗培南等抗感染治疗。另给予甘露醇静脉滴注脱水降颅压、静脉滴注地塞米松改善微循环、减轻脑水肿，并行降温、抗癫痫、补充血容量及调整酸碱、电解质平衡等对症治疗。治疗及时，患者预后良好。

参 考 文 献

[1] 任金岩，吕玉丹，林卫红，等．化脓性脑膜炎并发癫痫 40 例临床分析．中风与神经疾病杂志，2009，26(6)：715-716

[2] 董云凤．化脓性脑膜炎的诊断治疗．医学信息，2010，23(11)：4010-4011

[3] 高昭景．细菌性脑膜炎的诊断与治疗．中国抗感染化疗杂志，2011，91(3)：187-190

[4] 刘夕霞，杨薇．成人化脓性脑膜炎 64 例临床特点及预后因素分析．中风与神经疾病杂志，2012，29(3)：272-273

[5] 薄宇清，王智勇，吴景录．成人化脓性脑膜炎临床特点与诊治分析．中华医院感染学杂志，2013，23(13)：3088-3092

第四节 霍 乱

一、病例资料

患者,男,26岁,主因"腹痛、腹泻8小时"于2011年6月17日入院。

病前有可疑不洁饮食史。无类似患者密切接触史,无外地旅游史。既往体健,否认肝炎、伤寒、结核病史,无其他慢性病史,无外伤手术史,无中毒史,无药物过敏史。无烟酒嗜好。

缘于2011年6月17日14时许进食烤肠、啤酒后于18时许出现现腹泻,为黄色稀水样便,无黏液及脓血,无里急后重,无腹痛,至入院前共2次。无发热、恶心、呕吐等其他不适。23时许就诊于我院门诊,查大便:WBC、RBC均阴性,动力试验(+),制动试验O1(+)。以"霍乱?"收住。自发病以来精神、食欲好,无恶心、呕吐,小便正常。

二、入院查体

T:36.5℃,HR:72次/分,R:19次/分,BP:116/74mmHg。神志清,精神好,皮肤弹性好,四肢末梢暖。浅表淋巴结未触及肿大。皮肤无出血点,心肺未见异常。腹平软,全腹无压痛,无反跳痛,肝右肋、剑突下未触及,脾左肋下未触及。墨菲氏征阴性,肝上界右锁骨中线第五肋间,肝脾区无叩痛,移动性浊音阴性。肠鸣音6次/分。

三、诊断依据

(一)病情特点

1. 青年男性,急性起病,病程8小时。
2. 有可疑不洁饮食史。
3. 主要表现为腹泻8小时。
4. 查体 肠鸣音稍活跃6次/分。
5. 实验室和辅助检查 提示大便动力试验(+),制动试验O1(+)。

(二)诊断思路

该患者属于夏季腹泻病例,分析如下:

1. 霍乱 由霍乱弧菌感染所致,多于夏季急性发病,典型表现为腹泻、呕吐,一般无腹痛,严重时可出现脱水,大便常规:红白细胞少,动力试验(+),制动试验O1(+)。该患者临床表现符合上述特点,入院后完善大便培养以确诊。

2. 急性细菌性痢疾 由痢疾杆菌感染所致,临床表现为发热、腹痛腹泻、脓血便、里急后重。大便镜检常有大量的脓细胞。大便培养提示痢疾杆菌生长。该患者临床无上述特点,完善大便培养检查以排除。

3. 急性胃肠炎 致病菌有产肠毒素的副溶血性弧菌(致病性嗜盐菌)、O139群以外的非O1群霍乱弧菌、金黄色葡萄球菌、变形杆菌、梭状杆菌等。常有不洁饮食史,同餐者往往集体发病，起病急骤，早期常有发热和其他中毒症状。先有呕吐而后出现腹痛、腹泻症状，排便前阵发性腹部剧痛，大便性状为水样或脓血便。该患者无上述特点，可排除。

4. 大肠杆菌性肠炎　包括产肠毒素性大肠杆菌性肠炎、肠致病性大肠杆菌性肠炎，产肠毒素性大肠杆菌（ETEC）性肠炎，潜伏期4~24小时，临床症状为发热、恶心呕吐及腹部绞痛，大便每日10次左右，水样稀便，无脓血便；肠致病性大肠杆菌（EPEC）性肠炎，大便性状为水样或蛋花汤样。两者大便培养均提示大肠杆菌生长。该患者无上述特点，行大便培养可排除。

5. 病毒性肠炎　常见病原为人轮状病毒，可见于各年龄组，多见于婴幼儿，好发于秋冬季，可呈流行性。该患者无上述特点，可排除。

四、初步诊断

霍乱（轻型）

五、诊治经过

入院后急查血常规：WBC 7.68×10^9/L、N 75%，电解质正常。大便培养提示霍乱弧菌生长。明确诊断：霍乱。给予环丙沙星抗感染，0.9%氯化钠注射液、5%葡萄糖注射液等补液治疗，患者腹痛、腹泻症状消失，隔日1次便培养，连续3次阴性，治愈出院。

六、出院诊断

霍乱（轻型）

七、经验总结

1. 霍乱临床特点　该疾病是一种烈性肠道传染病，由霍乱弧菌污染水和食物而引起传播。临床上以起病急骤，剧烈泻吐、排泄大量米泔水样肠内容物，脱水、肌痉挛和尿闭为特征。严重者可因休克、尿毒症或酸中毒而死亡，在医疗水平低下和治疗措施不力情况下，病死率甚高。近年在我国霍乱少见，典型霍乱更少见，临床医生更应提高警惕，接诊腹泻患者时要详细问病史，一旦怀疑霍乱，大便常规及动力检查+制动试验及便培养，避免造成疫情扩散。

2. 霍乱治疗　典型霍乱表现是人体大量失液，因此液体疗法是最重要的治疗，及时足量的补液以纠正失水、酸中毒与电解质平衡失调，可以显著改善预后。抗菌药物（头孢菌素、喹诺酮类抗生素等效果好）有利于减少腹泻量，缩短腹泻期和消灭病原菌。

参 考 文 献

[1] Wheby MS. Oral rehydration therapy in cholera. Clin Infect Dis, 2014, 59(11): 1654 – 1655

[2] Brandt KG, Castro Antunes MM, Silva GA. Acute diarrhea: evidence – based management. J Pediatr(Rio J), 2015, 91(6 Suppl 1): S36 – 43

[3] Lübbert C. Antimicrobial therapy of acute diarrhoea: a clinical review. Expert Rev Anti Infect Ther, 2016, 14(2): 193 – 206

[4] Clemens JD, Nair GB, Ahmed T, et al. Cholera. Lancet, 2017, 390: 1539-1549
[5] Chowdhury FR, Nur Z, Hassan N, et al. Pandemics, pathogenicity and changing molecular epidemiology of cholera in the era of global warming. Ann Clin Microbiol Antimicrob, 2017, 16(1): 10

第五节　中毒型菌痢

一、病例资料

患者，男，2岁8个月，主因"发热8小时、抽搐2次、昏迷1小时"于2009年8月12日入院。

发病前无类似患者密切接触史，有可疑不洁饮食史，食用过期的食物。

缘于2009年8月12日12:00突发高热，体温39.8℃，精神差，无腹痛、腹泻、恶心、呕吐等，家长给予物理降温，效果不佳。17:00，出现全身抽搐，四肢僵硬，双眼向上凝视，口吐白沫，持续3~4分钟后自行缓解；15分钟后再次抽搐1次，持续约5分钟，随后就诊于某医院。19:00患儿进入昏迷状态，呼之不应；当地医院诊断为"乙型脑炎"，给予肌内注射地西泮5mg后转来我院。门诊"中枢神经系统感染"收住院。患儿病后有尿，未解大便。

二、入院查体

T: 39.4℃，HR: 143次/分，R: 34次/分，BP: 88/55mmHg。昏迷状态，呼之不应，面色灰白，口唇发绀，四肢末梢冰冷；全身皮肤未见皮疹，浅表淋巴结未触及肿大；牙关紧闭，口腔无法检查；颈稍抵抗；呼吸不规则，双肺叩诊清音，未闻及干、湿性啰音；心浊音界不大，心率143次/分，听诊无瓣膜杂音；腹平软，肝脾肋下未触及，肠鸣音4~6次/分；双下肢无水肿，四肢肌张力增加，双侧膝腱反射亢进，双侧巴宾斯基征(+)。

三、诊断依据

（一）病情特点

1. 男性幼儿，夏季急性起病，病程8小时。
2. 病前有可疑不洁饮食史。
3. 主要表现为发热、抽搐、意识障碍。
4. 查体　T: 39.4℃，HR: 143次/分，R: 34次/分，BP: 88/55mmHg。昏迷状态，呼之不应，面色灰白，口唇发绀，四肢末梢冰冷；牙关紧闭，颈抵抗不明显；呼吸不规则，腹平软，肝脾肋下未触及，肠鸣音4~6次/分；四肢肌张力增加，双侧膝腱反射亢进，双侧巴宾斯基征(+)。

（二）诊断思路

该患者属于发热伴意识障碍病例，分析如下：

1. 中毒型菌痢　多见于2~7岁儿童。起病急骤，全身中毒症状明显，高热达40℃

以上，而肠道炎症反应极轻。又可分为休克型、脑型和混合型。临床上起病急骤，症状表现为高热、意识障碍、抽搐，若不及时治疗，病情继续发展，可出现休克、昏迷。该患者具备上述临床特点，需完善大便常规及培养检查以明确。对于无腹泻患儿，行肛拭子检查有助于诊断。

2. 流行性乙型脑炎　由乙型脑炎病毒引起的急性中枢神经系统传染病，夏秋季节常见，通过蚊虫传播，临床上以高热、意识障碍、抽搐、脑膜刺激征为特征。该患者脑膜刺激征不明显，需完善流行性乙型脑炎抗体检查以明确。

3. 高热惊厥　以6个月至3岁患儿多见，6岁以上罕见，多有高热惊厥史，在一次发热过程中，一般仅发作1次，连续2次以上发作者少见。多发生于发热的前12小时，发作时体温一般在39℃以上，惊厥后数分钟意识恢复清楚，面色红润。该患儿既往无高热惊厥史，临床不符合上述特点，可排除。

四、初步诊断

1. 中毒型菌痢？
2. 流行性乙型脑炎？

五、诊治经过

入院后立即查血常规：WBC 16.5×10^9/L，N 89%，行肛拭子检查，大便镜检红白细胞满视野。考虑中毒性菌痢（脑型），立即建立两条静脉通道，一条给予头孢曲松抗感染，一条给予2:1液等液体扩容，同时给予山莨菪碱静脉推注改善微循环（无效20分钟左右可重复），患者有高热，给予琥珀酸氢化可的松抗炎，氯丙嗪+异丙嗪合剂镇静、退热，温盐水灌肠辅助降温，并给予甘露醇脱水等综合治疗。50分钟后，患儿面色转红，四肢转暖，口唇发绀减轻，四肢肌张力减低，呼吸规则，体温降至37.6℃。2小时后，患儿神志转清，对针刺疼痛哭闹声响。10小时后，患儿意识清醒，能与母亲交流。24小时后，患儿能自行下床活动，并可进食。继续抗感染治疗5天，化验各项指标正常，大便常规正常，大便培养阴性，治愈出院。入院次日大便培养结果：福氏志贺菌生长。

六、出院诊断

中毒型菌痢（脑型）

七、经验总结

1. 中毒性菌痢的识别　夏秋季节，2~7岁儿童（成人偶有发生），突然发生高热、昏迷、休克，如果伴有腹痛、腹泻容易识别，如果无腹痛、腹泻，一定要及时查肛拭子，以便早期诊断，早期治疗，改善预后。

2. 中毒性菌痢的治疗要点　抗生素可选用三代头孢菌素（氟喹诺酮类抗生素不能用于18岁以下人群）；合理使用血管活性药物山莨菪碱改善血管痉挛；冬眠合剂、解热镇痛药、盐水灌肠等措施控制体温；甘露醇改善脑水肿；糖皮质激素抗炎、抑制渗出；合理补液维持循环稳定。

3. 中毒型菌痢（脑型）与流行性乙型脑炎的鉴别　两者容易混淆，①两者都是夏季多发，多见于10岁以内儿童，临床又都表现为高热、抽搐，甚至昏迷；②两者血常规均有白细胞数明显升高。鉴别点主要是：中毒型菌痢发病更急，进展更快，查体以末梢微循环障碍表现突出，最重要的是大便镜检红、白细胞满视野，培养有志贺菌生长。乙型脑炎患者流行性乙型脑炎抗体检查可阳性。

参 考 文 献

[1] 彭支玲. 小儿中毒性菌痢的临床治疗体会. 临床合理用药, 2008, 1(2): 128
[2] 何煦芳, 刘悦, 董吴平. 小儿中毒性菌痢25例临床分析. 中国热带医学, 2009, 9(7): 1322
[3] Zhang H, Si Y, Wang X, et al. Patterns of Bacillary Dysentery in China, 2005—2010. Int J Environ Res Public Health, 2016, 13(2): 164
[4] Kavaliauskiene S, Dyve Lingelem AB, Skotland T, et al. Protection against Shiga Toxins. Toxins(Basel), 2017, 9(2): E44
[5] Arena ET, Tinevez JY, Nigro G, et al. The infectious hypoxia: occurrence and causes during Shigella infection. Microbes Infect, 2017, 19(3): 157 – 165

第六节　鼠　疫

一、病例资料

患者，男，66岁，主因"寒战高热5天"于2004年11月5日入院。

发病前4天(10月27日)在野外捡到半只死蒙古兔，发病前3天(10月28日)再次捡到1只死蒙古兔，曾剥皮，并于发病前2天(10月29日)在家煮食兔肉。

缘于2004年11月1日晨起出现寒战、发热、浑身疼痛，在家服用"安乃近1片、感冒胶囊2粒"，卧床休息，病情无明显好转。11月4日下午就诊于当地医院，按"急性淋巴结炎"给予"头孢曲松钠(2.0g，静脉滴注，1次/日)、替硝唑(0.8g，静脉滴注，1次/日)"抗感染治疗。11月5日行胸片检查：右肺上叶和左肺下叶少许片状阴影，以"鼠疫待排"收入院。病后精神、睡眠差，大小便未见异常。

二、入院查体

T：41℃，HR：116次/分，R：26次/分，BP：140/80mmHg。颜面潮红、球结膜充血，呼吸急促，寒战不安，神志模糊，精神差，呈急性病容。右颈部可触及一个2cm×3cm淋巴结，右腋下淋巴结3cm×5cm，界限不清，活动性差，触痛阳性。两肺呼吸音粗，未闻及干湿性啰音。心脏听诊未闻及病理性杂音。腹平软，肝脾未触及，无压痛及反跳痛，肝区无叩击痛，肠鸣音正常。双下肢无水肿。

三、诊断依据

(一) 病情特点

1. 老年男性，急性起病，病程5天。

2. 发病前4天内先后在野外两次检到蒙古兔,曾剥皮,并煮食兔肉。

3. 主要表现为寒战、高热、淋巴结肿痛。

4. 查体 T：41℃，颜面潮红、球结膜充血、呼吸急促,寒战不安,神志模糊,精神差,急性病容。右颈部可触及一个 2cm×3cm 淋巴结,右腋下淋巴结 3cm×5cm,界限不清,活动性差,触痛阳性。两肺呼吸音粗,未闻及干湿性啰音。

(二) 诊断思路

该患者属于寒战、高热、淋巴结肿痛病例,结合流行病学史,分析如下:

1. 腺鼠疫 是最常见的鼠疫类型,其临床特征是淋巴结疼痛肿大或淋巴结发炎。鼠疫通过染病跳蚤叮咬、与受感染的组织直接接触或吸入受感染的呼吸道飞沫,在动物与人类之间传播。感染者通常在 1~7 天潜伏期后,出现症状。患者所处地区为鼠疫疫区,患者在捡到死亡蒙古兔并剥皮、煮食后 5 天出现寒战、高热、淋巴结肿痛症状,需高度考虑腺鼠疫诊断。完善鼠疫杆菌检测后可明确。

2. 发热伴血小板减少综合征 为新型布尼亚病毒感染所致感染性疾病。经蜱虫叮咬传播,此类疾病以发热伴白细胞、血小板减少和多脏器功能损害为主要特点,其临床表现主要为全身不适、乏力、头痛、肌肉酸痛,以及恶心、呕吐、厌食、腹泻等,可伴有心肝肾等多脏器功能损害。患者不具备上述临床特点,可排除。

3. 人粒细胞无形体病 由嗜吞噬细胞无形体侵染人末梢血中性粒细胞引起,亦主要通过蜱虫叮咬传播,以发热、白细胞减少、血小板减少和多脏器功能损害为主要临床表现。该患者不具备上述临床特点,可排除。

四、初步诊断

腺鼠疫

五、诊治经过

患者的右腋前肿大的淋巴结组织液、左肘静脉血液、咽分泌物和痰液中均分离得到鼠疫菌。蒙古兔尾皮反向血凝试验阳性,滴度 1:1280；蒙古兔尾皮鼠疫菌培养阳性。

根据患者临床症状、体征、X 线胸片及其细菌学检验结果,该患者最终诊断:腺鼠疫继发肺鼠疫。11 月 5 日采样后,立即对患者进行对症治疗和鼠疫特效治疗,经过 9 天的治疗,患者病情平稳,无反复,体温正常,呼吸道症状及体征明显缓解。11 月 21 日停用链霉素,链霉素总量 29g。11 月 28 日、12 月 1 日、12 月 4 日对患者痰及咽部分泌物连续 3 次检菌阴性,符合国家肺鼠疫患者出院标准。12 月 8 日进行终末消毒后,将患者用专车安全送达家中。

六、出院诊断

腺鼠疫继发肺鼠疫

七、经验总结

1. 鼠疫由鼠疫耶尔森菌引起的烈性传染病。鼠疫通过染病跳蚤叮咬、与受感染的组织直接接触或吸入受感染的呼吸道飞沫,在动物与人类之间传播。感染者通常在 1~7 天潜伏期后,出现症状。鼠疫有两种主要临床形式:腺鼠疫和肺鼠疫。腺鼠疫最常见。

2. 腺鼠疫病死率为30%～60%，如不及时治疗，腺鼠疫可向败血症型鼠疫及肺鼠疫转变。近年来，我国每年报道鼠疫病例10例左右，大都有旱獭、蒙古兔等野生动物直接或间接接触史，提示需引起高度重视，在鼠疫疫区切勿捕食或捡拾野生动物。

3. 鼠疫治疗原则为早期、联合、足量、应用敏感的抗菌药物。链霉素为治疗各型鼠疫首选药物。对严重病例应加大剂量。链霉素可与磺胺类或四环素等联合应用，以提高疗效。

参 考 文 献

[1] Yang R. Plague: Recognition, Treatment, and Prevention. J Clin Microbiol, 2017, 56(1): e01519-17
[2] Drancourt M, Raoult D. Molecular history of plague. Clin Microbiol Infect, 2016, 22(11): 911-915
[3] Zhao X, Skurnik M. Bacteriophages of Yersinia pestis. Adv Exp Med Biol, 2016, 918: 361-375
[4] Nikiforov VV, Gao H, Zhou L, et al. Plague: Clinics, Diagnosis and Treatment. Adv Exp Med Biol, 2016, 918: 293-312
[5] Bi Y. Immunology of Yersinia pestis Infection. Adv Exp Med Biol, 2016, 918: 273-292
[6] Du Z, Wang X. Pathology and Pathogenesis of Yersinia pestis. Adv Exp Med Biol, 2016, 918: 193-222
[7] Stock I. Yersinia pestis and plague - an update. Med Monatsschr Pharm, 2014, 37(12): 441-448

第七节　百日咳

一、病例资料

患者，女，3岁，因"间断咳嗽1个月"于2015年6月5日入院。

发病前无明确发热、咳嗽患者接触史；无药物过敏史。

缘于2015年5月初突发刺激性干咳，无发热，未引起患儿家长重视。5天前仍有咳嗽，夜间加重，偶有痉挛性咳嗽，就诊北京某三甲医院，血常规：WBC 16.4×10^9/L、L 11.8×10^9/L，CRP＜8mg/L；考虑"肺炎"，给予"红霉素"及"氨溴特罗口服液"治疗，症状有所好转，6月4日就诊于北京某三甲医院并住院治疗。查PCT正常、胸片正常、CRP正常，给予"头孢类"药物治疗1天。今日咽拭子标本PCR提示："百日咳杆菌"，为进一步诊治就诊我院。病后精神睡眠欠佳，大小便未见异常。

二、入院查体

T：36.2℃，HR：118次/分，R：22次/分，BP：82/46mmHg。神志清楚，浅表淋巴结未触及肿大。咽无充血，扁桃体无肿大。呼吸平稳，无鼻翼翕动及三凹征，双肺呼吸音稍粗，未闻及干湿性啰音。心率118次/分，律齐，未闻及病理性杂音。腹部平软，全腹无压痛及无反跳痛，肝右肋、剑突下未触及，脾左肋下未触及。

三、诊断依据

(一)病情特点

1. 女性幼儿,急性起病。
2. 流行病学史无特殊。
3. 主要表现为刺激性干咳,间断咳嗽 1 个月。
4. 查体 见两肺呼吸音稍粗,未闻及干湿性啰音。
5. 实验室和辅助检查 咽拭子标本 PCR 提示:"百日咳杆菌"。
6. 红霉素治疗后症状好转。

(二)诊断思路

该患者属于咳嗽原因待查病例,分析如下:

1. 百日咳 患者幼儿,起病 1 个月,主要表现为刺激性干咳,偶有痉挛性咳嗽,无发热、血象不高,咽拭子培养提示"百日咳杆菌",院外应用红霉素治疗后病情好转,考虑该诊断。
2. 肺门淋巴结结核 是小儿肺门结核的主要表现,其主要临床症状为食欲不佳、消瘦、盗汗、四肢无力、低热、轻度咳嗽等。该患儿间断咳嗽 1 个月,需考虑该诊断可能,完善胸片或胸部 CT 检查、结核相关检验以鉴别。
3. 支气管肺炎 患儿间断咳嗽 1 个月,血常规提示白细胞水平高,需考虑支气管肺炎可能,但支气管肺炎多呼吸道症状严重,伴畏寒发热,该患儿不具备此特点,可完善胸片或胸部 CT 检查、痰培养细菌鉴定可鉴别。

四、初步诊断

咳嗽原因待查:百日咳?肺门淋巴结结核?

五、诊治经过

入院后完善相关检查,辅助检查结果回报示:生化:TBIL 6.4μmol/L、ALT 27U/L、AST 59U/L、ALP 190U/L、LDH 237U/L、BUN 1.2mmol/L、CRE 37μmol/L。血常规:WBC 22.38×10^9/L、RBC 3.90×10^{12}/L、N 17.80%、L 75.50%、HGB 109g/L、PLT 546×10^9/L。尿便常规基本正常。咽拭子培养:甲型链球菌/奈瑟菌属;胸片:双肺未见明确病变。结合患儿症状、体征及本院、外院化验检查,诊断:百日咳。给予红霉素抗感染、异丙托溴铵、氨溴特罗口服液止咳、化痰等综合治疗。经治疗后,复查血常规、肝功能正常,患者咳嗽症状明显减轻,病情好转出院。

六、出院诊断

百日咳

七、经验总结

1. 百日咳流行病学特点 该病是一种呼吸道传染病,曾有很高的发病率和病死率。20 世纪初,在婴儿中病死率高达 10%。随着免疫接种的应用,百日咳发生率明显下降,但过去十余年间,百日咳在世界范围内大规模重现,主要累及婴儿和青少年。百日咳的许多临床特征常常被忽视,从而造成诊断不足和治疗延误。

2. 百日咳临床特点　潜伏期通常是 7~10 天，典型病程一般持续 2~3 个月，分为 3 个阶段：卡他期、发作期、恢复期。①卡他期：一般持续 1~2 周，症状无特异性，但此阶段患者具有高度传染性；②发作期：开始出现剧烈咳嗽，多在夜间发作，由噪音、冷空气或其他刺激因素触发，即特征性的"痉挛性咳嗽"或"咳后回勾"，通常为一组 5~10 次剧烈咳嗽后出现有力的吸气动作，气流通过部分关闭的声门产生特征性的哮吼音。尽管发作时患者状态萎靡，但发作间期往往少有症状，甚至没有呼吸道感染的迹象。严重发作可导致呕吐、发绀、眼睑水肿、伸舌、流涎、颈静脉怒张等，甚至出现晕厥、结膜下出血、肋骨骨折、尿失禁、疝、颅内出血，以及中风；③恢复期咳嗽发作的频率和强度逐渐减低，该阶段通常持续 2~3 周，如再发生呼吸道感染，症状会再次加重并导致病程延长。

3. 百日咳治疗　对于疑似及有接触史的高风险患者可以不必等待实验室结果就开始治疗。痉咳前给予有效抗生素可以减轻疾病的严重性，出现痉咳后，抗生素很少改变百日咳的病程和严重性，此时使用抗生素的主要目的是阻断疾病传播。抗生素治疗时需考虑患者年龄和药物副反应，阿奇霉素和克拉霉素耐受性较好，是治疗的一线药物，如果不能耐受大环内酯类药物，甲氧苄啶/磺胺甲基异噁唑可以作为替代选择，克林霉素也可作为备选药物。困扰患儿的主要问题是频繁咳嗽，对症治疗可以改善患儿的生活质量。治疗药物包括糖皮质激素、支气管扩张剂、镇咳药，以及抗组胺药等，目前没有公认的推荐意见。

参 考 文 献

[1] Zibners L. Diphtheria, pertussis, and tetanus: evidence-based management of pediatric patients in the emergency department. Pediatr Emerg Med Pract, 2017, 14(2): 1-24

[2] Moore A, Ashdown HF, Shinkins B, et al. Clinical Characteristics of Pertussis-Associated Cough in Adults and Children: A Diagnostic Systematic Review and Meta-Analysis. Chest, 2017, 152(2): 353-367

[3] Chow MY, Khandaker G, McIntyre P. Global Childhood Deaths From Pertussis: A Historical Review. Clin Infect Dis, 2016, 63(suppl 4): S134-S141

[4] Wu DX, Chen Q, Shen KL. Recent progress in clinical research on pertussis. Zhongguo Dang Dai Er Ke Za Zhi, 2016, 18(9): 897-902

[5] 徐勇胜. 百日咳临床特征研究进展. 中国实用儿科杂志, 2016, 31(9): 712-715

第八节　布鲁菌病(骨关节病变)

一、病例资料

患者，男，37 岁，主因"间断发热 4 个月，腰腿痛 50 天，加重 3 天"于 2012 年 3 月 21 日入院。

家中长期饲养群羊,有接触史。

缘于 2011 年 11 月中旬无明显诱因出现发热,体温最高 38℃,自服退热药后大汗,热退,无畏寒、寒战、关节疼痛、咳嗽、咳痰、腹痛、腹泻、乏力、食欲缺乏等不适,未就医。反复发热 10 余天后自觉体温恢复正常。2012 年 1 月 24 日无诱因出现腰痛,伴右小腿放射酸痛,休息后不能缓解,于 2 月 7 日就诊北京某三甲医院查腰椎 X 线提示:腰椎退行性改变,第 5 腰椎不完全骶化;给予活血、营养神经等对症治疗,效果不佳。3 天前再次出现发热,体温 37.8℃,自觉腰痛明显,不能支撑躯干,坐、立时明显,于 3 月 14 日就诊当地医院查腰椎 MR 提示腰椎炎症改变,不除外布氏杆菌脊柱炎,腰椎间盘突出。3 月 20 日体温最高 38℃,为进一步诊治就诊我院急诊。以"布氏杆菌病脊柱炎"收入院。自发病以来,精神尚可,食欲正常,睡眠一般,大小便正常,体重无明显变化。

二、入院查体

T:39.6℃,HR:80 次/分,R:18 次/分,BP:126/80mmHg。发育正常,营养良好,体型匀称,强迫体位,正常面容,表情自然,神志清楚,精神尚可,查体合作,语言正常,声音洪亮,对答切题。全身皮肤黏膜无黄染。全身浅表淋巴结无肿大及压痛。颈软,无抵抗,未见颈静脉怒张,颈动脉搏动正常,未闻及明显血管杂音,气管居中,甲状腺正常,未触及明显震颤,未见包块。两肺呼吸音清晰,未闻及干湿性啰音。心率 80 次/分,律齐,心音正常。各瓣膜听诊区未闻及杂音,心包摩擦音未闻及。腹平软,无压痛反跳痛,全腹未触及包块。肝脾肋下未触及,肝-颈静脉回流征阴性,胆囊未触及明显异常,墨菲氏征阴性,双肾未触及。移动性浊音阴性,肝上界位于右锁骨中线上平第五肋间,肝区叩击痛阴性,双侧肾区叩击痛阴性。肠鸣音正常,3 次/分,未闻及振水音及血管杂音。肛门与直肠及生殖器无异常。脊柱发育正常,无畸形,生理弯曲存在,L_3、L_4、L_5 棘突压痛,右下肢直腿抬高试验阳性。四肢无畸形,无明显水肿,无下肢静脉曲张。浅感觉正常,深感觉正常,浅反射正常,肱二头肌反射正常,跟腱反射正常,生理反射存在,病理反射未引出。

三、诊断依据

(一)病情特点

1. 青年男性,起病隐匿,病程 4 个月。
2. 流行病学史　家中长期饲养群羊,有接触史。
3. 主要表现为间断发热 4 个月,腰腿痛 50 天,加重 3 天。
4. 查体　T:39.6℃,强迫体位,全身皮肤黏膜无黄染。L_3、L_4、L_5 棘突压痛,右下肢直腿抬高试验阳性。
5. 实验室和辅助检查　腰椎 X 线提示:腰椎退行性改变,第 5 腰椎不完全骶化;腰椎 MR 提示:腰椎炎症改变,不除外布氏杆菌脊柱炎,腰椎间盘突出。

(二)诊断思路

该患者属于发热伴腰腿痛病例,分析如下:

1. 布鲁菌病(骨关节病变)　患者青年男性,有牲畜接触史,反复发热、大汗 4 个月,进而出现腰腿疼痛并进行性加重,查体:L_3、L_4、L_5 棘突压痛,右下肢直腿抬高试验阳性。外院影像学检查提示:脊柱炎性改变,结合接触史,不除外布氏杆菌脊柱炎。

2. 强直性脊柱炎 是一种慢性炎性疾病,起病隐袭,主要侵犯骶髂关节、脊柱骨突、脊柱旁软组织及外周关节,并可伴发关节外表现。临床主要表现为腰、背、颈、臀、髋部疼痛,以及关节肿痛,严重者可发生脊柱畸形和关节强直。少数重症者有发热、疲倦、消瘦、贫血或其他器官受累。患者无上述临床特点,需完善自身抗体系列以排外。

3. 脊柱结核 为慢性骨关节病变,起病缓,进展慢,早期可无症状常常被忽视。脊柱结核因循环障碍及结核感染引起椎体病变所致。受累的脊柱表现有骨质破坏及坏死,有干酪样改变和脓肿形成,椎体因病变和承重而发生塌陷,使脊柱形成弯度,棘突隆起,背部有驼峰畸形,胸椎结核尤为明显。脊柱结核约占骨关节结核总数的一半,其中以儿童和青少年发生最多,所有脊椎均可受累。以腰椎为多见,胸椎次之,胸腰段占第 3 位,颈椎和骶椎较少见。患者无上述临床特点,需完善结核系列相关检查以排外。

四、初步诊断

发热待查
  布鲁菌病(骨关节病变)?
  强直性脊柱炎?

五、诊治经过

入院化验:ESR 57mm/h;布氏杆菌凝集试验阳性;血常规:WBC $6.93×10^9$/L、N 50.7%、RBC $4.28×10^{12}$/L、HGB 123g/L、PLT $275×10^9$/L。肿瘤标志物五项正常。抗核抗体 12 项:JO-1(++),余项阴性。超声(腹部):肝回声密集。心电图(普通):窦性心律不齐,正常范围心电图。放射(X 线):右中下肺病变,考虑陈旧性病变可能。PPD 试验(-)。入院后明确诊断:①布氏杆菌病并脊柱炎;②腰椎间盘突出。给予"利福平+多西环素"抗感染治疗,同时给予对症支持治疗;患者入院第 4 天体温恢复正常,腰腿痛症状明显减轻,住院 7 天好转出院,出院继续口服药物治疗共 6 周。随访病情无复发。

六、出院诊断

1. 布鲁菌病并脊柱炎
2. 腰椎间盘突出

七、经验总结

1. 布鲁菌病容易误诊和漏诊 该病系人畜共患的传染病,临床表现轻重不一,表现为发热、多汗、关节痛、肝脾淋巴结肿大等,经常误诊为关节炎、睾丸炎、腰椎间盘突出症、强直性脊柱炎、血液病等,临床医生应提高认识。

2. 布鲁菌病诊断的关键点 流行病学史,特别是牛、羊、猪等动物密切接触史、食用未严格消毒的生乳、从事动物皮毛加工相关行业人员,一旦出现上述症状要及时检查是否患上了布鲁菌病。该患者为青年男性,有牲畜接触史、反复发热、大汗 4 个月,查布氏杆菌凝集试验阳性,随即确诊。

3. 布鲁菌病的治疗 首选利福平联合多西环素,疗程 6 周,根据病情可考虑酌情增加疗程。氨基糖苷类、喹诺酮类、复方新诺明等抗生素也有不错的疗效,根据患者实际情况选择合适的药物组合进行治疗。

参 考 文 献

[1] 贺旭辉. 布氏杆菌病误诊3例分析. 中国误诊学杂志,2013,10(24):136
[2] Galińska EM, Zagórski J. Brucellosis in humans – etiology, diagnostics, clinical forms. Ann Agric Environ Med, 2013, 20(2):233 – 238
[3] 王永怡,王姝. 2013年感染性疾病热点回顾. 传染病信息,2014,1(27):1 – 2
[4] 尹国云,张永天,郭建华. 布氏杆菌病248例误诊分析. 疾病检测与控制杂志,2015,9(10):731 – 732
[5] 许英,贾金虎. 布氏杆菌病临床误诊2例分析. 临床肺科杂志,2015,20(5):949 – 950

第九节 结核病

病例1 肝结核

一、病例资料

患者,男,52岁,主因"发热伴眼黄、尿黄1个月余"于2004年8月27日入院。

病前无类似患者密切接触史,无外地旅游史,无在外不洁饮食史。既往体健,否认肝炎、伤寒、结核病史,无其他慢性病史,无外伤手术史,无中毒史,无药物过敏史。无烟酒嗜好。

缘于2004年7月24日凌晨1时左右无明显原因出现发热,伴有中上腹胀,无畏寒、寒战,无恶心、呕吐,无腹痛、腹泻,无咳嗽、咳痰,无咽痛、流涕等不适,体温最高达40℃,就诊于当地医院,给予川琥宁、青霉素静脉滴注及物理降温后,无明显效果,加用地塞米松后体温降至正常,2小时后体温再次升高到39.0℃左右,查肝功异常(具体不详),尿胆红素阳性,考虑"肝炎",于7月26日就诊于当地传染病医院,化验各项肝炎标志物均阴性,HIV标志物阴性,布氏杆菌、伤寒、斑疹伤寒、肾综合征出血热,EB病毒等病原检查均无异常,血WBC 3.4×10^9/L、N 72.5%,肝功:ALB 44g/L、TBIL 57.03μmol/L、DBIL 30.08μmol/L、ALT 381U/L、AST 289U/L;自身免疫指标阴性。骨穿未见明确异常。给予甘利欣、还原型谷胱甘肽等保肝降酶治疗,头孢曲松钠、左氧沙星等抗感染治疗,体温仍高,波动在38.0~39.0℃,(使用吲哚美辛栓后可降至正常)。7月28日发现眼黄,尿黄,尿色逐渐加深如浓茶样,无大便发白,无皮肤瘙痒,复查肝功:

ALB 41g/L、TBIL 99.4μmol/L、DBIL 43.3μmol/L、ALT 478U/L、AST 423U/L。为进一步诊治又转入某医科大学第一医院，查血 WBC 2.2×10^9/L，N 54.7%。血淀粉酶无异常。血沉正常。腹部 CT 示脂肪肝、脾大、胆囊炎、胰腺肿大。行胆囊 MRI 示胆囊炎改变，肝内外胆道未见明显扩张。给予甘利欣、还原型谷胱甘肽、门冬氨酸钾镁、思美泰等保肝、降酶、退黄治疗，头孢哌酮舒巴坦、左氧氟沙星治疗，体温仍不退，波动在 38.0～39.0℃。8 月 23 日复查肝功：ALB 26.5g/L、TBIL 114.4μmol/L、DBIL 52μmol/L、ALT 34U/L、AST 55U/L。腹部 CT：①肝大、脾大；②胆囊炎；③少量腹水、双侧胸腔积液、双下肺炎性病灶。为进一步诊治再次转院到北京某传染病医院，以"发热黄疸待查"收住院。患者发病以来精神睡眠一般，无恶心、呕吐，无咳嗽、咳痰，无鼻出血及牙龈出血，大便正常，无白陶土样便及黑便，小便量无减少，体重无明显减轻。

二、入院查体

T：38.0℃，HR：100 次/分，R：22 次/分，BP：120/75mmHg。发育正常，营养中等，面色红，神志清楚，问答切题，查体合作。全身皮肤未见皮疹，无皮下结节，全身皮肤明显黄染，无皮下出血点，肝掌阴性，未见蜘蛛痣。浅表淋巴结未触及肿大。双眼睑无充血，巩膜中度黄染，瞳孔等大等圆，对光反射灵敏。鼻腔通畅，鼻中隔无异常，嗅觉无减弱，鼻旁窦区无压痛，耳郭无畸形，外耳道无异常分泌物，乳突无压痛，听力无减弱。口唇淡红，牙龈无溢血、萎缩，舌苔厚白，伸舌居中，无震颤，口腔黏膜完整，咽部无充血，扁桃体无肿大。颈部软，运动无受限，无颈静脉怒张，气管居中，甲状腺不肿大，无结节、震颤。胸廓无畸形，运动无受限，胸壁无水肿，肋骨无压痛，双乳对称，无红肿、压痛，无肿块，呼吸运动对称，语颤两侧相称，两肺叩诊呈清音，听诊呼吸音粗，双下肺偶可闻及湿性啰音，无胸膜摩擦音。心尖冲动有力，心前区无异常搏动，无抬举性冲动及细震颤，心界不扩大，心率 100 次/分，律齐，心音有力，心脏各瓣膜听诊区未闻及杂音，无心包摩擦音。腹饱满，无腹壁静脉曲张，腹软，全腹无压痛及反跳痛，未触及肿块，肝右肋下约 2cm，质中、边缘锐利，无触痛，剑突下未触及，脾左肋下 5cm，质中、边缘锐利，无触痛，莫菲氏征阴性，肝上界右锁骨中线第五肋间，肝脾区轻叩痛，移动性浊音阴性，肠鸣音 3 次/分。肛门及外阴未见异常。脊柱无畸形，棘突无压痛，双肾区无叩痛，四肢关节无红肿及运动障碍，双下肢无水肿。生理反射存在，病理反射未引出。

三、诊断依据

（一）病情特点

1. 中年男性，急性起病，病程 1 个月余。
2. 流行病学史无特殊。
3. 主要临床特征为反复发热伴眼黄、尿黄，外院使用多种广谱抗生素治疗无效。
4. 查体 见皮肤巩膜黄染，肝脾大。其他无明确异常。
5. 实验室和辅助检查 提示存在明显肝损害，血白细胞降低，血沉不快，自身免疫指标阴性。腹部 CT、MRI 未见占位性病变。

（二）诊断思路

该患者属于明确的不明原因发热（fever of unknown origin，FUO）病例，由于诊疗技术的进步，FUO 病因构成较以往已经发生了变化，按照 FUO 诊断思路，分析如下：

1. **感染性疾病** 占 FUO 比例的 15%~25%。该患者病程超过 1 个月，主要表现为反复发热，血白细胞总数不高，辅助检查及骨髓穿刺未提示感染病灶，常规抗感染无效，因此一般细菌感染证据不支持。能引起长期发热的感染性疾病如结核、布鲁菌病、黑热病、EB 病毒、巨细胞病毒等也无证据支持。虽然有上述特点，但尚不能完全除外细菌等感染性疾病。患者肝脏损害明显，必要时可考虑肝穿刺活检辅助诊断。

2. **风湿结缔组织疾病** 占 FUO 比例的 15%~25%。该类疾病女性多见，并且辅助检查多有异常发现，如自身抗体、免疫球蛋白、血沉等。该患者不具备上述特点，进一步检查除外。

3. **肿瘤性疾病** 约占 FUO 比例的 20%。实质脏器占位性病变可以通过影像学检查发现，但其中最不容易诊断的是血液系统肿瘤，如淋巴瘤、恶性组织细胞病，该类疾病诊断依靠组织活检病理，可根据患者病情进行相应的检查。

4. **其他** 约占 FUO 比例的 10%。如药物热、甲状腺功能亢进等，患者病情特点不支持。

5. **未明确诊断** 约占 FUO 比例的 10%。有部分病例，即使使用各种手段，仍有部分患者不能最终明确诊断。

四、初步诊断

1. 不明原因发热
   细菌感染？
   肿瘤：淋巴瘤？恶性组织细胞病？
2. 肝损害

五、诊治经过

1. **第一阶段** 8 月 28 日至 9 月 12 日

入院后体温最高 39.2℃，无畏寒、寒战，化验血常规：WBC 3.7×10^9/L、N 80%、HGB 100g/L、PLT 106×10^9/L，异常淋巴细胞 0，嗜酸细胞计数 66×10^6/L。肝功：TBil 103.8μmol/L、DBIL 81.7μmol/L、ALT 31U/L。ESR 5mm/h。PT/PA 12.4 秒/103%。给予哌拉西林/他唑巴坦抗感染，茵栀黄注射液、复方甘草酸苷注射液等保肝、降酶、退黄治疗，患者日体温波动在 37.5~39.4℃。9 月 1 日腹部 B 超示：肝脾大，腹水。胸片：右侧胸腔少量积液，右下肺盘状肺不张。9 月 3 日复查血常规：WBC 2.9×10^9/L、N 50%、HGB 101g/L、PLT 165×10^9/L。肝功：TP 70g/L、A/G 35/35g/L、TBIL 79.8μmol/L、DBIL 59.7μmol/L、ALT 33U/L、AST 56U/L、ALP 1107U/L、GGT 477U/L、TBA 15μmol/L、CHE 1524U/L、LDH 500U/L。电解质：Na^+ 128.7mmol/L。PT/PA 12.8 秒/90%。结核抗体检查阴性。PPD 试验阴性。甲、乙、丙、戊肝炎病毒指标阴性。行骨髓穿刺检查，结果提示骨髓增生减低，有核细胞减少，不考虑血液系统疾病。停哌拉西林/他唑巴坦钠，抗生素升级为亚胺培南/西司他丁钠，体温仍在 39℃ 以上，感乏力，食欲差，9 月 6 日行肝穿组织活检术。9 月 10 日复查血常规：WBC 3.0×10^9/L、GRA 68%、RBC 2.78×10^{12}/L、HGB 86g/L、PLT 232×10^9/L。肝功：TP 65g/L、A/G 34/31g/L、TBIL 46.7μmol/L、DBIL

34.8μmol/L、ALT 32U/L、AST 53U/L、ALP 1010U/L、GGT 569U/L、TBA 6μmol/L、CHE 1194U/L、LDH 406U/L。ESR 25mm/h。9月12日肝穿病理回报（图2-4）：肉芽肿性肝炎、不除外分枝杆菌或特殊真菌类感染所致，需做特殊染色进一步鉴别。免疫组化：HBV、HCV、CMV、EBV病毒学检查阴性。给予克拉霉素治疗，肝穿标本送外院复查。患者仍反复发热。

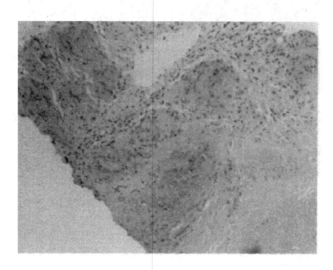

图2-4　肉芽肿性肝炎

2. 第二阶段　9月13日至9月26日

患者仍发热，以午后为主，昨日体温最高39.1℃，感乏力，夜间有盗汗。查体皮肤巩膜黄染减轻，肺部听诊呼吸音减低，无其他异常。腹部平软，无压痛、反跳痛，肝右肋下约2cm，脾左肋下5cm，无触痛，肝区轻叩痛，移动性浊音阴性。双下肢无水肿。9月20日复查血常规：WBC 2.3×10^9/L、N 79.6%、HGB 76g/L、PLT 220×10^9/L。生化：A/G 35/26g/L、TBIL 29.4μmol/L、DBIL 20.6μmol/L、ALT 33U/L、AST 35U/L、ALP 666U/L、GGT 663U/L、TBA 4μmol/L、CHE 1283U/L、LDH 348U/L，电解质 Na^+ 120.3mmol/L、K^+ 3.77mmol/L、Cl^- 81.9mmol/L。ESR 21mm/h，PT/PA 12.9秒/88%。胸片：考虑粟粒性肺结核（图2-5）。外院肝组织病理诊断：2条肝穿组织分别长约1.2cm及1.3cm。肝组织内可见约30个肉芽肿，多位于汇管区及汇管区周围，亦可见于小叶内。肉芽肿主由上皮样细胞及多核巨细胞构成，其间及周围有少量的淋巴细胞及中性粒细胞，约1/3肉芽肿中心可见坏死，抗酸染色可见少量抗酸杆菌（1~2个/一个坏死灶）。肉芽肿与周围肝细胞界不清，后者绕肉芽肿呈现大泡性脂变。肝窦细胞反应极活跃，在中央静脉周围区可见微小肉芽肿形成。病理诊断：肝内多量结核结节，由于病变（肉芽肿）程度近似，考虑为血源播散。患者诊断肝结核、粟粒性肺结核明确。9月23日转结核病院，26日患者突发头痛，行腰穿提示结核性脑膜炎，当晚突发心跳呼吸骤停，抢救无效死亡。

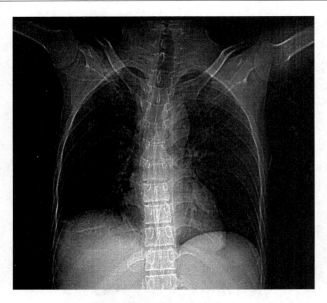

图2-5 粟粒性肺结核

六、死亡诊断

1. 肝结核继发粟粒性肺结核、结核性脑膜炎并低钠血症
2. 肝损害

七、经验总结

1. FUO诊断　FUO是临床上比较棘手的疾病，临床医生应充分了解FUO的疾病谱，有针对性的进行检查。不同人群、不同地区、不同医院、甚至不同科室收治不明原因发热疾病时都有不同的特点，临床医生应加强学习，不但熟悉本专业特点，还要对不同专业具有相似表现的疾病有充分的认知。

2. 结核是FUO中最常见的病因　肺结核相对容易诊断，但肺外结核如果没有发现病灶是很难进行病原诊断的。该病例以肝脏损害为主要表现，但腹部影像检查未提示有占位性改变，特别是经对症治疗后肝功明显好转，降低了对结核诊断的警惕性，同时由于原发性肝结核不多见，导致患者在第一阶段未能及时诊断，医生临床经验不足也是一个非常重要的原因。

3. 目前肺外结核诊断尚缺乏敏感性、特异性均很高的辅助检查手段。该患者发病很长时间内结核相关检查包括血沉、结核抗体、PPD试验全部为阴性，对诊断造成很大困难。因此除非有特别证据，结核是不能轻易除外的。

4. 胸片或肺部CT的诊断价值　该患者入院是胸片未见肺实质病变，但在病情第二阶段，入院3周后复查提示粟粒性肺结核，这是由于肺外结核长期得不到有效治疗而发生血源播散，因此动态观察胸片或肺部CT的变化对于结核诊断有帮助。

5. 抗酸染色　结核杆菌抗酸染色阳性，一旦标本得到阳性结果对诊断有决定意义。该患者肝组织病理检测第一次抗酸染色未得到阳性结果，同样标本在另一科室却获得截然不同的结果,可见抗酸染色需要标准规范,否则容易造成漏诊。

6. 诊断性治疗 临床上高度怀疑结核,即使不能得到病原诊断,但为了抢救生命可考虑治疗性诊断,使用规范抗结核治疗后一旦体温复常、症状改善,可临床诊断结核。该患者由于临床特点不突出,很多检验检查结果阴性,在入院后未能及时给予结核诊断及进行治疗性诊断,临床医生应引起足够的重视。

参 考 文 献

[1] Sinan T, Sheikh M, Ramadan S, et al. CT features in abdominal tuberculosis: 20 years experience. BMC Med Imaging, 2002, 2(1): 3
[2] 罗红雨,何艳,龚国忠. 肝结核26例临床分析. 中国实用内科杂志, 2009, 29(S1): 92 – 93
[3] 游绍莉,朱冰,臧红,等. 肝结核6例诊断分析. 人民军医, 2012, 12: 1211
[4] Wong SS, Yuen HY, Ahuja AT. Hepatic tuberculosis: a rare cause of fluorodeoxyglucose hepatic superscan with background suppression on positron emission tomography. Singapore Med J, 2014, 55(7): e101 – e103
[5] 薛晓微. 6例肝结核的临床特征分析. 浙江大学, 2015
[6] 汤善宏,曾维政,吴晓玲,等. 肝结核1例报告并文献复习. 临床肝胆病杂志, 2016, 32(3): 549 – 551

病例 2　骨结核(腰椎结核)

一、病例资料

患者,男,78岁,山西人,因"发热1个月余"于2016年12月30入院。

病前半个月前被猫抓伤,3天后猫死亡,否认发热患者接触史,无输血及血制品史。既往体健,无其他传染病及脏器慢性病史,无手术史,无药物及食物过敏史。无烟酒嗜好。

缘于1个月余前无明显诱因自觉发热(未测体温),伴畏寒、乏力、食欲缺乏,轻微咳嗽,自以为"感冒",口服感冒药对症处理,症状未见好转。12月19日就诊当地医院,测体温39℃,伴畏寒,查血常规、肝肾功能等均正常,仍考虑"上呼吸道感染",先后给予左氧氟沙星、头孢类抗生素,无效。2016年12月20日当地医院查血常规正常,肝肾功能、血糖正常,血沉60mm/h,腹部超声未见异常,胸片未见异常。12月25日开始给予地塞米松抗炎,体温可恢复正常,热退后患者一般情况明显改善。26日晨体温再次升高,给予退热药后为求进一步诊治转来我院。自发病以来,精神欠佳,食欲差,睡眠一般,大便少,尿量可,患者明显消瘦,体重较前下降约10kg。

二、入院查体

T: 36.8℃, HR: 93次/分, R: 20次/分, BP: 111/78mmHg。体形消瘦,步入病房,自动体位,查体合作。神志清楚,精神欠佳,应答切题,定向力、记忆力、计算力正常,面色正常，皮肤、巩膜无黄染，未见淤点、淤斑。全身浅表淋巴结未扪及肿大。心肺未见异常。腹部平，未见腹壁静脉曲张，全腹软，无压痛、反跳痛，肝右肋下未及，剑突下未及，莫菲氏征阴性，脾左肋下未及，肝上界位于右锁骨中线第五肋间，肝、脾、双肾区无叩痛，移动性浊音阴性，肠鸣音5次/分，不亢进。双下肢无水肿。生理反射存在，病理征未引出。

三、诊断依据

（一）病情特点

1. 老年男性，急性起病，病程1个月。
2. 病前半个月前有猫抓伤，3天后猫死亡，无外地旅游史，无其他特殊病史。
3. 临床特征主要表现为反复高热，伴畏寒、乏力、食欲缺乏，轻微咳嗽，无其他伴随症状，左氧氟沙星、头孢类抗生素无效。
4. 查体 未见明确异常。
5. 实验室和辅助检查 外院化验血沉明显升高。血常规、肝肾功、血糖正常。胸片、腹部B超未见异常。

（二）诊断思路

发热待查：患者老年男性，既往体健，病程1个月余，无明确流行病学史，主要表现为发热，消瘦明显，伴畏寒、乏力、食欲缺乏，查体无特殊阳性体征，化验提示血沉增快，余化验未见明显异常，胸腹部影像学检查未见明显异常；当地应用左氧氟沙星、头孢等抗生素效果不佳。

1. 感染性疾病 患者发热、畏寒，需考虑细菌感染，但其血象不高，常用抗生素无效，血沉明显升高，需警惕结核杆菌、立克次体及EB病毒、巨细胞病毒等感染可能。
2. 肿瘤性疾病 患者老年男性，高龄，发热，血象不高，抗生素效果不佳，消瘦明显，血沉快，不除外肿瘤性疾病，需完善辅助检查明确。

四、初步诊断

1. 感染性疾病：结核？
2. 肿瘤性疾病？

五、诊治经过

1. 第一阶段 2016年12月30日至2017年1月14日

患者入院后急查：血 WBC 8.80×10^9/L、N 77.80%、BRC 4.13×10^{12}/L、Hb 124.00g/L、PLT 228×10^9/L。CRP 23.71mg/L。PCT 0.39ng/ml。ESR 19mm/h。铁蛋白>2000.00ng/ml。生化：TP 58g/L、ALB 30g/L、ALT 56U/L、AST 58U/L、CHE 3484U/L、Na^+ 126mmol/L，肾功正常。梅毒螺旋体抗体、HIV抗原/抗体、布氏杆菌凝集试验均阴性。EBV、CMV病毒学指标阴性。肥大、外斐氏反应阴性。甲状腺功能正常。莱姆病抗体阴性。肺炎支原体、衣原体抗体阴性。自身抗体指标阴性。结核抗体阴性。ELISPOT阴性。两次血培养阴性。腹部B超：肝右叶低回声；肝回声增粗；肝囊肿；脾大、副脾。患者有被猫抓伤史，不除外不常见病原体如立克次体、螺旋体等感染，予以利福平和多西环素抗感染治疗4天,患者体温无好转。2017年1月5日行骨髓穿刺检查,涂片及培养未见异常。患者仍反复发热,2017年1月6日患者诉腰椎疼痛,体温最高达39.3℃,伴畏寒、寒战。查体:腰椎处有压痛。急查血常规:WBC 9.12×10^9/L、N 82.3%、HGB 121g/L、PLT 166×10^9/L、PCT 0.254ng/ml、CRP 75.14mg/L。肺部CT:纵隔间隙可见多个肿大淋巴结。双侧胸膜增厚,临近高密度影,考虑坠积效应,不除外炎症。肺气肿。腹部MR提示:脾大,副脾,脾静脉曲张;动脉期肝内斑片状强化影,考虑为异常灌注。肝囊肿,双肾囊肿。腰椎平片未见异常。调整抗生素为头孢哌酮舒巴坦+万古霉素抗感染治疗4天后,体温仍无明显好转,伴咳嗽、咳痰,2017年1月9日复查肺CT:双侧胸膜增厚,临近高密度影,考虑坠积效应,不除外炎症,与2017年1月2日CT片比较病变稍进展,并伴双侧少量胸腔积液,建议复查。双肺尖陈旧性病变。肺气肿。G试验阳性,痰涂片可见真菌孢子和假菌丝,考虑真菌感染,给予伏立康唑抗真菌治疗,患者体温有下降趋势,仍伴有腰痛,建议患者行腰椎MR检查,患者拒绝,家属要求出院。劝阻无效后出院。

2. 第二阶段 随访。

患者出院后病情无好转,仍持续发热,电话随访得知1个月后在当地住院治疗,行腰椎MR检查提示腰椎感染性病变,伴有骨质破坏,压迫神经,后予手术治疗,标本抗酸染色阳性,诊断骨结核明确,给予抗结核治疗后体温恢复正常,疾病逐渐康复。

回顾性检查当时入院腹部MR发现,腰椎存在明显的信号异常,见图2-6箭头方向。

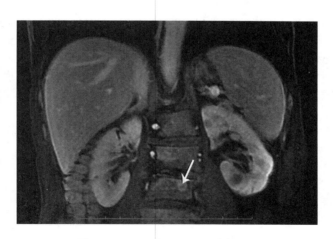

图2-6 2017年1月6日腹部MR

注:椎体病变部位箭头(圆形高密度病灶)

六、出院诊断

腰椎结核

七、经验总结

1. 结核在很多情况下难以诊断,常用检查如结核抗体、PPD试验、ELISOPT敏感性不是很高，临床医生应提高对结核病的认识，特别是肺外结核，除外应慎重。患者最终诊断腰椎结核，这与医生临床上未引起足够重视有关。

2. 该患者入院查腹部 MR 时腰椎有异常信号，但放射科医生按常规对腹部 MR 出报告，对未申请的部位病变未注意到异常，放射科医生工作应注意改进。

3. 该患者入院后出现腰痛，腰椎平片未见异常，建议行腰椎 MR 检查时由于患者原因未能进行检查造成疾病延误诊断，病情进展，最终手术治疗。因此医生在关键时不但要合理安排检查，还要与患者充分沟通，把必要的检查落实，避免误诊和漏诊。

参 考 文 献

[1] 甄平, 刘兴炎, 李旭升, 等. 老年脊柱结核的临床表现及影像学特点. 中国脊柱脊髓杂志, 2008, 18(8): 600-604
[2] 陈新中, 王忠, 薛森林, 等. 骨与关节结核重复多次误诊的原因分析. 临床误诊误治, 2010, 23(5): 461-462
[3] 肖志辉. 脊柱结核的 MRI 和 CT 诊断价值. 临床和实验医学杂志, 2010, (5): 358-359
[4] 夏泽民. 骨关节结核的影像诊断与误诊. 中国医药科学, 2012, 2(14): 158、185
[5] 张荣怀, 高建苑, 张倩, 等. 老年性骨质疏松症伴脊柱结核 1 例分析. 中国误诊学杂志, 2012, 12(10): 2326
[6] 严林, 邢天柱. 脊椎结核 11 例误诊分析. 临床合理用药杂志, 2013, 6(8): 119
[7] 李伟, 陆声. 老年腰椎结核误诊误治分析. 临床误诊误治, 2014, 27(2): 31-33

第十节　肝脓肿

病例 1　肺炎克雷伯杆菌肝脓肿

一、病例资料

患者，男，61 岁，主因"畏寒、发热半个月"于 2015 年 8 月 16 日入院。

否认类似患者密切接触史。无输血及血制品应用史。

缘于 8 月 5 日无诱因出现畏寒、发热，最高体温 37.8℃，无寒战，无咳嗽、咳痰、腹痛、腹泻等其他不适，初以为感冒，自服感冒药，效不佳，8 月 11 日入住当地医院，检查空腹及餐后血糖高，具体不详；腹部 CT 提示"肝占位病变，考虑肝脓肿"，今为进一步治疗来我院，门诊以"肝脓肿"收入。自发病以来，精神尚可，食欲正常，睡眠正常，大小便正常，体重无明显变化。

二、入院查体

T：37.2℃，HR：90次/分，R：17次/分，BP：118/78mmHg。神志清楚，皮肤巩膜无黄染，未见皮疹，肝掌可疑阳性，未见蜘蛛痣，心肺无异常，腹软，无压痛、反跳痛，肝脾肋下未触及，肝区无叩击痛，移动性浊音阴性。

三、诊断依据

（一）病情特点

1. 患者中年男性，病程半个月。
2. 否认类似患者密切接触史。无输血及血制品应用史。
3. 临床表现为"畏寒发热半个月"。
4. 查体 T：37.2℃，神志清楚，皮肤巩膜无黄染，肝掌可疑阳性，腹软，无压痛、反跳痛，肝区无叩击痛，移动性浊音阴性。
5. 实验室和辅助检查 空腹及餐后血糖高，腹部CT提示"肝占位病变,考虑肝脓肿"。

（二）诊断思路

该患者属于发热伴肝占位病例，分析如下：

1. 肝脓肿 是细菌、真菌或溶组织阿米巴原虫等多种微生物引起的肝脏化脓性病变，其中细菌性肝脓肿约为80%，阿米巴性肝脓肿约为10%，真菌性肝脓肿占比低于10%。肝脓肿多见于中老年人及糖尿病患者，临床特点为畏寒发热、肝区疼痛、肝大和局部压痛为主要表现。该患者临床符合上述特点，需进一步行引流物培养以确定病原学诊断。

2. 原发性肝癌 是我国常见的恶性肿瘤之一，既往有慢性病毒性肝炎病史者为高发人群，临床表现为原因不明的肝区疼痛、消瘦、进行性肝大，可出现畏寒发热症状，甲胎蛋白水平升高等。该患者临床无上述特点，但需排外原发性肝癌液化坏死可能，需进一步行增强影像学及肿瘤标志物检查以明确。

3. 肝包虫病 是牧区常见的寄生虫病，也称肝棘球蚴病。在我国主要流行于新疆、青海、宁夏、甘肃、内蒙古和西藏等畜牧业发达省区。包虫囊肿在肝内逐渐长大，依所在部位引起邻近脏器的压迫症状，并可发生感染，破裂播散及空腔脏器阻塞等并发症。该患者临床无上述特点，但需排外肝包虫囊肿破裂播散可能，需进一步行增强影像学以明确。

四、初步诊断

1. 肝脓肿
2. 糖尿病

五、诊治经过

入院查血生化：ALB 30g/L、ALT 15U/L、AST 19U/L、GGT 156U/L、GLU 6.3mmol/L、其他正常。血常规：WBC 9.53×10^9/L、N 76.34%、HGB 125g/L、PLT 268×10^9/L。癌胚抗原（电化学发光）4.64ng/ml。ESR 53mm/h。糖化血红蛋白7.7%。CRP 113.27mg/L。超声引导下肝脏穿刺引流液细菌培养：肺炎克雷伯菌。肝穿病理：淤胆性肝炎，并胆管阻塞性炎症改变，结合临床不除外炎症病灶周围肝脏反应性改变。入院诊断：①细菌性肝脓肿；②2型糖尿病；③淤胆性肝炎。给予彩超引导下置管引流，"头孢哌酮钠舒巴坦"抗感染及降糖、对症支持治疗，入院后第3天患者体温正常，共治疗6周，复查腹部彩超液性区消失，治愈出院。

六、出院诊断

1. 细菌性肝脓肿
2. 2型糖尿病
3. 淤胆性肝炎

七、经验总结

1. 肝脓肿易患因素　肝胆疾病、糖尿病、侵袭性操作、免疫功能抑制等是肝脓肿的易患因素，该患者有隐匿的糖尿病病史，具有发生肝脓肿基础，而肺炎克雷伯菌是最常见的引起肝脓肿的病原体。

2. 肝脓肿的诊断　一旦怀疑肝脓肿，在使用抗生素之前，要留取血标本进行培养，同样如果能够进行肝脏脓肿穿刺，组织或脓液培养对于培养到病原体也非常重要。获得病原体不但有助于诊断，而且通过药敏试验可以更加合理有效的使用抗生素。

3. 肝脓肿的治疗　合理使用抗生素及持续脓肿引流是最有效的方法，抗生素选择要考虑到引起肝脓肿最常见的病原体特性，同时抗生素疗程要足够，一般4~6周。

参 考 文 献

[1] Kaplan GG, Gregson DB, Lauplaud KB. Population based study of the epidemiology of and the risk factoers for pyogenic liver abscess. Clin Gastroenterol Hepatol, 2004, 2: 1032-1038
[2] 叶敬曼, 陈燕凌. 88例细菌性肝脓肿病原菌菌群分析. 中华医院感染学杂志, 2009, 19(9): 1163-1165
[3] 葛瑛, 刘正印, 李太生. 118例细菌性肝脓肿临床特点分析. 传染病信息, 2011, 24(2): 79-81
[4] 李丹, 高杲, 江红, 等. 细菌性肝脓肿37例临床特征分析. 肝脏, 2013, 18(5): 287-290
[5] 龚剑, 戴维, 潘志刚. 细菌性肝脓肿118例临床分析. 中华全科医师杂志, 2013, 12(3): 211-213
[6] 郭辉, 田力. 细菌性肝脓肿伴糖尿病70例临床分析. 中国实验诊断学, 2014, 18(5): 852-853
[7] 袁兴贵, 张伟阳, 方兴亮, 等. 细菌性肝脓肿患者的病原菌分布及耐药性分析. 中国卫生检验杂志, 2016, 26(9): 2874-2876

病例2　木糖氧化产碱杆菌肝脓肿

一、病例资料

患者，男，48岁，湖北咸宁人，主因"间断发热、右上腹痛4年余"于2016年11月11日入院。

病前否认类似患者接触史，无输血及血制品史，无牛羊接触史，无疫水接触史。既往于1999年因胆囊结石行腹腔镜下胆囊切除术，无烟酒等不良嗜好。

缘于2012年11月无明显诱因出现持续发热，体温最高40℃，稍感畏寒，伴右上腹痛，间歇性加重。就诊于当地医院，行CT检查提示肝右叶低密度灶，行肝穿引流培养：粪肠球菌，给予头孢哌酮舒巴坦、替考拉宁抗感染治疗8周，体温正常后出院。出院后仍间断有发热，体温可达38.5℃，仍间断有右上腹钝痛，在当地复查肝脏病灶仍持续存在，未再有液化。此后间断使用抗生素治疗，包括氟喹诺酮类、碳青酶烯类、甲硝唑等，每次均治疗6周左右。治疗后体温可恢复正常，但停药后病情仍反复出现，复查肝脏病灶无明显变化。2014年9月患者再次出现发热，体温最高38.2℃，伴有腹痛，就诊于武汉某医院感染科，诊断为肝脓肿，给予比阿培南、奥硝唑、莫西沙星、头孢哌酮舒巴坦等抗感染治疗，1个月后体温恢复正常，2个月后出院。之后患者仍间断有低热、右上腹钝痛，多次在当地医院就诊，未再给予抗生素治疗。2015年曾使用中药治疗1个月余。2016年7月起上述症状再次加重，间断使用药物治疗（具体不详）自觉效果不佳。2016年7月患者感右上腹部疼痛加重，为胀痛，可以忍受，间断发热，体温最高38.5℃左右，可自行下降，伴轻度畏寒，10月20日再次在当地住院治疗。化验血常规：WBC 10.6×10^9/L，N 76.5%，HGB 127g/L，PLT 232×10^9/L，肝功能：ALB 40g/L，BIL正常，ALT 19U/L，AST 24U/L，ALP 1018U/L，GGT 276U/L。腹部CT提示：①肝右叶、左叶蜂窝状低密度病灶并胆管积气扩张，考虑感染性病变；②脾大。先后给予头孢孟多、奥硝唑、亚胺培南西司他丁、左氧氟沙星、头孢哌酮舒巴坦等治疗效果不佳，于2016年11月11日转来我院。患者发病以来精神睡眠一般，无恶心、呕吐，无咳嗽、咳痰，无鼻出血及牙龈出血，大便正常，无白陶土样便及黑便，小便量无减少，体重减轻10kg。

二、入院查体

T：36.3℃，HR：111次/分，R：17次/分，BP：124/85mmHg。面色稍暗，皮肤巩膜无黄染，肝掌阴性，未见蜘蛛痣，浅表淋巴结未触及。扁桃体不大，胸廓对称，双侧肺呼吸音清晰，未闻及干湿啰音。心界不大，心律规则，各瓣膜听诊区未闻及杂音。腹部平坦，腹壁可见两处腹腔镜术后瘢痕，腹壁静脉未见曲张，未见肠型及蠕动波，腹壁柔软，全腹无压痛及反跳痛，肝脏肋缘下未触及，胆囊肋下未触及，脾脏肋缘下未触及，墨菲氏征阴性，肝区叩痛，脾区无叩痛，肝浊音界位于右锁骨中线第五肋间，移动性浊音阴性，肠鸣音正常。双下肢无水肿。

三、诊断依据

（一）病情特点

1. 中年男性，病情迁延，病程长，达4年余。
2. 流行病学史无特殊。既往有胆囊切除病史。
3. 主要表现为反复发热伴右上腹部疼痛，外院多次诊断肝脓肿，使用多种广谱抗生素常规抗感染治疗无效。
4. 查体　主要阳性体征为肝区叩痛。其他无明确异常。
5. 实验室和辅助检查　外院化验血白细胞及中性比例升高，生化提示ALP、GGT明显升高，腹部CT提示肝右叶、左叶蜂窝状低密度病灶并胆管积气扩张，脾大。

(二)诊断思路

该患者有发热、腹痛等临床症状,辅助检查提示病变部位位于肝脏,多次肝穿提示肝脓肿,但只有第一次住院期间脓肿有液化,脓液培养有粪肠球菌生长,此后病灶持续存在,肝穿虽然提示脓肿,但病灶未再出现液化。考虑原因如下:

1. 患者免疫功能可能有问题,抵抗力低,容易反复感染。
2. 肝脏病变是由特殊病原体引起的,常规药物治疗效果差,或需要长期治疗。

四、初步诊断

肝脓肿

五、诊治经过

(一)第一阶段(2016年11月11日至2016年12月13日):确定诊断阶段

1. 化验及辅助检查 入院后化验血常规:WBC $10.7×10^9$/L、N 78.61%、HGB 96g/L、PLT $277×10^9$/L。ESR 107mm/h。生化:ALB 32g/L、GLO 48g/L、TBIL 17.4μmol/L、DBIL 9.1μmol/L、ALT、AST 正常,ALP 527U/L、GGT 214U/L。自身抗体阴性。肿瘤标志物阴性、肝癌早期预警阴性。血培养阴性。CD4/CD8 509/288。腹部MR(图2-7)提示:肝脏形态不规整,肝表面不光滑,各叶比例失常,肝内见不规则片状长T_1长T_2信号影,边界不清,最大截面约12.1cm×10.7cm,增强扫描病变呈不均匀环形强化,其内见多发小分隔样强化,中心见多发小囊状无强化区,动脉期病变周围见片状强化,门脉及延迟期呈等/稍高信号。右膈上、肝门及腹膜后见多发淋巴结。诊断:①肝内占位性病变,考虑感染性病变;②肝右叶未见明确显示;脾大,少量腹水;③左肾小囊肿;④胆囊切除术后改变;⑤右膈上、肝门及腹膜后淋巴结。

2. 肝组织穿刺活检及培养。由于患者一般情况尚可,虽然上述结果提示感染性病变,但为明确诊断暂不给予抗生素治疗。

(1)2016年11月17日行第一次肝穿,穿刺后第二天患者体温上升至39.2℃,未特殊治疗,第三天自行恢复正常。肝组织病理结果(图2-8):肝组织及坏死组织,伴炎性纤维组织包裹,符合慢性肝脓肿。免疫组化:HBsAg(-),HBcAg(-),Hepa(+),CD34(血管+),mum-1(+),CD3(灶+),CD10(+),CD20(灶+),CD68。特殊染色(-)。但组织细菌培养为阴性。

(2)2016年11月28日行第二次肝穿,穿刺后第二天患者体温上升至38.7℃,未特殊治疗,第三天自行恢复正常。肝组织病理结果(图2-9):刺肝组织内见片状坏死区,由细胞碎屑及无结构物质组成,坏死区边缘见上皮样细胞增生及大量分叶核细胞浸润,偶见多核巨细胞;周围大量纤维组织增生伴大量混合性炎细胞浸润,与周围肝组织形成交界区;肝细胞局灶变性萎缩,散在炎细胞浸润。诊断:慢性肝脓肿伴肉芽肿性炎。但组织细菌培养为阴性。

(3)2016年12月6日行第三次肝穿,穿刺后当天患者体温上升至39℃,给予头孢哌酮舒巴坦和复方新诺明联合抗感染治疗,第三天体温恢复正常。肝组织送解放军第三〇二医院和北京大学人民医院检验科同时培养,结果提示为木糖氧化产碱杆菌。药敏提示哌拉西林、哌拉西林/舒巴坦、亚胺培南、美罗培南、左氧氟沙星、复方新诺明敏感；氨曲南、庆大霉素、头孢曲松、阿米卡星耐药。

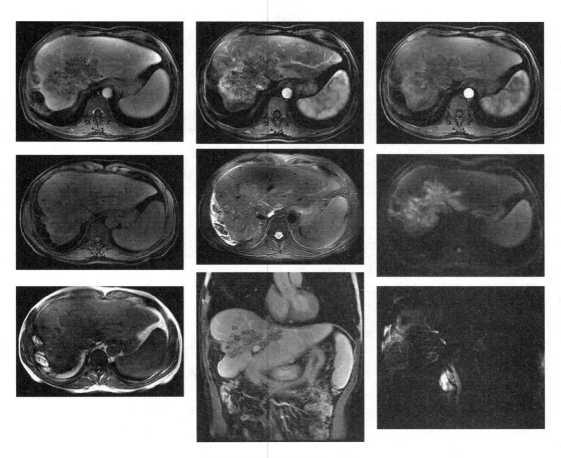

图2-7　腹部核磁平扫+增强

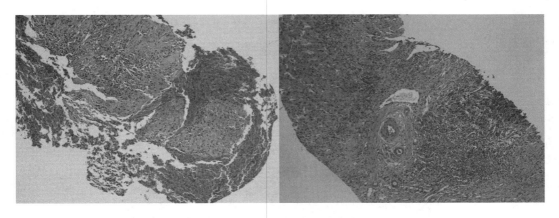

图2-8　11月17日肝组织病理

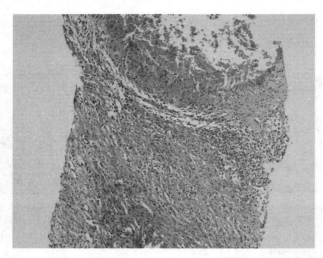

图2-9 11月28日肝组织病理

(二)第二阶段(2016年12月14日至2017年8月31日):治疗及随访阶段

1. 治疗方案 根据细菌药敏特点,考虑经济及需要长期治疗,12月13日治疗方案调整为左氧氟沙星联合复方新诺明口服治疗,12月20日复查腹部CT后带药出院,患者未再出现发热。

2016年12月20日腹部CT(图2-10):病灶累及范围:12.1cm×6.6cm。

2. 第一次随访 2017年3月16日复查血常规:WBC 5.5×10^9/L、N 62.8%、HGB 153g/L、PLT 107×10^9/L。ESR 14mm/h。血生化:ALB 46g/L、GLO 39g/L、TBIL 39.2μmol/L、DBIL 12.8μmol/L、ALT 42U/L、AST 55U/L、ALP 440U/L、GGT 337U/L。PCT正常。腹部CT提示病灶缩小(图2-11)。再次肝穿了解病灶炎症情况。穿刺肝组织内见片状坏死区,由细胞碎屑及无结构物质组成,坏死区边缘见上皮样细胞增生,偶见多核巨细胞;周围大量纤维组织增生伴大量混合性炎细胞浸润;肝细胞局灶变性萎缩,散在炎细胞浸润(图2-12)。诊断:结合前两次符合慢性肝脓肿。细菌培养阴性。此次穿刺后未再发热。

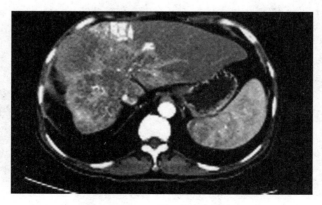

图2-10 12月20日腹部CT

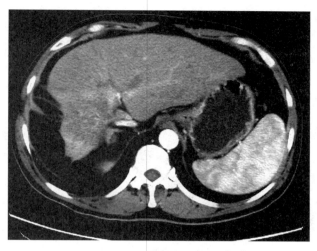

图 2-11 2017 年 3 月 16 日腹部 CT：病灶累及范围：9.8cm×5.2cm

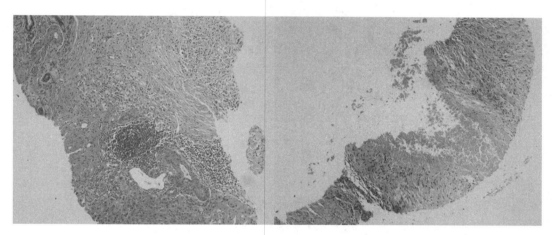

图 2-12 2017 年 3 月 16 日肝组织病理

3. 第二次随访 2017 年 8 月 3 日 WBC 4.68×10^9/L、N 77.4%、HGB 113g/L、PLT 109×10^9/L。血生化：ALB 50g/L、GLO 31g/L、TBIL 38.3μmol/L、DBIL 12.5μmol/L、ALT 20U/L、AST 23U/L、ALP 188U/L、GGT 166U/L。腹部 CT 提示病灶进一步缩小（图 2-13）。再次肝穿提示（图 2-14）：穿刺肝组织内肝实质结节样增生，纤维瘢痕及纤维间隔易见，纤维瘢痕内血管管壁增厚，血管旁或周围可见纤维素样坏死，较大量单个核细胞为主的炎细胞浸润，轻度界面炎。诊断：（肝脏穿刺）肝细胞结节样再生，伴纤维瘢痕及纤维素样坏死形成，结合临床考虑慢性感染伴修复性病变，并不除外重叠药物性肝损伤。8 月 31 日停药。

4. 第三次随访 停药 3 个月后于 2017 年 12 月 13 日再次复查 WBC 4.47×10^9/L、N 68.6%、HGB 132g/L、PLT 122×10^9/L。血生化：ALB 47g/L、GLO 28g/L、TBIL 34.6μmol/L、DBIL 12.0μmol/L、ALT 34U/L、AST 34U/L、ALP 186U/L、GGT 164U/L，ESR 7mm/h，CD4/CD8 430/270。腹部 CT 病灶继续缩小，右叶明显萎缩（图 2-15）。

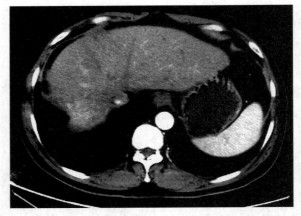

图2-13　2017年8月3日腹部CT：病灶累及范围：4.5cm×4.2cm

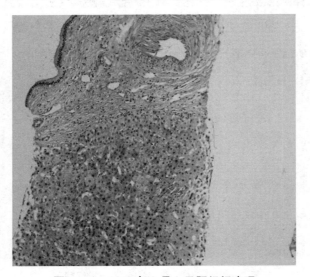

图2-14　2017年8月3日肝组织病理

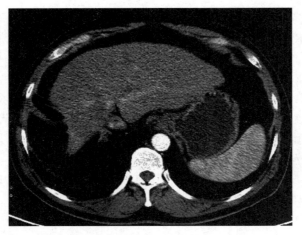

图2-15　2017年12月13日腹部CT：病灶累及范围：4.1cm×3.0cm

六、出院诊断

肝脓肿（木糖氧化产碱杆菌）

七、经验总结

1. 病原诊断对于感染性疾病预后至关重要。该患者病情迁延不愈，最重要的原因是感染了特殊病原体，木糖氧化产碱杆菌引起肝脓肿罕见，文献仅有少量报道。组织培养对于许多感染性发热患者具有重要的诊断价值，该患者在第三次肝组织培养才获得阳性结果，临床医生要提高认识。

2. 患者有胆囊切除史，肝脏病灶呈不规则轮廓，组织学检查证实为肉芽肿，临床治疗过程棘手应考虑到木糖氧化产碱杆菌感染引起肝脓肿的可能。

3. 珊瑚状外观是木糖氧化产碱杆菌引起肝脓肿在腹部 CT 或 MR 上的特征性表现。

4. 木糖氧化产碱杆菌对很多抗生素耐药，因此获得病原体进行药物敏感试验对于有效治疗非常重要。

5. 患者的依从性和医患之间的相互信任对于疑难疾病的诊断非常关键，该患者前后进行 5 次肝组织穿刺活检，在第 3 次穿刺后培养才获得阳性结果，如果过早放弃对患者可能是致命的，因此为了患者的利益，作为医生在该坚持时一定要坚持。

参 考 文 献

[1] Krzewinski JW, Nguyen CD, Foster JM, et al. Use of random amplified polymorphic DNA PCR to examine epidemiology of Stenotrophomonas maltophilia and Achromobacter(Alcaligenes)xylosoxidans from patients with cystic fibrosis. J Clin Microbiol, 2001, 39(10)：3597 - 3602

[2] Gómez – Cerezo J, Suárez I, Ríos JJ, et al. Achromobacter xylosoxidans bacteremia：a 10 - year analysis of 54 cases. Eur J Clin Microbiol Infect Dis, 2003, 22(6)：360 - 363

[3] Asano K, Tada S, Matsumoto T, et al. A novel bacterium Achromobacter xylosoxidans as a cause of liver abscess：three case reports. J Hepatol, 2005, 43(2)：362 - 365

[4] 李金钟. 木糖氧化无色杆菌的研究进展. 临床检验杂志, 2009, 27(1)：72 - 73

[5] Spierer O, Monsalve PF, Obrien TP, et al. Clinical Features, Antibiotic Susceptibility Profiles, and Outcomes of Infectious Keratitis Caused by Achromobacter xylosoxidans. Cornea, 2016, 35(5)：626 - 630

第十一节　败血症

一、病例资料

患者，男，52 岁，汉族，已婚，因"上腹胀满、乏力、头晕、恶心 1 天"于 2011 年 9 月 29 日入院，病前无肝炎患者密切接触史，无明确不洁饮食史，否认其他病史。

缘于 2011 年 9 月 28 日下午无明确诱因出现上腹胀满、乏力、头晕、恶心，未吐，无发热、畏寒、头痛、皮疹、腹痛、腹泻等不适，至当地医院就诊，查胸片未见明确异常；头颅CT：轻度脑萎缩；血糖18mmol/L；血常规：WBC 4.55×10^9/L、N 89%、RBC 5.3×10^{12}/L、HGB 158g/L、PLT 188×10^9/L。肝功：Bil 101.1/43.2μmol/L、ALT 1254U/L、AST 2267U/L。为求进一步诊治转来我院，门诊以"肝炎"收入院。病后精神软，睡眠差，无皮肤瘙痒及灰白便，无鼻出血及牙龈出血，无明显消瘦。

二、入院查体

T：37.4℃，HR：103次/分，R：20次/分，BP：132/91mmHg。神志清楚，精神欠佳，全身皮肤、巩膜黄染，无肝掌及蜘蛛痣，皮肤无出血点，全身淋巴结未触及肿大，心肺正常，腹饱满，全腹无压痛及反跳痛，肝脾肋下未触及，莫菲氏征阴性，肝上界右锁骨中线第五肋间，肝脾区无叩痛，无移动性浊音，双下肢无水肿，无扑翼样震颤。

三、诊断依据

（一）病情特点

1. 中年男性，急性起病，病程短。
2. 流行病学史无特殊。
3. 主要表现上腹胀满、乏力、头晕、恶心。
4. 查体　发现有低热，皮肤巩膜黄染，其他无异常。
5. 实验室和辅助检查　化验血白细胞正常，但中性粒细胞比例明显升高。肝功损害明显。血糖明显升高。

（二）诊断思路

根据患者病情特点，诊断应考虑急性病毒性肝炎，病原需要进一步检查确定。另外根据患者血糖，糖尿病诊断成立。

四、初步诊断

1. 急性病毒性肝炎，病原待定
2. 糖尿病

五、诊治经过

患者入院当天仍有头晕，恶心、上腹痛，共呕吐3次胃内容物，当晚最高体温39.6℃，大小便正常。不能除外细菌感染，立即完善相关检查，并同时抽血培养，厌氧培养和需氧培养各一套。急查血常规：WBC 8.54×10^9/L、N 90%、RBC 4.73×10^{12}/L、HGB 142g/L、PLT 157×10^9/L；肝功：TBIL 87.4μmol/L、DBIL 49.2μmol/L、ALT 1008U/L；肾功：Cre 117μmol/L；电解质基本正常；血氨25μmol/L；PT/PA 15.1秒/57.42%；尿便常规正常。考虑不除外感染，给予头孢曲松抗感染，还原型谷胱甘肽、复方甘草酸苷、苦黄、维生素K_1等保肝、降酶、退黄等治疗。入院第2天复查血生化 A/G 37/24g/L、TBIL 126.8μmol/L、DBIL 79μmol/L、ALT 805U/L、AST 436U/L、ALP 167U/L、GGT 1287U/L、CHE 8659U/L、LAP 366U/L、LDH 384U/L、HBDH 183U/L；肾功：Cre 144μmol/L、Bun 8.6mmol/L；GLU 15.75mmol/L；电解质正常；AFP 20.5ng/ml；乙肝病毒标志物均阴性；抗HAV-IgM、抗HEV-IgM、抗-HEV、抗-HCV、抗-HIV、TPHA

均阴性；抗-EBV IgM、抗-CMV IgM 阴性；EBV DNA、CMV DNA 均阴性；HbA1c 12.0%。微生物室电话回报血培养有革兰阴性杆菌生长。诊断考虑败血症，继续原治疗方案。入院第 4 天体温恢复正常，症状缓解，血培养结果为阴沟肠杆菌，对头孢曲松敏感。复查血常规：WBC 4.02×10^9/L、N 51%、RBC 4.79×10^{12}/L、HGB 138g/L、PLT 137×10^9/L；肝功：ALB 28g/L、TBIL 104μmol/L、DBIL 82μmol/L、ALT 118U/L、AST 42U/L；肾功、电解质基本正常；PT/PA 11 秒/100.74%；CRP 27mg/L、ESR 49mm/h。腹部 B 超回报：①脂肪肝（轻-中度）；②肝右叶不均质回声区（肝岛可能）；③餐后胆囊增大（结合临床）；胸片：①双肺纹理增重；②左中肺结节状高密度影，建议 CT 扫描；心电图：窦性心律，房性期前收缩，不完全性右束支阻滞。继续巩固治疗，抗生素使用 10 天停药。入院 2 周后复查血常规：WBC 3.91×10^9/L、N 43.5%、RBC 4.57×10^{12}/L、HGB 133g/L、PLT 430×10^9/L、余正常；肝功：ALB 34g/L、BIL 23.8/18.4μmol/L、余正常；肾功、电解质基本正常；GLU 11.3mmol/L、PT/PA 10.0 秒/112%。住院 19 天，治愈出院。

六、出院诊断

1. 败血症合并肝损害
2. 糖尿病
3. 脂肪肝

七、经验总结

1. 该患者误诊原因　患者开始发病发热不明显，突出表现上腹胀满、乏力、头晕、恶心，化验肝功明显异常，按照常规非常容易考虑病毒性肝炎诊断。但患者入院后高热，血培养阳性，同时肝炎各种病原学检查阴性，考虑败血症合并的肝损害，经积极抗感染治疗，患者病情迅速好转，支持上述诊断。

2. 患者发生感染的诱因　采集患者病史过程中，既往未发现糖尿病，此次发病后化验肯定了糖尿病的存在，而糖尿病患者容易发生继发细菌感染。

3. 血培养对于感染诊断的意义　一旦突然发热，伴或不伴畏寒、寒战，如果不能除外细菌感染，在使用抗生素之前第一时间要留取合格的血培养标本，必要时在不同时间、不同部位重复留取培养提高培养的阳性率。

4. 抗感染药物的选择　一旦怀疑感染，在使用抗生素时要根据不同地区、不同医院、不同时间、不同疾病、甚至不同科室来合理选择抗生素，这就要求临床医生对当地细菌的流行病学特点要清楚，才能正确选择药物。一旦培养结果阳性，根据药敏选择降阶梯治疗。

参 考 文 献

[1] 蔡於才. 259 例糖尿病患者医院感染危险因素调查分析. 中华医院感染学杂志，2010，20（15）：2222-2223

[2] 董瑞鸿. 糖尿病并发感染相关因素分析. 中华医院感染学杂志，2011，21（11）：2233-2234

[3] 王霞. 糖尿病患者医院感染危险因素分析及预防措施. 中华医院感染学杂志，2013，23（13）：3111-

[4] 刘自贵. 败血症诊治进展. 现代临床医学, 2013, 39(3): 230-233
[5] Jeon CY, Furuya EY, Smaldone, et al. Post-admission glucose levels are associated with healthcare-associated bloodstream infections and pneumonia in hospitalized patients with diabetes. J Diabetes Complications, 2012, 26(6): 517-521

第十二节 军团菌肺炎

一、病例资料

患者，男，15岁，汉族，未婚，主因"发热7天，腹泻4天"于2011年4月26日21:00入院。

发病前无明确不洁饮食史，同食住者无类似发病者。既往体健；否认其他传染病史及慢性病史，无外伤、手术史，无中毒史。无药物过敏史。

患者于2011年4月19日无明显诱因出现发热，体温最高达39.5℃，伴乏力，无畏寒、寒战，无咳嗽、咳痰，无腹痛、腹泻等不适，给予退热及头孢曲松治疗3天，体温反复升高；4月21日就诊当地医院，查WBC 5.9×10^9/L、PLT 92×10^9/L；换用哌拉西林他唑巴坦继续抗感染，并给予对症退热、支持治疗；4月22日患者出现咳嗽，咳黄黏痰，偶见痰中带血，查肺部CT示：左肺上叶炎症，合并双侧胸腔积液（少量），腹部超声未见异常，ESR 36mm/H，肾功能正常，HBsAg、抗HCV、HIV、TPHA均阴性，伤寒菌试验 O 1:80、H(-)、副伤寒A及B均阴性，斑疹伤寒OX19 1:40，4月23日出现腹泻，每日排黄绿色稀水便10余次，进食极少，乏力明显，步态不稳，仍每日反复高热；4月24日换用头孢哌酮舒巴坦钠，体温一度恢复正常，咳嗽、咳痰有所好转，腹泻仍明显，4月25日下午患者体温再次升高至40℃，复查AST 84U/L、CK 4594U/L、CK-MB 58U/L、LDH 587U/L，心电图未见异常，WBC 3.67×10^9/L、N 0.52、PLT 74×10^9/L、嗜酸细胞比例0.04%，为进一步诊治今日就诊我院，门诊以"发热待查：①伤寒待排；②肺炎"收住院。患者自入院以来，精神一般，食欲稍差，夜眠可，大便2次、为黄糊便，小便基本正常。体重较前稍减轻。

二、入院查体

T：36.5℃，HR：98次/分，R：23次/分，BP：125/90mmHg。发育正常，营养中等，表情淡漠，精神欠佳，问答切题，查体合作。全身皮肤无黄染，浅表淋巴结未触及肿大。头颅无畸形，双眼睑无充血，巩膜无黄染，球结膜无水肿，瞳孔等大等圆，对光反射灵敏，鼻腔通畅，鼻中隔无异常，嗅觉正常，鼻旁窦区无压痛，耳郭无畸形，外耳道无异常分泌物，乳突无压痛，听力正常。口唇淡红，牙龈无溢血、萎缩，舌苔薄白，伸舌居中，无震颤，口腔黏膜完整，咽无充血，扁桃体无肿大，吞咽正常。颈部软，运动无受限，无颈静脉怒张，气管居中，甲状腺不肿大，无结节、震颤。胸廓无畸形，运动无受限，胸壁无水肿，肋骨无压痛，双乳对称，无红肿、压痛，无肿块，呼吸运动对称，语颤两侧相称，两肺叩诊呈清音,听诊呼吸音清,未闻及干、湿性啰音及胸膜摩擦音。心尖冲动正常,心前区无异常搏动,无抬举性冲动及细震颤,心界不扩大,心率98次/分,律齐,心音正常,心脏各瓣膜听诊区未闻及杂音,无心包摩擦音。腹部平软,全腹无压痛及反跳痛,未触及肿块,肝脾肋下未触及,莫菲氏征阴性,肝上界右锁骨中线第五肋间,肝脾区无叩痛,肠鸣音正常。肛门及外阴未查。脊柱无畸形,棘突无压痛,双肾区无叩痛,四肢无畸形,四肢关节无红肿及运动障碍,双下肢无水肿。膝反射、跟腱反射正常,二头肌腱反射、三头肌腱反射正常,巴宾斯基征阴性。

三、诊断依据

(一)病情特点

1. 少年男性,急性起病,病程7天。
2. 流行病学史无特殊,既往体健。
3. 主要表现为高热、咳嗽、咳黄色痰、腹泻。β内酰胺类抗生素治疗无效。
4. 查体 表情淡漠,精神差,其他无明确异常。
5. 实验室和辅助检查 外院化验白细胞、血小板降低,有肝功损害,CK、LDH明显升高,血沉快,肺部CT提示肺炎、胸腔积液。

(二)诊断思路

患者主要表现为高热、咳嗽、咳黄色痰、腹泻,肺部CT提示肺炎,但头孢曲松、哌拉西林/他唑巴坦、头孢哌酮舒巴坦治疗无效,同时伴有多脏器损害,血沉快,考虑普通细菌性肺炎可能性不大,能一元化解释上述病情的疾病如病毒感染,如EBV、CMV感染,特殊细菌感染如军团菌感染(上述抗生素治疗无效),暂不考虑伤寒杆菌感染,该菌对上述抗生素敏感,应该治疗有效。

四、初步诊断

肺炎
  病毒性肺炎?
  细菌性肺炎?

五、诊治经过

入院查血常规:WBC 4.95×10^9/L、N 62%、RBC 5.5×10^{12}/L、HGB 159g/L、PLT 72×10^9/L。生化:TP 69g/L、ALB 36g/L、TBIL 5.9μmol/L、DBIL 2.8μmol/L、ALT 92U/L、AST 177U/L、GGT 18U/L、TBA 12μmol/L、CHE 5725U/L、LDH 894U/L、ADA 29U/L、HBDH 528U/L、CK 6101U/L、CK-MB 113U/L、UA 173U/L、GLU 7.03mmol/L、Na^+ 135mmol/L、K^+ 4.4mmol/L、CO_2-CP 21.1mmol/L,余正常。便常规正常、潜血阴性。便涂片可见真菌孢子及菌丝,尿涂片未见真菌孢子及菌丝;肥达外斐试验均阴性;CRP 109g/L;心肌酶谱:CK 5816U/L,CK-MB 97U/L,Mb 81ng/ml,cTnI 1.8ng/ml;ESR 29mm/h;PCT 0.914ng/ml;支原体抗体阴性;肺炎衣原体IgM抗体阴性;肺炎衣原体IgG抗体弱阳性。尿常规:WBC 0~2/HP、GLU(++++),余正常。急查肺部CT提示左侧近气管处可见大量絮状斑片状影、右侧肺野少量小斑片状影(图2-16)。诊断考虑:

①肺炎合并肝损害、心肌损害、电解质紊乱（低钠血症）；②肠道真菌感染。治疗上给予美罗培南、阿奇霉素抗感染治疗，甘草酸二铵等加强保肝、化痰、雾化吸入等对症支持治疗。患者未再发热，咳嗽较前稍减轻，咳痰较前明显减少。4月29日化验抗EB-IgM、抗CMV-IgM阴性；CMV DNA、EB DNA阴性；便常规正常、潜血阴性；复查血常规：WBC 5.9×10^9/L，N 61%，RBC 4.7×10^{12}/L，HGB 137g/L，PLT 63×10^9/L。抗-HCV阴性；PCT 0.606ng/ml；乙肝五项：抗-HBs、抗-HBc阳性；抗-HIV、TPHA阴性；心肌酶谱：AST 113U/L，LDH 611U/L，HBDH 353U/L，CK 2861U/L，CK-MB 56U/L；复查便常规正常；G试验阴性；GM试验阴性；血气分析：pH 7.47，PCO_2 32mmHg，K^+ 3.1mmol/L，Cl^- 110mmol/L，余均正常；结核两项抗体均阴性；嗜肺军团菌IgM抗体阴性；痰抗酸染色未见杆菌；痰涂片未见真菌孢子及菌丝。复查肺部CT（图2-17）提示：①双肺炎，与2011年4月27日CT片比较左肺病灶略有吸收，右上肺病灶增多，建议：治疗后复查；②双侧少量胸腔积液。5月7日患者自感症状消失，复查血常规：WBC 5.24×10^9/L，N 45%，RBC 4.4×10^{12}/L、HGB 127g/L、PLT 167×10^9/L。肝功：ALT 51U/L、AST 27U/L，余正常；心肌酶谱正常。复查尿常规正常；嗜肺军团菌IgM抗体阴性；疾控中心送检血清军团菌PCR阳性。5月13日肺部CT（图2-18）提示：双肺病灶明显吸收，胸腔积液消失。腹部B超提示：肝回声增粗、脾大。住院17天出院，出院后1个月随访，无不适，各项指标恢复正常，肺部CT提示病灶吸收。

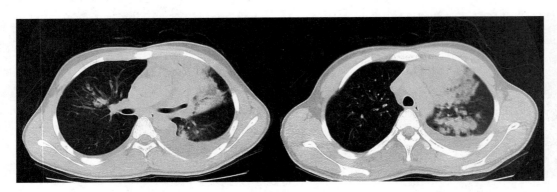

图2-16 双侧肺炎，左侧胸腔积液

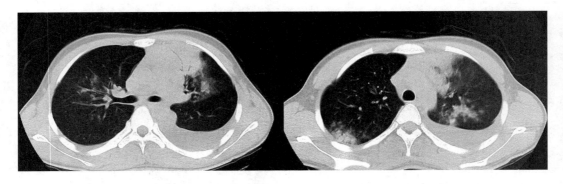

图2-17 双侧肺炎（左肺病灶略有吸收，右上肺病灶增多），双侧胸腔积液

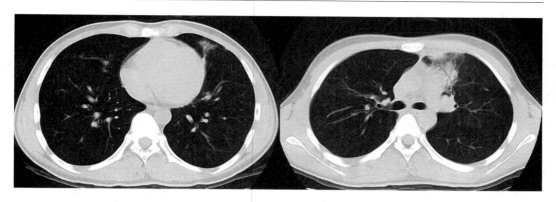

图 2-18 双肺病灶明显吸收(左肺上叶前段片状高密度影及双肺多发淡片状密度增高影)

六、出院诊断

1. 军团菌肺炎合并
   - 胸腔积液
   - 肝损害
   - 电解质紊乱(低钠血症)
   - 心肌损害
2. 肠道真菌感染

七、经验总结

1. 军团菌肺炎的临床特点　在有呼吸道症状基础上,可伴有消化道症状和神经精神症状。头痛、腹泻、肌酸激酶升高,严重的低钠血症、肝功异常,对 β-内酰胺酶类抗生素不敏感都是军团菌肺炎的特点,患者痰液、胸腔积液和气管吸出物中可分离到军团菌。典型胸片早期一侧肺下野出现境界不清的浸润阴影,多呈斑点状间质浸润或致密性实变,其后扩大到一侧肺下野乃至一侧肺野,部分病例可累及双肺。1/3~2/3 病例有不同程度的胸腔积液。临床医生应提高认识,避免误诊和漏诊。

2. 军团菌肺炎的治疗　军团菌病的病死率约 15%,若起始经验性抗生素治疗不恰当病死率可达 27%。大环内酯类和氟喹诺酮类药物是治疗的首选药物,但应注意氟喹诺酮类药物不能用于 18 岁以下人群。

参 考 文 献

[1] Blazquez Garrido RM, Espinosa Parra FJ, Alemany Frances L, et al. Antimicrobial chemotherapy for Legionnaires disease: levofloxacin versus macrolides. Clin Infect Dis, 2005, 40(6): 800-806

[2] 丁仁彧,梁英健,章志丹,等. 医院内获得性重症军团菌肺炎三例诊治体会并文献复习. 中华内科杂志, 2008, 47(8): 674-676

[3] 孙军平,张睢扬. 军团菌病研究进展. 国际呼吸杂志, 2012, 32(6): 435-438

[4] 薛洪源,葛向华,蔡长春,等. 社区获得性嗜肺军团菌肺炎治疗的抗菌药物使用分析. 中国感染与化疗杂志, 2012, 12(5): 348-351

第十三节 类鼻疽

一、病例资料

患者，男，62岁，汉族，已婚，北京籍，因"发热20天"2011年3月10日入院。

病前在柬埔寨经商18年（1992—2010年），当地有疟疾流行；曾食用生鱼、生鲜虾等。1975年曾患疟疾，后治愈；2010年9月曾出现发热10余天，给予大量抗生素治疗后（具体用药不详）体温恢复正常，未明确诊断；1972年因阑尾炎行阑尾切除术；2006年因胆囊炎行胆囊切除术。

缘于2011年2月18日无明显诱因出现寒战、发热，体温约39℃，自行口服退热药后大汗、体温渐降，无咳嗽、咳痰、腹痛、腹泻、关节肌肉痛；此后每日发热，无明显规律，体温可达39~40℃，少有寒战，伴步态不稳，无头痛、恶心、呕吐、晕厥，无夜间盗汗，均自行口服退热药；10余天后就诊当地医院，给予"头孢、左氧类"抗生素对症治疗，效果不佳。3月6日住当地医院（柬埔寨）化验肝肾功正常，登革热抗体（-），疟疾（-），HIV（-）；肥达反应：O：1:160，H：1:640。血糖：303mg/dl。诊断："①糖尿病；②伤寒?"，给予"克林霉素、头孢曲松、洛美沙星、螺旋霉素片、病毒唑、复方新诺明、马拉龙（抗疟药）"等治疗，体温仍波动在38℃左右，今为求进一步诊治来我院，门诊以："发热待查：伤寒？斑疹伤寒？疟疾？"收入院。患者自起病来精神、食欲、睡眠较差，大小便基本正常，近期体重下降约20kg。

二、入院查体

T：38℃，HR：87次/分，R：18次/分，BP：129/85mmHg。发育正常，营养中等，步入病房，自动体位，查体合作。神志清楚，精神欠佳，应答切题，定向力、记忆力、计算力无异常。面色正常，全身皮肤黏膜无黄染，无淤点、淤斑。全身浅表淋巴结未扪及肿大。头颅无畸形，眼睑无水肿，球结膜无水肿，巩膜无黄染，双侧瞳孔等大等圆，对光反应灵敏。双眼视力粗测无异常。外耳道无异常分泌物，双侧乳突无压痛，听力无异常。鼻无畸形，鼻腔无阻塞，各鼻旁窦区无压痛。口唇无发绀，齿龈无出血及肿胀，口腔黏膜未见溃疡及色素斑，苔薄白，舌质红，伸舌居中，双侧扁桃体未见肿大，咽无充血，咽反射存在。颈软，未见颈静脉怒张，肝颈静脉回流征阴性，气管居中，双侧甲状腺未扪及肿大。胸廓无畸形，呼吸匀称，双侧呼吸动度一致，语颤均等，叩诊呈清音，双肺呼吸音清，未闻及干湿啰音及胸膜摩擦音。心前区无隆起，心尖冲动无弥散，未触及细震颤，心浊音界无扩大，心率87次/分，律齐，心音有力，各瓣膜听诊区未闻及杂音。腹部平软，右上腹可见一长约10cm斜行手术瘢痕；右下腹可见一纵行长约5cm手术瘢痕，未见腹壁浅静脉曲张，未见肠型及蠕动波，全腹无压痛、反跳痛，肝右肋下未及，剑突下未及，莫菲氏征阴性，脾左肋下未及，肝上界位于右锁骨中线第五肋间，肝、脾、双肾区无叩痛，移动性浊音阴性，肠鸣音3次/分。肛门及外生殖器未查。脊柱四肢无畸形，各关节活动好,无红肿,双下肢无水肿。肱二、肱三头肌肌腱及膝、跟腱反射等生理反射存在,巴氏征、布氏征、克氏征等病理征未引出。扑翼样震颤阴性。

三、诊断依据

(一)病情特点

1. 老年男性,急性起病,病程20天。
2. 病前在柬埔寨经商18年,当地有疟疾流行;曾食用生鱼、生鲜虾等。1975年曾患疟疾,后治愈;2010年9月曾出现发热10余天,给予大量抗生素治疗后(具体用药不详)体温恢复正常,未明确诊断;1972年因阑尾炎行阑尾切除术;2006年因胆囊炎行胆囊切除术。
3. 主要表现寒战、高热、大汗、不规则热,伴步态不稳,消瘦,抗生素治疗无效。
4. 查体 发热,其他无明确异常。
5. 实验室和辅助检查 外院肝肾功正常,登革热抗体(−),疟疾(−),HIV(−);肥达反应:O:1:160,H:1:640,血糖:303mg/dl。

(二)诊断思路

患者为不明原因发热病例,考虑诊断

1. 疟疾? 支持点:发热、寒战、继之大汗;有疟疾流行区居住史,考虑该病可能性大,在发热时行外周血找疟原虫等检查以明确。
2. 伤寒? 支持点:发热,有畏寒、寒战;肥达反应阳性;高度怀疑,进一步化验肥达反应、血培养等。
3. 败血症? 寒战、发热,注意除外败血症,进一步行血培养等检查。

另外根据外院化验提示存在糖尿病。

四、初步诊断

1. 不明原因发热
    疟疾?
    伤寒?
    败血症?
2. 糖尿病

五、诊治经过

入院后完善血培养,急查:WBC 5.33×10^9/L、N 59%、RBC 4.17×10^{12}/L、HGB 132.0g/L、PLT 97.0×10^9/L,外周血未找到疟原虫,嗜酸细胞 154.0×10^6/L。血生化:TBIL 37.9μmol/L、DBIL 20.8μmol/L、ALT 69U/L、UREA 2.6mmol/L、CRE 73μmol/L、Na^+ 127mmol/L、K^+ 3.2mmol/L、Cl^- 94.0mmol/L、CO_2−CP 29.0mmol/L、GLU 16.07mmol/L。PT/PA 11.60秒/90.69%。第2天晨发热时查外周血涂片仍未找到疟原虫,ESR 36mm/h,抗−HCV、HIV抗体、TPHA均阴性。乙肝病毒标志物抗HBe、抗HBc阳性。血生化:TP 48g/L、ALB 26g/L、TBIL 30.5μmol/L、DBIL 17.9μmol/L、ALT 52U/L、AST 53U/L、ALP 183U/L、GGT 193U/L、CHE 2890U/L、LDH 369U/L、Na^+ 131mmol/L、

K^+ 3.1mmol/L。AFP 3.0ng/ml。CRP 156.0mg/L。尿常规无异常。结核抗体阴性,抗EBV、CMV抗体IgM阴性。CMV DNA、EBV DNA阴性。肥达、外斐试验均阴性。腹部B超:肝脾大;轻度脂肪肝。肺部CT:右上肺斑点及结节影;双侧少量胸腔积液。发热病因未明,给予蒿甲醚诊断性治疗5天无效,患者仍反复高热,伴全身肌肉、骨骼酸痛,以双侧髋部明显。3月14日复查血常规:WBC 8.14×10^9/L、N 74%、RBC 4.0×10^{12}/L、HGB 126g/L、PLT 146×10^9/L。胸片:①右肺陈旧性病变;②双侧胸腔少量积液不除外。心电图:窦性心律、不正常心电图,T波改变,Q-T间期延长。根据病情不能除外细菌感染及非典型病原体感染,给予头孢美唑+多西环素联合治疗,无效,3月16日血培养(3月13日标本)回报可见革兰阴性杆菌,抗生素换用美罗培南治疗。3月17日血培养结果:假鼻疽伯克霍尔德菌。头孢美唑耐药、头孢曲松、头孢哌酮舒巴坦、哌拉西林/他唑巴坦、亚胺培南、左氧氟沙星、米诺环素、复方新诺明都敏感。患者症状无缓解,仍反复高热,3月20日复查血常规:WBC 2.93×10^9/L、N 61%、RBC 3.1×10^{12}/L、HGB 96.0g/L、PLT 133×10^9/L,未找到疟原虫。ESR 88mm/h。PTA 92.80%。血生化 ALB 24g/L、TBIL 23.8μmol/L、DBIL 14.6μmol/L、ALT 34U/L、AST30U/L、ALP 155U/L、GGT 239U/L、CHE 2125U/L、LDH 234U/L、Na 135mmol/L、K 3.3mmol/L、GLU 6.11mmol/L。换用哌拉西林/他唑巴坦联合左氧氟沙星治疗,3月23日体温恢复正常。4月2日停药出院。4月6日再次出现发热,体温最高达39℃,无畏寒、寒战、头痛、咳嗽等不适,4月9日再次入院,急查:WBC 6.93×10^9/L、N 69%、RBC 3.82×10^{12}/L、HGB 120.0g/L、PLT 130.0×10^9/L。尿便常规正常。生化:TP 80g/L、ALB 39g/L、GLO 41g/L、TBIL 19.1μmol/L、DBIL 9.3μmol/L、ALT 23U/L、AST 28U/L、GGT 106U/L、TBA 9μmol/L、CHE 4516U/L、GLU 6.08mmol/L、Na^+ 134mmol/L、K^+ 4.6mmol/L、CRP 76.3mg/L。ESR 80mm/h。考虑疾病复发,根据上次药敏结果给予左氧氟沙星联合多西环素口服治疗,3天后体温恢复正常,巩固治疗1个月停药。随访半年内未再出现发热等不适。

六、出院诊断

1. 类鼻疽并胸腔积液
2. 糖尿病
3. 脂肪肝

七、经验总结

1. 类鼻疽分布 该病属于地方性人兽共患病,分布于南北纬20度之间的热带和亚热带地区,以东南亚和澳大利亚北部为著,我国分布于东南地区,如海南、广东、广西和福建。类鼻疽伯克霍尔德菌(burkholderia pseudomallei,BP)是革兰阴性需氧杆菌,广泛存在于流行地区的水和土壤之中,人接触污染的水或土壤,病菌经皮肤损伤进入人体,为主要传播途径,少数通过吸入或食入污染物而发病。

2. 类鼻疽易感因素 糖尿病、酗酒、肾功能不全为易患风险因素。

3. 类鼻疽临床特点 临床表现变化多端,可表现为隐匿性感染、急性局部化脓性感染、急性肺部感染、急性败血症、慢性化脓性感染和复发性感染等类型。在国外有"似百样病"之称,临床表现复杂,极易误诊,文献报道入院误诊率高达100%。易误诊为肺结核、肺部感染、普通细菌败血症、伤寒、疟疾等疾病。

4. 类鼻疽诊断　对不明原因发热者,尤其是来自于东南亚、澳大利亚北部、我国的海南、广东和广西等类鼻疽疫区的地方;有寒战、高热等败血症表现;有肺部病灶和其他部位脓肿、类似肺结核或肺部空洞病灶且痰找不到抗酸杆菌时;局部脓肿形成的病例应考虑该病,合格标本涂片和培养是确诊的主要手段。

5. 类鼻疽治疗　早期文献报道其病死率达90%,随着临床经验的增加,近年来降至30%。一旦确诊,应选用敏感抗生素,推荐强化期静脉滴注治疗,后期口服维持治疗;要注意足够疗程,以减少复发。建议强化期:头孢他啶或美洛培南持续2周;出现骨髓炎、化脓性关节炎需延长至4~8周;如累及中枢神经系统感染,加用复方新诺明。维持期:建议复方新诺明联合多西环素至少12周。

参 考 文 献

[1] 蔡笃运,贾杰. 104例类鼻疽伯克霍尔德菌感染与耐药性分析. 重庆医学,2009,38(18):2362-2363
[2] Allen C. Cheng. Melioidosis:advances in diagnosis and treatment. Curr Opin Infect Dis,2010,23:554-559
[3] 郭红荔,符惠群,李天娇. 类鼻疽伯克霍尔德菌败血症50例鉴定及其耐药性. 中国热带医学,2010,10(3):294-295
[4] 匡慧慧,沈定霞,郑维. 类鼻疽伯克霍尔德菌引起的败血症伴肝脓肿1例并文献复习. 中华检验医学杂志,2013,36(10):931-932
[5] 方静,方瑶. 类鼻疽的研究进展及诊疗现状. 微生物与感染,2013,8(2):115-118

第十四节　感染性心内膜炎

一、病例资料

患者,男,38岁,因"反复右下肢胀痛、发热2个月余"于2014年3月16日入院。否认类似患者接触史。既往体健。

缘于2个月前无明显诱因出现右大腿下肢肌肉胀痛,无放射痛,无红肿、皮疹,站立时疼痛加重,未引起患者注意。2天后开始出现发热,测体温最高达38.9℃,伴畏寒,发热时下肢疼痛加重,无咳嗽、咳痰,无关节疼痛,无皮疹、皮肤黄染、无盗汗,稍感乏力,在当地医院输液予抗生素治疗(自述为青霉素类)。治疗3~4天后,症状好转,但数日后体温再次升高,但未出现下肢胀痛。发热2~3天出现一次,服用退热药物后能退至正常。2月下旬就诊予当地医院,化验布氏杆菌抗体阴性,肺炎支原体抗体1:40,该院考虑支原体感染,予阿奇霉素治疗5天,无明显效果,仍发热,发热时伴下肢胀痛。再次就诊于当地中心医院,血涂片提示白细胞数大致正常、中性粒细胞68%,核左移伴中毒改变,淋巴细胞占22%,异淋占4%。使用红霉素治疗5天继之阿奇霉素5天,症状无好转。发热频率逐渐频繁，增至每日发热 2~3 次。3 天前，右下肢小腿及足背开始出现胀痛，前来我院就诊，查血常规：WBC 16.66×10^9/L、N 0.799、RBC 4.59×10^{12}/L、HGB 132g/L、PLT 180×10^9/L。肝功：TP 70g/L、ALB 36g/L、TBIL 4.3μmol/L、ALT 33U/L、AST 24 U/L、ALP 123U/L、GGT 52U/L、TBA 4μmol/L、CHE 6183U/L、LDH 265U/L。风湿四项、甲功五项、布氏杆菌凝集试验、心肌酶谱、CMV-DNA、EBV-DNA、外斐试验均未见异常。腹部 B 超提示：肝回声稍增粗、脾大。胸片无异常。考虑为"成人 Still 病待除外"，给予醋酸泼尼松片，20mg，1 次/日治疗，发热能控制在每日 1 次，但仍有发热，伴随症状同前。现为进一步治疗，收入我科住院。自发病以来，精神尚可，食欲正常，睡眠一般，大小便正常，体重无明显变化。

二、入院查体

T：36.4℃，HR：68 次/分，R：17 次/分，BP：123/69mmHg。神志清楚，问答切题，查体合作。全身皮肤无黄染，无皮下出血点，无肝掌及蜘蛛痣，左侧锁骨上淋巴结及右侧腹股沟淋巴结可触及肿大，质软，无粘连，稍有压痛。咽无充血，扁桃体无肿大。颈部软，运动无受限，甲状腺不肿大，无结节、震颤。胸廓无畸形，运动无受限，胸壁无水肿，肋骨无压痛，无肿块，呼吸运动对称，语颤两侧相称，两肺叩诊呈清音，听诊呼吸音清，未闻及干、湿性啰音及胸膜摩擦音。心尖冲动正常，心前区无异常搏动，无抬举性冲动及细震颤，心界不扩大，心率 68 次/分，主动脉瓣听诊区可闻及收缩期Ⅲ级吹风样杂音，局限，不传导，无心包摩擦音。腹部平坦，无腹壁静脉曲张。腹软，全腹无压痛及反跳痛，未触及肿块，肝脾肋下未触及，莫菲氏征阴性，肝上界右锁骨中线第五肋间，肝脾区无叩痛，移动性浊音阴性，肠鸣音正常。肛门及外阴未查。生理反射正常存在，无病理反射。

三、诊断依据

（一）病情特点

1. 青年男性，急性起病，病程超过 2 个月。
2. 流行病学史无特殊。
3. 主要表现为反复右下肢胀痛、发热，常规抗生素及激素治疗无效。
4. 查体　发现左侧锁骨上淋巴结及右侧腹股沟淋巴结可触及肿大。主动脉瓣听诊区可闻及收缩期Ⅲ级吹风样杂音。其他无特殊异常。
5. 实验室和辅助检查　化验血白细胞明显升高。肝功正常。风湿四项、甲功五项、布氏杆菌凝集试验、心肌酶谱、CMV-DNA、EBV-DNA、外斐试验均未见异常。腹部 B 超提示：肝回声稍增粗、脾大。胸片无异常。

（二）诊断思路

患者青年男性，病程长，反复右下肢胀痛、发热超过 2 个月，属于不明原因发热，但查体突出表现左侧锁骨上淋巴结及右侧腹股沟淋巴结可触及肿大。主动脉瓣听诊区可闻及收缩期Ⅲ级吹风样杂音，化验白细胞明显升高。腹部 B 超提示脾大。应重点考虑感染性心内膜炎，超声心动图有助于诊断。成人 Still 病典型表现为发热、肝脾淋巴结肿大、有一过性皮疹、血白细胞升高、抗生素治疗无效，但该病属于除外性疾病，只有在除外感染、肿瘤等其他疾病时才考虑。其他疾病如淋巴瘤暂不能除外，必要时行淋巴结活检明确诊断。结缔组织疾病等其他长期发热疾病暂无证据支持。

四、初步诊断

1. 感染性心内膜炎
2. 成人 Still 病？
3. 淋巴瘤？

五、诊治经过

2014 年 3 月 17 日化验血 WBC $18.55 \times 10^9/L$、HGB 130.00g/L、N 80.3%、PLT $211.00 \times 10^9/L$。ESR 43mm/h。PCT 0.162ng/ml。PTA 97.6%。肺炎支原体 IgM 抗体测定阴性。自身抗体阴性；HIV 抗原/抗体测定 0.15S/CO、梅毒螺旋体抗体 0.08S/CO、G 实验 69.15 pg/ml、肺炎衣原体 IgG 抗体阳性；贫血三项：血清铁蛋白 442.4ng/ml、维生素 B_{12} 471.6pg/ml、叶酸 2.89ng/ml；肿瘤标志物阴性。超声心动图提示（图 2-19）：主动脉瓣钙化、主动脉瓣根处可见绒状强回声，主动脉轻度狭窄，中到大量反流，左室增大，升主动脉增宽，心功能正常。双下肢血管 B 超未见明显异常。床旁心电图正常。血培养为溶血葡萄球菌。诊断感染性心内膜炎。依药敏先后给予患者青霉素、依替米星、莫西沙星、复方新诺明等抗感染治疗，下肢肿痛消失，但仍有弛张热。3 月 31 日请心内科会诊建议予美罗培南 + 万古霉素抗感染治疗并尽快转外科行手术治疗。更换抗生素后患者体温正常，并转外院心脏外科继续诊治。

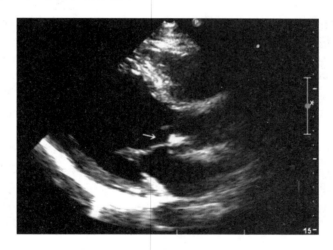

图 2-19 2014 年 3 月 17 日超声心动图提示主动脉瓣根据赘生物

六、出院诊断

感染性心内膜炎

七、经验总结

1. 感染性心内膜炎患者一般有基础心脏病，或有心导管或手术史，但有部分无器质性心脏病史，临床医生应提高认识。感染性心内膜炎可表现为发热，热型以不规则者为多,可为间歇性或弛张型,伴有畏寒、出汗,高毒力的金葡菌或真菌等常有高热、寒战,全身中毒症状明显。疼痛是另一常见表现,以关节痛、低位背部痛及肌痛初期时较为常见,主要累及腓肠肌及股部肌肉,踝腕等关节可受累。由于心瓣膜和腱索急剧损害,在短期内可出现高调的杂音或者原有的杂音性质迅速改变。15%的心脏杂音开始时无杂音,可在治疗期间出现杂音,部分患者2~3个月后出现杂音。部分患者还可合并皮肤黏膜损害等。应予患者多次查血培养提高培养率,并给予超声心动图明确心脏瓣膜情况。

2. 误诊原因 该患者根据病情特点不难做出诊断,但误诊时间长达2个月以上,与临床医生不认真查体有关,查体永远是临床医生的基本功,可以解决绝大部分临床问题,临床医生应引以为戒。

3. 动态观察对疾病诊断的帮助 感染性心内膜炎患者心前区出现杂音是病程中的典型表现,可能伴有变化,只有反复查体,动态仔细观察才能提高早期诊断水平和能力。

4. 重视超声心动图检查 发现心脏瓣膜赘生物对确定诊断帮助很大,临床医生要合理选择辅助检查方法提高诊断水平。

参 考 文 献

[1] Nakatani S, Mitsutake K, Hozumi T, et al. Current characteristics of infective endocarditis in Japan: an analysis of 848 cases in 2000 and 2001. Circ J, 2003, 67(11): 901-905

[2] Wang JL, Hung CC, Hsieh SM, et al. Clinical features and outcome analysis of infective endocarditis in elderly patients. J Formos Med Assoc, 2004, 103(6): 416-421

[3] Sykes JE, Kittleson MD, Pesavento PA, et al. Evaluation of the relationship between causative organisms and clinical characteristics of infective endocarditis in dogs: 71 cases(1992—2005). J Am Vet Med Assoc, 2006, 228(11): 1723-1734

[4] Castillo JC, Anguita MP, Delgado M, et al. Clinical characteristics and prognosis of infective endocarditis in women. Rev Esp Cardiol, 2008, 61(1): 36-40

[5] Sugibayashi S, Miyasaka Y, Suwa Y, et al. Recent trends in the clinical characteristics of infective endocarditis: a survey of 54 consecutive cases from 2006 to 2010. Rinsho Byori, 2012, 60(12): 1121-1125

[6] Hsieh JC, Wang LY, Chang HR, et al. Clinical Characteristics and In-Hospital Prognosis of Infective Endocarditis in Two Eastern Counties of Taiwan. Acta Cardiol Sin, 2014, 30(2): 151-156

[7] Wang P, Lu J, Wang H, et al. Clinical characteristics of infective endocarditis: analysis of 368 cases. Zhonghua Xin Xue Guan Bing Za Zhi, 2014, 42(2): 140-144

[8] Zhu W, Zhang Q, Zhang J. The changing epidemiology and clinical features of infective endocarditis: A retrospective study of 196 episodes in a teaching hospital in China. BMC Cardiovasc Disord, 2017, 17(1): 113

第十五节 鼠伤寒沙门菌肠炎

一、病例资料

患儿,男,8个月,主因"发热、腹泻1天"于2012年6月5日入院。

病前无明确不洁饮食史。

缘于1天前无诱因开始出现发热,无寒战,测体温最高38.5℃,伴有哭闹,继之出现腹泻4次,前两次为黄色糊状便,后两次为黄绿色稀便,含有黏液,口服"妈咪爱"治疗无效,来我院门诊,化验血 WBC 14.8×10^9/L、N 75%;大便常规及培养,大便常规提示为黄绿色黏液便,镜检脓细胞(+++),红细胞(+++),以"急性细菌性痢疾"收住院。病后精神食欲差,尿少。

二、入院查体

T:38.3℃,HR:110次/分,R:20次/分,精神差,皮肤弹性可,四肢末梢温,眼窝无凹陷,哭时有眼泪,双侧瞳孔等大等圆,对光反应灵敏。口唇稍干燥,咽部查体不配合。颈软,双侧胸廓对称,呼吸运动无异常,双肺呼吸音清,未闻及啰音。心率110次/分,未闻及杂音。腹部平软,触诊无明显哭闹,肝肋下及边,无触痛,脾肋下未及,肠鸣音9次/分。

三、诊断依据

(一)病情特点

1. 男性幼儿,急性起病,病程1天。
2. 病前无明确不洁饮食史。
3. 主要表现为发热、腹泻,绿色稀便,尿少。
4. 查体 发热,口唇稍干燥,肠鸣音活跃。
5. 实验室和辅助检查 门诊查大便为绿色黏液便,红白细胞满视野,培养未报。

(二)诊断思路

该患儿主要表现为先发热,后出现腹泻,大便红白细胞满视野,考虑为感染性腹泻,常见感染性腹泻的病因及特点如下:

1. 轮状病毒肠炎 该病具有明显的季节性,发病高峰多在秋冬季节,故又称秋季腹泻。多见于6~24个月的婴幼儿。起病急,常伴有发热和上呼吸道感染症状,大便呈水样或蛋花汤样,有少量黏液,无腥臭味。大便镜检常无异常发现,培养无致病菌生长;但可发现轮状病毒。

2. 大肠埃希菌肠炎 气温较高的季节发病率较高,以5~8月份多见。潜伏期1~2天,起病较急,病情轻重不一,轻者大便次数稍增,大便稀烂;重者腹泻频繁,量多,呈蛋花汤样或水样,混有黏液,但镜检偶见白细胞。多有呕吐,可发生脱水、电解质紊乱和酸中毒。一般无发热，或仅有低热，病程5~10天。有些大肠埃希菌引起的腹泻，大便常带脓血。有恶心、呕吐、腹痛，可出现严重的全身中毒症状，甚至休克。临床症状与菌痢不易区别，需要做大便细菌培养。

3. 空肠弯曲菌肠炎　多发生于夏季，6个月至2岁小儿的发病率最高，家畜和家禽是重要的传染源，经消化道传染。主要临床症状为腹泻，一般少于10次/日，粪便呈水样、黏冻样或脓血便，可有恶臭。发热者较多，并有腹痛、乏力、头痛、呕吐等。粪便涂片采用1%碱性晶红水溶液染色后镜检，可快速找到空肠弯曲菌。

4. 鼠伤寒沙门菌肠炎　是小儿感染性腹泻最重要的原因。该病传染性强，常引起医院内交叉感染及局部流行。全年均有发生，以6~9月份发病率最高，发病年龄多在2岁以下，主要侵袭体弱小婴儿，尤其是新生儿，经口感染。潜伏期一般8~24小时，多为胃肠炎型及（或）败血症型。主要症状为发热和腹泻。体温多在38~39℃，热型不规则。腹泻每日6~10次，严重者达30次以上。大便性状多样易变，可为黄色或绿色稀便，水样便、黏液便或脓血便。

5. 耶尔森菌小肠结肠炎　多发生于冬春季节，可散发或暴发流行，多累及婴儿及儿童。动物是重要的感染源，主要通过粪-口感染，亦可由动物或人直接传播。不同年龄患者的常见症状有所不同。5岁以下患儿以腹泻为多见，临床表现与其他侵袭性肠道病原菌所致者不能区别。大便水样、黏液样或脓样，含有大量白细胞。部分患儿大便带血。大多伴有发热、头痛、全身不适、呕吐和较严重的腹痛，甚至与阑尾炎相似。病程一般为1~3周，少数可延续数月。

6. 金黄色葡萄球菌肠炎　多继发于长期应用广谱抗生素引起菌群失调，导致金葡菌在肠道内大量繁殖，侵袭肠壁和产肠毒素致病。主要症状为腹泻，轻者日泻数次，停药后逐渐恢复。重者腹泻频繁，每日可达10~20次或更多。大便有腥臭味，黄或暗绿色，似海水样，黏液较多，有伪膜排出。少数有血便，可出现脱水、电解质紊乱和酸中毒，伴有腹痛，常有不同程度的中毒症状，如发热、恶心、呕吐、乏力、谵妄，甚至休克。大便镜检有大量白细胞和成堆的革兰阳性球菌，大便培养有金葡菌生长。

7. 伪膜性结肠炎　与应用抗生素有关，故又称抗生素相关性伪膜性结肠炎，主要由难辨梭状芽孢杆菌引起。该菌为正常肠道菌群，在应用林可霉素、氯林可霉素、头孢菌素、青霉素类等抗生素后，肠内微生态学发生变化，促使该菌过度增殖产毒而致主要症状为腹泻，轻者大便每日仅数次，停抗生素后很快恢复。重者频泻，大便初为水样，继之为脓性黏液血便、海苔状墨绿色稀便等，常有伪膜（由多核白细胞、炎性白细胞、纤维蛋白及破碎细胞组成）排出，有恶臭。腹泻时常伴有下腹痉挛性疼痛，可有发热、脱水、电解质紊乱，甚至休克。大便涂片或厌氧菌培养可见致病菌。

8. 白色念珠菌性肠炎　有营养不良或长期应用广谱抗生素史，口腔内常有鹅口疮。大便次数增多、稀黄、泡沫较多、带黏液，有时可见豆腐渣样细块（菌落），大便镜检可见真菌孢子和菌丝，真菌培养可获得阳性结果。病程多迁延。

根据上述特点，考虑鼠伤寒沙门菌肠炎可能性大。

四、初步诊断

鼠伤寒沙门菌肠炎并轻度脱水

五、诊治经过

入院后立即给予头孢曲松静脉点滴抗感染，2∶1 液等补充液体，入院第 2 天体温下降，第 3 天腹泻次数减少，大便为黄色糊状，尿量恢复正常。化验大便为黄糊便，镜检红白细胞较门诊明显减少，门诊便细菌培养结果：鼠伤寒沙门菌生长，对头孢曲松敏感。患儿精神、食欲明显好转，尿量基本正常，入院第 5 天大便开始成形，住院治疗共 10 天，出院查血 WBC 8.8×10^9/L，N 35%；大便常规正常，便培养阴性。治愈出院。

六、出院诊断

鼠伤寒沙门菌肠炎并轻度脱水

七、经验总结

1. 小儿鼠伤寒沙门菌肠炎临床特点　鼠伤寒沙门菌肠炎是婴幼儿腹泻常见的病因，可以有明显的发热，也可以无发热，精神状态表现不一，腹泻程度各不相同，大便性状从糊状便到稀水便甚至脓血便都可见到，次数从数次到超过 10 次不等，化验大便白细胞从少量到满视野因病情而异，比较特征性的变化是大便可呈绿色，一旦出现对诊断有提示性作用，在其他病原体相对少见。

2. 小儿鼠伤寒沙门菌肠炎治疗　无明显发热和脱水的患儿可首选双歧杆菌等活菌治疗，如果有效 48～72 小时可以看到腹泻减轻，持续用药 1 周以上；如果有明显的发热，临床症状重，考虑选用抗生素治疗，如头孢曲松或根据药敏选药（近年该菌耐药明显增多，在使用抗生素前首先要留取便标本进行培养，根据培养结果及时进行药物敏感测定），需要注意的是治疗疗程不宜短，至少 1 周以上，10～14 天可能比较合适，否则过早停药病情非常容易反复，在临床上屡见不鲜。也可采用序贯治疗，先静脉给药，然后给予口服药物治疗。其他思密达等药可酌情选用，有脱水者需积极补液，维持循环稳定。

参 考 文 献

[1] 郑之卿，孙明华．鼠伤寒沙门菌肠炎 40 例．实用儿科临床杂志，2003，18(9)：751
[2] 何战英，窦相峰，刘桂荣，等．北京市 2008—2009 年沙门菌感染性腹泻现况研究．中华流行病学杂志，2010，31(12)：1438-1439
[3] 张新，曲梅，刘桂荣，等．北京市 153 株沙门菌多重耐药性及流行病学特征分析．中国热带医学，2012，12(3)：309-311
[4] 沈丽珍，陈素菜，张爱鸣，等．感染性腹泻患者病原菌分布与耐药性研究．中华医院感染学杂志，2015，25(23)：5338-5340
[5] 黄宝兴，马东礼．深圳市某儿童医院沙门菌属菌群分布及耐药性分析．实用预防医学，2015，22(7)：880-883

第三章 部分其他病原体所致感染性疾病

第一节 华支睾吸虫病

一、病例资料

患者，男，37岁，内蒙古人，主因"间断上腹部疼痛3个月，加重1天"于2005年4月26日入院。

病前于2005年1月曾进食生麦穗鱼。无"肝炎"患者密切接触史，1997年手术中曾输血400ml。1997年因进食异物（易拉罐皮、钢钉）行剖腹探查术，2003年行第2次剖腹探查术。

缘于2005年1月底无明显诱因出现上腹部疼痛，为持续性疼痛，放散至背部，伴有乏力、食欲缺乏症状。到当地医院就诊，行胃镜检查诊断为"慢性胃炎"，自服"胃药"治疗，效果不佳，仍时有上腹部疼痛。2005年3月当地医院化验肝功异常，ALT、AST升高，ALP、GGT明显升高，应用保肝、降酶药物治疗（具体不详）。2005年4月10日到某中心医院就诊，腹部B超示"肝实质弥漫性损害，胆囊积液，胆囊壁增厚，脾大"。化验血常规：WBC 11.7×10^9/L、N 0.70、嗜酸细胞 $> 0.7 \times 10^9$/L。肝功：ALT 149U/L、AST 86U/L、ALP 850U/L、GGT 929U/L。患者4月11日晚间自觉上腹部疼痛加重，为进一步诊治今日来我院，门诊以"病毒性肝炎、肝吸虫"收住院。自发病以来，精神一般，无发热，食欲欠佳，夜眠一般。大小便正常，无白陶土样便，无皮肤瘙痒，无鼻出血及牙龈出血，近3个月内体重无明显减轻。

二、入院查体

T：36.5℃，HR：78次/分，R：18次/分，BP：120/75mmHg。营养中等，步入病房，急性痛苦病容，被动体位，查体合作。神志清楚，精神可，应答切题，定向力、记忆力、计算力正常。面色正常，皮肤、巩膜无黄染，肝掌阴性，未见蜘蛛痣。全身浅表淋巴结未扪及肿大。心肺未见异常。腹部平软，剑突下压痛，无压痛、反跳痛，肝右肋下未及，剑突下未及，莫菲氏征可疑阳性，脾左肋下未及，肝上界位于右锁骨中线第五肋间，肝区有叩痛，脾、双肾区无叩痛，移动性浊音阴性，肠鸣音5次/分，不亢进。双下肢无水肿。生理反射存在，病理征未引出。扑翼样震颤阴性。

三、诊断依据

（一）病情特点

1. 青年男性，急性起病，病程超过3个月。

2. 病前于2005年1月曾进食生麦穗鱼。无"肝炎"患者密切接触史，1997年手术中曾输血400ml。1997年因进食异物（易拉罐皮、钢钉）行剖腹探查术，2003年行第2次剖腹探查术。

3. 主要临床表现上腹部疼痛，为持续性疼痛，放散至背部，伴有乏力、食欲缺乏症状。无发热等其他不适。

4. 查体　痛苦面容，被动体位，莫菲征可疑阳性。其他无明确异常。

5. 实验室和辅助检查　血白细胞和嗜酸性粒细胞明显升高，肝功能异常，ALP、GGT显著升高。腹部B超示肝实质弥漫性损害，胆囊积液，胆囊壁增厚，脾大。

（二）诊断思路

根据患者病情特点，特别是病前有食用生麦穗鱼史，化验血嗜酸性粒细胞明显升高，考虑诊断：

1. 寄生虫感染引起的疾病可能性大。食用生麦穗鱼感染的寄生虫主要是华支睾吸虫，应着重进行检查，大便查虫卵或进行相关免疫学检查。

2. 肝炎或胆道占位性疾病。另外患者有明显肝损害，梗阻酶明显升高，注意除外肝炎或胆道占位性疾病，完善血液化验和影像学检查。

四、初步诊断

1. 华支睾吸虫病
2. 肝炎或胆道占位性疾病？

五、诊治经过

1. 诊断　入院后4月27日化验血常规：WBC 10.6×10^9/L、N 72.9%、RBC 4.82×10^{12}/L、HGB 146g/L、PLT 191×10^9/L；嗜酸细胞计数明显升高0.12×10^9/L。尿、便常规正常；生化：ALB 40g/L、GLO 24g/L、TBIL 17μmol/L、DBIL 8.6μmol/L、ALT 316U/L、AST 167U/L、ALP 613U/L、GGT 1069U/L、TBA 12μmol/L、CHE 6317U/L、LDH 204U/L。PT/PA 12秒/111%。乙肝检查HBsAg（-）、HBsAb（+）、HBeAg（-）、HBeAb（+）、抗HBc（+）。HBV DNA阴性。抗HAV-IgM（-），抗HEV-IgM（-），抗HEV-IgG（-），抗HCV（-）。腹部B超提示：胆总管栓塞并肝内胆管轻度扩张，胆囊高张力样改变。为明确诊断，入院后连续检查大便常规找虫卵，第3天大便镜检可见华支睾吸虫卵（图3-1）。血清肝吸虫抗体检测阳性，诊断为华支睾吸虫病明确。

2. 治疗　给予吡喹酮1.4g，口服，3次/日，连服2天以驱虫治疗。患者腹痛逐渐缓解，无其他不适，查体无异常。5月2日复查肝功：ALB 38g/L、GLO 25g/L、TBIL 4.2μmol/L、DBIL 1.7μmol/L、ALT 96U/L、AST 45U/L、ALP 362U/L、GGT 638U/L、TBA 4μmol/L、CHE 6291U/L、LDH 156U/L。患者要求出院，1个月后复查血常规、嗜酸性粒细胞、肝功基本恢复正常。

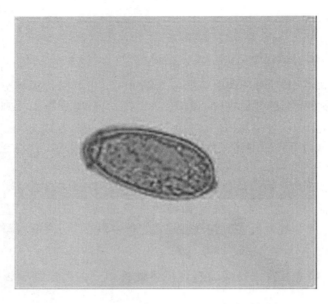

图 3-1　粪便中检出的华支睾吸虫卵

注：前端狭窄，后端宽而钝圆，卵壳较厚，窄端有卵盖，盖旁卵壳隆起称肩峰，圆端可有一小突起称小疣，内含毛蚴

六、出院诊断

华支睾吸虫病

七、经验总结

1. 误诊问题　寄生虫病在临床上一般不引起临床医生的重视，特别是目前分科就诊导致很多医生根本不了解寄生虫病。尤其是流行病学史对于诊断感染性疾病非常重要，甚至是及时明确诊断的唯一线索。如华支睾吸虫病的感染来源就是食用生鱼或生鱼片。另外不同的寄生虫病有不同的感染源，临床医生应掌握这一重要特点。华支睾吸虫病多为轻症，患者自觉症状轻微，且无典型临床表现，这也是容易造成误诊和漏诊的原因。

2. 忽视嗜酸性粒细胞升高　对于嗜酸性粒细胞明显升高的疾病，最常见的原因就是寄生虫病，但患者在外就诊 3 个月未能确诊，可见临床医生对此视而不见也是造成误诊的重要原因。

3. 虫卵问题　华支睾吸虫卵是寄生虫卵中最小之一，大便虫卵密度低容易漏诊，临床医生和检验科医生要充分沟通，多次查集卵提高阳性率。该患者就是通过连续 3 天，多视野、多涂片检查后发现一个典型虫卵而确诊。

参 考 文 献

[1] 何江英,刘志国,秦恩强,等. 华支睾吸虫病1例报告. 传染病信息,2007,20(1):62-63
[2] Tang ZL, Huang Y, Yu XB. Current status and perspectives of Clonorchis sinensis and clonorchiasis: epidemiology, pathogenesis, omics, prevention and control. Infect Dis Poverty, 2016, 5(1):71
[3] Qian MB, Utzinger J, Keiser J, et al. Clonorchiasis. Lancet, 2016, 387(10020):800-810
[4] Kim TS, Pak JH, Kim JB, et al. Clonorchis sinensis, an oriental liver fluke, as a human biological agent of cholangiocarcinoma: a brief review. BMB Rep, 2016, 49(11):590-597
[5] Lai DH, Hong XK, Su BX, et al. Current status of Clonorchis sinensis and clonorchiasis in China. Trans R Soc Trop Med Hyg, 2016, 110(1):21-27

第二节 嗜酸性粒细胞增多性脑膜炎

一、病例资料

患者,女,45岁,主因"头痛30天"于2004年6月16日入院。

病前于2004年5月8日与家人在外就餐,有共同食用福寿螺病史。其爱人及其妹妹在5月均出现类似的症状,爱人及其妹妹分别在外院诊断为"化脓性脑膜炎"。

缘于2004年5月15日出现头痛,为枕部及颈部搏动性疼痛,至当地卫生所就诊,给予拔火罐治疗,头痛持续存在,给予去痛片口服能部分缓解,5月下旬曾有2次低热,对症治疗后恢复正常,但头痛无缓解,先后多次到当地三甲医院神经内科就诊,考虑神经性头痛,给予阿米替林治疗,无效,6月11日住院,行腰穿术,脑压120mmH_2O,脑脊液结果示:外观略混浊,细胞总数2160×10^6/L、白细胞1440×10^6/L、单核0.2、多核0.80。生化:葡萄糖2.65mmol/L、蛋白1560mg/L、氯化物128mmol/L。血常规:白细胞总数正常,分类中性0.39,淋巴0.15,嗜酸0.4。头颅CT、胸片未见异常。诊断化脓性脑膜炎,给予抗感染脱水治疗,症状有所缓解,14日复查脑脊液脑压90mmH_2O,脑脊液结果示:外观略混浊,细胞总数455×10^6/L,白细胞400×10^6/L,单核0.3,多核0.70。生化:葡萄糖2.4mmol/L,蛋白1330mg/L,氯化物正常。血常规:白细胞总数正常,分类中性0.346,淋巴0.306,嗜酸0.246。结核抗体阴性。今为进一步治疗来我院,门诊以"化脓性脑膜炎?"收入院。起病后,精神尚可,头痛,近4天来出现双下肢皮肤感觉麻木,无其他伴随症状,大小便正常,食欲正常。

二、入院查体

T:36.4℃,HR:78次/分,R:20次/分,BP:120/70mmHg,神志清楚,能正确回答问题,精神差,全身皮肤未见淤点,浅表淋巴结未触及肿大。全身皮肤及巩膜未见黄染,肝掌阴性,未见蜘蛛痣。双侧眼球运动正常,双侧瞳孔等大等圆,约3mm,对光反应灵敏。颈无抵抗,气管居中。双肺呼吸音清,心率78次/分,律齐,未闻及杂音。腹平软,无压痛及反跳痛,莫菲氏征阴性,肝右肋下、剑突下未触及,脾左肋下未触及。肝上界右锁骨中线第五肋间,肝脾区无叩痛,移动性浊音阴性。双下肢无水肿。巴宾斯基征阴性,布鲁津斯基征、凯尔尼格征阴性。

三、诊断依据

(一) 病情特点

1. 青年女性,亚急性起病,病程1个月余。

2. 病前于2004年5月8日与家人在外就餐,有共同食用福寿螺病史。其爱人及其妹妹在5月均出现类似的症状,爱人及其妹妹分别在外院诊断为"化脓性脑膜炎"。

3. 主要表现为头痛,伴有一过性低热,无恶心呕吐。

4. 查体　精神差,颈部无抵抗,其他无明确异常。

5. 实验室和辅助检查　脑脊液穿刺提示化脓性改变,外周血白细胞总数正常,但嗜酸性粒细胞比例明显增高。头颅CT、胸片未见异常。

(二) 诊断思路

该患者主要表现为头痛,伴有低热,脑膜刺激征不明显,脑脊液呈化脓性改变,外周血嗜酸性粒细胞比例显著升高,分析病因如下:

1. 感染性疾病　引起脑脊液化脓性改变的原因的常见病因是细菌感染,包括结核感染,但患者一般起病呈急性或亚急性,有明显的发热,伴有脑膜刺激征,未经治疗病情进展,并且外周血不会出现嗜酸性粒细胞显著增多,因此不考虑细菌感染所致。病毒性脑膜炎、脑炎或真菌性脑膜炎临床表现也比较突出,或有明确的基础疾病,同样外周血不会出现嗜酸性粒细胞显著增多。嗜酸性粒细胞显著升高的疾病最常见于各种寄生虫病,如蛔虫、蛲虫、并殖吸虫等,考虑到患者及亲属病前同时在外就餐,多人发病,同时食用的可疑食品是福寿螺,而感染福寿螺的寄生虫最常见的是广州管圆线虫感染。广州管圆线虫可引起嗜酸性粒细胞增多性脑膜炎,脑脊液嗜酸性粒细胞明显增多,应重点进行检查。

2. 过敏性疾病　嗜酸性粒细胞可以明显升高,但不应同时具有化脓性脑膜炎表现,也不会出现集体发病等情况。

3. 肿瘤性疾病　特别是血液系统肿瘤,部分可以引起嗜酸性粒细胞显著增多,但同样不应表现为集体发病以及脑脊液呈化脓性改变。

四、初步诊断

嗜酸性粒细胞增多性脑膜炎(广州管圆线虫可能性大)

五、诊治经过

2004年6月16日化验血常规:WBC 5.8×10^9/L、N 29%、EO 29%、HGB 122g/L、PLT 204×10^9/L。肝功、肾功正常。尿、便常规正常。ESR 19mm/h。行腰椎穿刺术,脑压正常,脑脊液结果回报:无色,混,潘迪氏试验强阳性,细胞总数 590×10^6/L,白细胞 500×10^6/L,分类:单核0.59,多核0.41,嗜酸粒细胞比例>30%;生化:蛋白1.4g/L,

氯化物 119.8mmol/L，葡萄糖 2.8mmol/L。脑脊液墨汁染色找隐球菌、革兰染色找细菌、抗酸染色找抗酸杆菌阴性，淤点涂片革兰染色找细菌结果示：革兰染色涂片镜检未找到细菌。脑脊液和血清标本检测广州管圆线虫特异性抗体 IgM、IgG 均阳性。肺部 CT 提示双肺多发结节影和左上肺淡片状阴影。诊断广州管圆线虫引起的嗜酸性粒细胞增多性脑膜炎明确。给予阿苯达唑口服，200mg/d，共 3 天。治疗后未再出现任何不适。2004 年 6 月 24 日复查脑脊液，常规：无色，清，潘迪氏试验阳性，细胞总数 80×10^6/L，白细胞 50×10^6/L；生化：蛋白 1.1g/L、氯化物 126.8mmol/L、葡萄糖 2.3mmol/L。6 月 25 日出院，3 个月后随访无异常。

六、出院诊断

嗜酸性粒细胞增多性脑膜炎（广州管圆线虫感染）

七、经验总结

1. 嗜酸性粒细胞增多性脑膜炎的主要特点　是脑脊液和外周血嗜酸性粒细胞数量明显增多。我国台湾、香港地区多见该病，大陆仅有散发报道。广州管圆线虫是最常见、最主要的病因。它主要寄生于虾、蟹、螺等软体动物，幼虫是主要致病原。人是非正常宿主，通过生食或半生食上述动物感染。幼虫经肠道进入血循环到达中枢神经系统，引起脑膜或脑实质炎症反应；半数以上患者伴有嗜酸性粒细胞性肺炎，但无肺部体征，CT 是主要诊断手段。该病症状明显，如发热、头痛、颈强直、恶心、呕吐、感觉异常（游移性皮肤触摸痛）、下肢无力、肌肉痛，但往往体征缺乏，临床医生容易误诊、漏诊。该患者与家人有共同食用半生田螺史，先后发病，症状类似，外周血及脑脊液嗜酸性粒细胞增加可诊断嗜酸性粒细胞增多性脑膜炎。目前对本病尚缺少特异性检查手段，除非直接发现病原体，如脑脊液中找到幼虫或发育期的成虫是确诊的依据，但一般检出率不高。免疫学检查包括皮内试验、酶联免疫吸附试验、间接荧光抗体试验等，阳性有助于确诊。本病以对症治疗为主，有自愈倾向，死亡率低。

2. 该病长期漏诊、误诊的原因在于　①医生忽略了重要的流行病学史：病前在同一餐馆就餐，食用可以食物，多人发病，应考虑到传染病的可能；②患者外周血嗜酸性粒细胞明显增多，就诊科室为神经内科，科室医生未予足够重视，仅仅根据症状用药，这是导致误诊、漏诊的重要原因。临床医生要引以为戒，不要想当然。

参 考 文 献

[1] 杨绍基,姚集鲁.广州管圆线虫病脑膜脑炎的诊断和治疗.临床内科杂志,2000,17(4):206 – 207
[2] Slom TJ, Cortese MM, Gerber SI, et al. An outbreak of eosinophilic meningitis caused by angiostrongylus cantonensis in travelers returning from th Caribbean. N Engl J Med, 2002, 346(9): 668 – 675
[3] 秦恩强，周志平，赵敏．嗜酸性粒细胞增多性脑膜炎一例报告．北京医学，2004，26(6)：424
[4] 杨磊，周俊，苏慧勇，等．35 例嗜酸性粒细胞增多性脑膜炎临床分析．传染病信息，2008，21(5)：313 – 315

[5] Chiu PS, Lai SC. Matrix metalloproteinase – 9 leads to claudin – 5 degradation via the NF – κB pathway in BALB/c mice with eosinophilic meningoencephalitis caused by angiostrongylus cantonensis. PLoS One, 2013, 8: e53370

第三节 支原体肺炎

一、病例资料

患者，男，86 岁，主因"发热半天"于 2017 年 3 月 19 日入院。

否认发热患者接触史，无输血及血制品史，病前无不洁饮食史。否认肝炎等传染病史，患"高血压"病 20 年余，口服药物控制满意，否认外伤史，否认手术史，否认输血史，否认药物、食物过敏史，预防接种史不详。无烟酒嗜好。

缘于入院前 1 天受凉，今日上午出现发热，最高体温 38.8℃，伴干咳、乏力、食欲缺乏，食量减少一半，无畏寒、寒战，无恶心、厌油、呕吐，无流涕、咳痰、腹痛、腹泻等不适，自以为感冒，自行服用感冒药物（具体不详），症状无明显缓解，随即前往我院门诊查血常规：WBC 9.8×10^9/L，N 89%，胸片提示：肺部炎症，为进一步诊治入我科。自发病以来，精神尚可，食欲差，睡眠正常，大小便正常，体重无明显变化。

二、入院查体

T：38℃，HR：109 次/分，R：20 次/分，BP：150/89mmHg。发育正常，营养良好，体型匀称，自动体位，正常面容，表情自然，神志清楚，精神可，步态正常，查体合作，语言正常，对答切题。全身皮肤黏膜无黄染、出血点及皮疹，未见皮下出血点，无皮下结节。左侧颈部可触及一枚黄豆大小淋巴结，轻触痛，质软。巩膜无黄染。口腔黏膜无异常，扁桃体无肿大，软腭正常，咽部轻度充血，咽反射正常。颈软，无抵抗。双肺叩诊呈清音，未闻及干湿性啰音。心率 109 次/分，律齐，心音正常。各瓣膜听诊区未闻及杂音，心包摩擦音未闻及。腹部平坦，腹壁静脉未见曲张，未见肠形及蠕动波。腹软，无压痛反跳痛，全腹未触及包块。肝脾肋下未触及，肝-颈静脉回流征阴性，胆囊未触及明显异常，墨菲氏征阴性，双肾未触及。移动性浊音阴性，肝上界位于右锁骨中线上平第五肋间，肝区叩击痛阴性，双侧肾区叩击痛阴性。肠鸣音正常，3 次/分，未闻及振水音及血管杂音。肛门与直肠及生殖器无异常。下肢无明显水肿。

三、诊断依据

（一）病情特点

1. 老年男性，急性起病。
2. 流行病学史无特殊。
3. 主要表现为受凉后出现发热，伴咳嗽、乏力、食欲缺乏。
4. 查体 见颈部淋巴结肿大，咽部轻度充血，其他无明确异常。
5. 实验室和辅助检查 血常规：WBC 9.8×10^9/L、N 89%；胸片提示：肺部炎症。

(二)诊断思路

2016版中国成人社区获得性肺炎(community acquired pneumonia, CAP)诊疗指南定义其诊断标准如下:

1. 社区发病。
2. 肺炎相关临床表现

(1)新近出现的咳嗽、咳痰或原有呼吸道疾病症状加重,伴或不伴脓痰/胸痛/呼吸困难/咯血。

(2)发热。

(3)肺实变体征和(或)闻及干湿性啰音。

(4)外周血白细胞 $>10 \times 10^9/L$ 或 $<4 \times 10^9/L$,伴或不伴细胞核左移。

3. 胸部影像学检查显示新出现的斑片状浸润影、叶/段实变影、磨玻璃影或间质改变,伴或不伴胸腔积液。

符合1、3及2中任何1项,并除外肺结核、肺部肿瘤、非感染性肺间质性疾病、肺水肿、肺不张、肺栓塞、肺嗜酸性粒细胞浸润及肺血管炎等后,可建立临床诊断。

CAP临床诊治思路:

第1步:判断CAP诊断是否成立。对于临床疑似CAP患者,要注意与肺结核等特殊感染以及非感染病因进行鉴别。

第2步:评估CAP严重程度,选择治疗场所。

第3步:推测CAP可能的病原体及耐药风险:参考年龄、发病季节、基础病和危险因素、症状/体征、胸部影像学(X线胸片/CT)特点、实验室检查、CAP病情严重程度、既往抗菌药物应用史。

第4步:合理安排病原学检查,及时启动经验性抗感染治疗。

第5步:动态评估CAP经验性抗感染效果,初始治疗失败时查找原因,并及时调整治疗方案。

第6步:治疗后随访,并进行健康宣教。

四、初步诊断

1. 社区获得性肺炎
2. 高血压病

五、诊治经过

入院后查血常规:WBC $7.15 \times 10^9/L$、N 67.7%、RBC $4.42 \times 10^{12}/L$、HGB 143.00g/L、PLT $166.00 \times 10^9/L$。肝肾功能、血糖正常,LDH 270U/L,Na^+ 130mmol/L;CRP 41.16mg/L,PCT 0.03ng/ml。尿、便常规正常。肺炎衣原体IgM抗体阴性;肺炎支原体IgM抗体阳性,流感抗原检测A、B阴性。胸片:左肺炎性病变可能(图3-2)。依据患者病情特点临床诊断:①支原体肺炎;②高血压病;③低钠血症。给予盐酸莫西沙星抗感染及纠正电解质、补液及能量支持治疗,患者体温逐渐恢复正常,咳嗽、乏力、食欲缺乏等不适症状消失,复查血常规正常、大便常规正常,临床治愈出院。

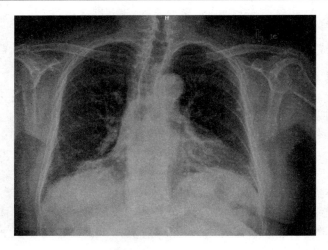

图 3-2 入院胸片

注：双侧胸廓对称，气管居中。双肺纹理增重，左肺见致密小结节影，左下肺野见片状实变影。双肺门影无增大，纵隔未见增宽及移位，心影形态大小未见异常。双膈面光滑，两侧肋膈角锐利

六、出院诊断

1. 支原体肺炎
2. 高血压病
3. 低钠血症

七、经验总结

社区获得性肺炎诊疗思路：①该患者在社区急性起病，发热、咳嗽及影像学见肺部炎症，明确 CAP 诊断；②患者高龄，有高血压基础，但无气促、胸闷等呼吸衰竭等表现，选择普通病房进行治疗；③肺炎支原体和肺炎链球菌是我国成人 CAP 的重要致病原，其他常见病原体包括：流感嗜血杆菌、肺炎衣原体、肺炎克雷伯菌和金黄色葡萄球菌；但铜绿假单胞菌和鲍曼不动杆菌少见。该患者入院后完善检查，支原体抗体 IgM 阳性，结合临床表现，明确支原体肺炎，对喹诺酮类敏感性较高，可选择莫西沙星抗感染。经抗感染等治疗，患者体温恢复正常，临床症状明显好转，治疗有效。

患者高龄，虽然此次发病肺部感染不严重，但需注意原发病以外的其他情况的变化及对症处理。如患者有高血压基础疾病，需警惕血压变化引起脑血管意外等并发症；进食差，出现低钠血症，注意维持水电解质平衡等。

参 考 文 献

[1] 中华医学会呼吸病分会. 中国成人社区获得性肺炎诊断和治疗指南(2016 年版). 中华结核和呼吸杂志, 2016, 39(4): 253-279
[2] Tao LL, Hu BJ, He LX, et al. Etiology and antimicrobial resistance of community - acquired pneumonia in

adult patients in China. Chin Med J(Engl), 2012, 125(17): 2967 - 2972
[3] Liu Y F, Gao Y, Chen M F, et al. Etiology analysis and predictive diagnositc model building of community - acquired pneumonia in adult outpatients in Beijing, China. BMC Infec Dis, 2013, 13: 309
[4] 刘又宁,陈民钧,赵铁梅,等. 中国城市成人社区获得性肺炎665例病原学多中心调查. 中华结核和呼吸杂志, 2006, 29(01): 3 - 8
[5] 王辉,刘亚丽,陈民钧,等. 2009—2010年中国六城市成人社区获得性呼吸道感染病原菌耐药性监测. 中华结核和呼吸杂志, 2012, 35(2): 113 - 119

第四节　立克次体病

病例1　斑疹伤寒

一、病例资料

患者,女,55岁,山东人,务农,主因"发热、头痛1周,皮疹2天"于2010年7月31日入院。

病前1个月内无明确发热及皮疹患者密切接触史,生活周围卫生条件较差。既往体健,无烟酒嗜好。

缘于2010年7月24日无明显诱因自觉发热(未测体温),伴头痛,无畏寒、寒战,无恶心、呕吐,无咳嗽、咳痰,自服"尼美舒"退热治疗后,症状可缓解,数小时后再次发热。7月27日起发热明显,测体温最高39.5℃,伴头痛、乏力,无畏光、流泪,无皮疹,无咳嗽等其他不适,7月29日到某二级医院就诊,查血常规:WBC 4.8×10^9/L、N 78.6%、HGB 148g/L、PLT 86×10^9/L;肝功能:ALT 58.3U/L;腹部B超提示:肝实质粗糙,对症治疗后,症状无明显缓解。7月29日夜间发热明显,伴咳嗽,无痰,发现全身出现散在红色皮疹,无明显瘙痒,且皮疹逐渐增多,无畏寒等不适。转至某三甲医院就诊查血常规:WBC 5.5×10^9/L、N 87.2%、HGB 139g/L、PLT 47×10^9/L;心电图无异常;胸片提示:双下肺纹理增重;给予对症治疗(具体不详),无明显的效果,7月30日到我院门诊查HBV - M均阴性,血常规:WBC 5.05×10^9/L、N 78%、HGB 146g/L、PLT 58×10^9/L,未见异常淋巴细胞;肝功能:ALB 37g/L、BIL 23.5/11.3μmol/L、ALT 57U/L、AST 75U/L、CHE 7823U/L;腹部B超提示:慢性肝损害伴脂肪肝(轻 - 中)、脾厚。为进一步诊治以"发热皮疹待查"收入我科。患者自发病以来精神、食欲及睡眠欠佳,大小便正常,无腹痛、腹泻。

二、入院查体

T:38.3℃,HR:101次/分,R:19次/分,BP:111/74mmHg。发育正常,营养中等,神志清楚,急性热性病容,问答切题,查体合作。全身皮肤无黄染,见散在分布的红色斑丘疹，以躯干部居多，直径2~6mm，大小不等，稍高起皮肤表面，压之褪色（图3-3），掌心、足心未见皮疹。无皮下出血点，无肝掌，无蜘蛛痣，全身浅表淋巴结未触及肿大。口腔未见白斑，咽充血明显，扁桃体无肿大，吞咽正常。颈部软，无抵抗。双肺呼吸音稍粗，未闻及干、湿性啰音及胸膜摩擦音。心尖冲动正常，心前区无异常搏动，无抬举性冲动及细震颤，心界不扩大，心率101次/分，律齐，心音正常，心脏各瓣膜听诊区未闻及杂音。腹部平坦，无腹壁静脉曲张。腹软，全腹无压痛及反跳痛，未触及肿块，肝脾肋下未触及，墨菲氏征阴性，肝上界右锁骨中线第五肋间，肝脾区无叩痛，无移动性浊音，肠鸣音正常。肛门及外阴未查。双肾区无叩痛，双下肢无水肿。病理征阴性。

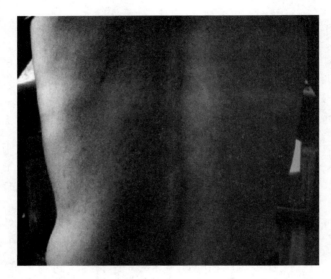

图3-3　患者皮肤表现

注：患者散在分布的红色斑丘疹，以躯干部居多，直径2~6mm，大小不等，稍高起皮肤表面，压之褪色

三、诊断依据

（一）病情特点

1. 中年女性，急性起病。

2. 山东人，务农，生活周围卫生条件较差。

3. 主要表现为发热伴头痛1周，皮疹2天。

4. 查体　全身皮肤无黄染，见散在分布的红色斑丘疹，以躯干部居多，直径2~6mm，大小不等，稍高起皮肤表面，压之褪色，掌心、足心未见皮疹。

5. 实验室和辅助检查　白细胞正常、血小板减少、肝损害、脾大、肺纹理增重。

（二）诊断思路

发热伴全身或局部皮疹是很多疾病都可能出现的症状。同样形态的皮疹可以发生于不同的疾病，相同的疾病也可以见到不同形态的皮疹（时间、患者）。常见的皮疹形态：

斑疹、丘疹、斑丘疹、猩红热样皮疹、水疱疹、出血点。临床工作中必须仔细观察皮疹的形态、分布、与发热出现的时间顺序，以及症状等，结合病史、体检和实验室检查综合分析，将症状相似的疾病进行鉴别，做出正确诊断。可以参考如下流程图（图3-4）进行鉴别诊断：

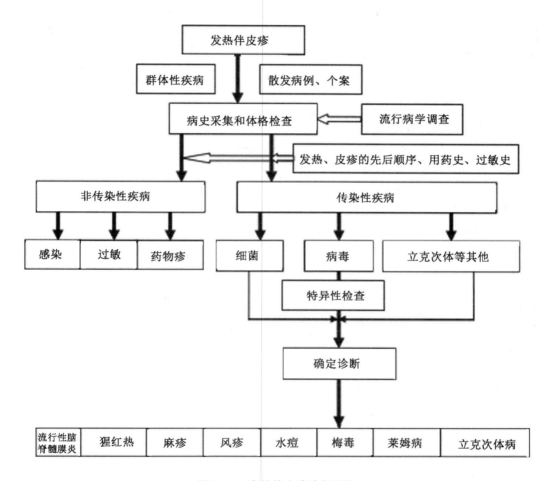

图3-4 发热伴皮疹诊断流程

该患者为山东地区农民，该地区为立克次体流行区，以发热起病，病程第5天出现皮疹，伴头痛等神经系统症状，检查提示脾大、肝功损害、白细胞总数正常。临床表现符合斑疹伤寒。

四、初步诊断

1. 斑疹伤寒
2. 肝损害

五、诊治经过

入院后化验：血 WBC 8.61×10^9/L、N 0.64。PT/PA 正常，抗-CMV IgM(-)，抗-

CMV IgG(+)、抗-EBV IgM(-)、麻疹抗体及风疹抗体均阴性，ESR 27mm/h，CRP 97.6mg/L，血生化：ALT 48U/L、AST 50U/L、LDH 527U/L、葡萄糖 10.65mmol/L，余项正常。肥达、外斐试验阴性。复查胸片未见异常。结合患者病史及化验结果，临床诊断：①斑疹伤寒；②脂肪肝。给予口服盐酸多西环素治疗，并静脉滴注保肝药物；入院第2天下午患者体温恢复正常，头痛明显缓解；3天后皮疹逐渐消退，复查肝功恢复正常，痊愈出院。

六、出院诊断

斑疹伤寒合并肝损害

七、经验总结

1. 斑疹伤寒临床表现　多种多样，主要表现为发热、头痛、皮疹，外周血白细胞正常或降低，血小板可降低，局部淋巴结可肿大、肝脾大、结膜充血，其他表现包括肺炎、关节痛、胃肠道出血、肾功能损害、肌痛及中枢神经系统异常等。外斐试验可为阳性；血清学检查中，免疫荧光实验(IFA)为最敏感和特异的检测方法，斑疹伤寒立克次体 IgG 在恢复期时较急性期4倍升高，或 IgM 高于1:40可临床诊断本病。斑疹伤寒立克次体 PCR 和培养可确诊。四环素类药物常为首选药物，喹诺酮类药物对本病治疗也有效。虽然本病有时可自限，但未经治疗的斑疹伤寒的病死率高达15%。

2. 斑疹伤寒流行病学史对本病的诊断有着重要意义。本例患者斑疹伤寒临床表现典型，诊断不难。需要指出的是，外斐试验阳性可以作为诊断的支持点，但阴性结果不能除外立克次体感染。由于该病对四环素类抗生素多敏感，对于部分反复发热，有相关临床表现的患者，必要时可以尝试多西环素试验性治疗。

3. 斑疹伤寒并发症　需注意的是，斑疹伤寒可发生心肌炎、肺炎、无菌性脑膜炎/脑炎及急性肾衰竭、消化道出血，甚至急性呼吸窘迫综合征等并发症，需要引起临床医生的警惕。本例患者入院前有咳嗽症状，胸片提示肺纹理增粗，需警惕立克次体感染引起肺炎等并发症，复查胸片是有必要的。

参 考 文 献

[1] Takizawa H, Yamaguchi B, Hase I, et al. A case of scrub typhus with lung involvement. Nihon Kokyuki Gakkai Zasshi, 2010, 48: 706-710

[2] Prakash Ji, Abraham OC, Mathai E. Evaluation of tests for serological diagnosis of scrub typhus. Trop Doct, 2006, 36: 212-213

[3] Lim TK, Siow WT. Pneumonia in the tropics. Respirology, 2018, 23(1): 28-35

[4] Kim DM, Chung JH, Yun NR, et al. Scrub typhus meningitis or meningoencephalitis. Am J Trop Med Hyg, 2013, 89(6): 1206-1211

[5] Chakraborty S, Sarma N. Scrub Typhus: An Emerging Threat. Indian J Dermatol, 2017, 62(5): 478-485

[6] Sedhain A, Bhattarai GR. Renal Manifestation in Scrub Typhus during a Major Outbreak in Central Nepal. Indian J Nephrol, 2017, 27(6): 440-445

病例 2 恙虫病

一、病例资料

患者,男,39岁,主因"发热4天,皮疹1天"于2016年7月22日入院。

否认传染病患者接触史,发病前有虫类(具体不详)叮咬史,无输血及血制品史。否认肝炎等传染病史,否认"高血压"等病史,否认外伤史,否认手术史,否认药物、食物过敏史,预防接种史不详。

患者4天前患者自觉发热(未测体温),伴畏寒、寒战、周身酸痛及头痛、恶心、乏力,当时无呕吐、咳嗽、胸闷、心悸、腹痛、腹泻等症状,未治疗。昨日晨起患者全身出现大小不一红色斑丘疹,无明显瘙痒及疼痛,咬伤部位为红色疱疹,仍有发热及周身酸痛,就诊于当地县中医院,查血常规基本正常,未明确诊断,未接受治疗。上述症状进一步加重,现为进一步诊治入我院。自发病以来,精神差,食欲一般,睡眠一般,大小便正常,体重未监测。

二、入院查体

T:36.9℃,HR:95次/分,R:19次/分,BP:123/82mmHg。营养中等,自动体位,查体合作。神志清楚,表情自如,应答切题。全身皮肤散在淡红色斑疹,压之褪色,无瘙痒及触痛,左侧背部可见一疱疹,顶部已结痂,有触痛,皮肤、巩膜无黄染,未见淤点、淤斑。左侧颈部及腋窝可触及数枚蚕豆大小肿大淋巴结,轻微触痛,无破溃。结膜充血,咽部充血,双侧扁桃体无肿大。心肺听诊未见异常。腹部平坦,全腹软,无压痛,无反跳痛,肝肋下未及,墨菲氏征阴性,脾左肋下未及,肝、脾、双肾区无叩痛,移动性浊音阴性,肠鸣音3次/分。双下肢无水肿。生理反射存在,病理征未引出。

三、诊断依据

(一)病情特点

1. 青年男性,急性起病。
2. 发病前有虫类(具体不详)叮咬史。
3. 主要表现为发热4天,皮疹1天,伴随畏寒、寒战、周身酸痛、头痛、恶心、乏力等症状。
4. 查体(图3-5) 左侧颈部及腋窝可触及数枚蚕豆大小肿大淋巴结,轻微触痛,无破溃。全身皮肤散在淡红色斑丘疹,压之褪色,无瘙痒及触痛,左侧背部可见一疱疹,顶部已结痂。

(二)诊断思路

患者以发热、皮疹起病,伴随周身酸痛、头痛、淋巴结肿大、全身散在红色斑丘疹,发病前有虫类叮咬史,重点考虑立克次体感染;查体发现特征性焦痂,诊断恙虫病并不困难。

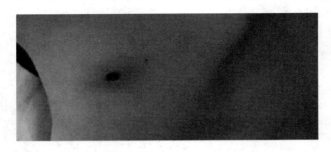

图 3-5 恙虫病焦痂

四、初步诊断

恙虫病

五、诊治经过

入院化验血常规：WBC 5.88×10^9/L、N 73.90%、RBC 4.93×10^{12}/L、HGB 145.00g/L、PLT 209.00×10^9/L。凝血功能：活动度92.7%、凝血酶原时间11.0秒，心功能：发光法肌酸激酶同工酶 MB 0.577ng/ml，发光法肌红蛋白 21.00ng/ml；CMV DNA 定量 <100IU/ml，EBV DNA 定量 <100IU/ml，HIV 抗体阴性，梅毒螺旋体抗体阴性，布氏杆菌凝集试验阴性，类风湿因子 20IU/ml，anti-EHFV-IgM 阴性，血清铁蛋白 557.9ng/ml。血生化：TBil 21.0μmol/L，ALT 57U/L，AST 52U/L，GGT 59U/L，GLU 9.7mmol/L，其他正常。ESR 22mm/h。降钙素原 0.185ng/ml。自身抗体、甲状腺功能、丙肝抗体、HBsAg 阴性。外斐氏试验阳性：OXK 效价 1:320。胸片、心电图正常，腹部超声：轻度脂肪肝。

结合患者临床表现及变形杆菌血清 OXK 效价 ≥1:160，明确诊断恙虫病。入院当前给予盐酸多西环素抗感染及对症支持治疗，次日患者体温高峰较前明显下降，入院第3天患者体温恢复并维持正常。第5天，复查肝功恢复正常，患者病情好转出院。

六、出院诊断

恙虫病

七、经验总结

（一）恙虫病诊断标准

恙虫病（scrub typhus 或 tsutsugamushi disease），又名丛林斑疹伤寒，是由恙虫病东方体（orientia tsutsugamsushi），原称恙虫病立克次体（rickettsial tsutsugamushi）所引起的自然疫源性疾病。以鼠类为主要传染源，经恙螨幼虫叮咬传播。临床以发热、焦痂或溃疡、淋巴结肿大及皮疹为特征，严重者可发生死亡。本病主要流行于热带和亚热带，东亚各国流行较为广泛。恙虫病在我国呈广泛分布，大部分省份都曾有病例报道。我国恙虫病疫情在20世纪80年代末期达到高峰，年报道约2500例。1989年后不再列为法定报告传染病。诊断标准如下：

1. 流行病学史　流行季节，发病前3周内曾在或到过恙虫病流行区，并有野外活动史，主要有田间劳作、农村垂钓、野营训练、草地坐卧、接触和使用秸秆等。

2. 临床表现

(1)发热。

(2)淋巴结肿大。

(3)皮疹。

(4)特异性焦痂或溃疡。

3. 辅助检查

(1)外斐氏试验阳性:单份血清OXK效价≥1:160。

(2)间接免疫荧光试验阳性:双份血清IgG抗体滴度4倍及以上升高。

(3)PCR核酸检测阳性。

(4)分离到病原体。

4. 诊断标准

(1)疑似病例:具备1和(1),加(2)、(3)任何一条,且明确排除其他疾病;或无法获得明确的流行病学史,在流行季节同时具备(1)、(2)和(3)三项。

(2)临床诊断病例:疑似病例加(4);或同时具备1、(1)、(4)三项。

(3)实验室诊断病例:疑似病例加(2)、(3)、(4)中的任何一项;或临床诊断病例加3中的任何一项。

(二)恙虫病治疗

恙虫病东方体为专性细胞内寄生,β-内酰胺类抗生素及氨基糖苷类对恙虫病的治疗无效。目前临床上较常应用的抗生素有多西环素、大环内酯类、喹诺酮类和氯霉素,一般以多西环素为首选。

(三)恙虫病的误诊误治情况

近年来,恙虫病发病率逐渐下降,城市少见,多发于农村,医生对该病缺乏警惕,易导致误诊。因此对恙虫病患者进行诊断治疗时,尽早确诊疾病并给予正确有效的治疗措施,可有效提高患者治疗效果,保障患者生活质量与生命安全。

该病特征性的焦痂对诊断有重要意义,恙螨幼虫叮咬部位常常较隐蔽,需要临床医生在详细询问病史后进行细致查体,一旦发现焦痂,为诊断该病提供有力支持。

需要注意的是,恙虫病在HIV感染者中也比较常见,对于反复发热的HIV/AIDS患者,需要注意鉴别该病。部分恙虫病患者可继发肺炎、脑膜炎、脑膜脑炎等并发症,临床医师需提高警惕,必要时进行相应检查以鉴别。

参 考 文 献

[1] Pulla P. Disease sleuths unmask deadly encephalitis culprit. Science,2017,357(6349):344

[2] Ikeda M, Yoshida S. HIV-1 and scrub-typhus. Lancet,2000,356(9244):1851

[3] Wee I, Lo A, Rodrigo C. Drug treatment of scrub typhus:a systematic review and meta-analysis of controlled clinical trials. Trans R Soc Trop Med Hyg,2017,111(8):336-344

病例 3　人无形体病

一、病例资料

患者，男，51 岁，主因"发热伴全身酸痛不适 5 天"于 2010 年 9 月 2 日入院。

发病前 10 天于田间劳作时有被"蜱虫叮咬"史，近期无外地旅游史。

缘于 8 月 28 日无明显诱因出现发热，最高体温 38.6℃，伴全身酸痛、乏力、食欲缺乏，无畏寒、寒战、咽痛、流涕、咳嗽、咳痰、腹痛、腹泻、恶心、呕吐、尿频、尿急、尿痛、意识障碍、抽搐等不适，在私人诊所就诊，按"感冒"治疗效果不佳（具体用药及剂量不详），8 月 30 日出现恶心、干呕，腹泻，大便呈黄色稀便、5~6 次/日，9 月 2 日至当地某市级医院就诊，查血常规：WBC 1.6×10^9/L、N26.8%、L 55%、RBC 4.45×10^{12}/L、HGB 130g/L、PLT 77×10^9/L。大便常规：黄稀黏液便，镜检：脓球 + +、红细胞 + +；考虑"无形体病"，未予治疗，现来我院要求住院治疗，急诊科以"人无形体病"收入科。患病以来，睡眠欠佳，体重无明显变化。

二、入院查体

T：36.4℃，HR：74 次/分，R：18 次/分，BP：90/60mmHg。患者发育正常，营养中等，神志清，精神差，自动体位，查体合作。全身皮肤无黄染，静脉穿刺部位未见淤斑，右侧腹股沟可触及两枚大小约 0.6cm×0.7cm 的淋巴结，质地中等，活动性好，触痛明显，表面皮肤无溃疡、瘢痕、窦道，其余部位浅表淋巴结未触及肿大。头颅无畸形，五官端正，眼睑无水肿，睑结膜无充血，巩膜无黄染，双侧瞳孔等大等圆，对光反射灵敏。耳郭无畸形，外耳道无脓性分泌物，乳突区无压痛。鼻无畸形，双侧鼻腔通气良好，鼻旁窦区无压痛。口唇无发绀，口腔黏膜无溃疡，咽部无充血，两侧扁桃体无肿大。颈软、无抵抗，颈静脉无怒张，气管居中，甲状腺无肿大。胸廓对称无畸形，双肺呼吸运动度一致，叩诊呈清音，听诊双肺呼吸音清晰，未闻及干湿性啰音。心前区无隆起及抬举性心尖冲动，心浊音界正常，心率 74 次/分，节律整齐，各瓣膜听诊区未闻及病理性杂音。腹部平坦，腹肌柔软，全腹无压痛、反跳痛，肝、脾肋缘下未触及，肝上界位于右锁骨中线第五肋间，移动性浊音（-），肠鸣音 10 次/分。肛门及外生殖器未检查。脊柱生理弯曲存在，四肢关节无红肿及畸形，活动自如，双下肢无水肿。四肢肌力肌张力正常，两侧肱二头肌、肱三头肌及膝、跟腱反射正常存在，巴宾斯基征（-），凯尔尼格征（-），扑翼样震颤阴性。

三、诊断依据

（一）病情特点

1. 中年女性，急性起病，病程 5 天。
2. 流行病学史　发病前 10 天于田间劳作时有被"蜱虫叮咬"史，近期无外地旅游史。

3. 主要表现为发热伴全身酸痛不适 5 天。

4. 查体　T：36.4℃，神志清，精神差，全身皮肤无黄染，静脉穿刺部位未见淤斑，右侧腹股沟可触及两枚大小约 0.6cm×0.7cm 淋巴结，质地中等，活动性好，触痛明显。心肺听诊未闻及异常。腹平软，全腹无压痛、反跳痛，肝、脾肋缘下未触及，肝上界位于右锁骨中线第五肋间，移动性浊音（-），肠鸣音 10 次/分。

5. 实验室和辅助检查　血常规提示白细胞及血小板水平下降；大便常规：黄稀黏液便，镜检：脓球 ++、红细胞 ++。

（二）诊断思路

该患者属于发热原因待查病例，有蜱虫叮咬史，诊断思路分析如下：

1. 人无形体病　由嗜吞噬细胞无形体侵染人末梢血中性粒细胞引起，亦主要通过蜱虫叮咬传播，以发热、白细胞减少、血小板减少和多脏器功能损害为主要临床表现。该病临床症状与发热伴血小板减少综合征等病毒性疾病相似，容易发生误诊。该患者具备上述临床特点，确诊需进行血清及病原学检测以明确，可检测嗜吞噬细胞无形体 IgM 抗体、IgG 抗体、PCR 检测嗜吞噬细胞无形体特异性核酸。或行多西环素诊断性治疗。

2. 发热伴血小板减少综合征　为新型布尼亚病毒感染所致感染性疾病。经蜱虫叮咬传播，此类疾病以发热伴白细胞、血小板减少和多脏器功能损害为主要特点，其临床表现主要为全身不适、乏力、头痛、肌肉酸痛以及恶心、呕吐、厌食、腹泻等，可伴有心肝肾等多脏器功能损害。患者曾被蜱虫叮咬，具备发热、白细胞、血小板减少特点，可行 PCR 检测发热伴血小板减少综合征病毒核酸以明确诊断。

3. 急性细菌性痢疾　该疾病特点为腹痛、腹泻、解脓血便及里急后重。该患者大便呈黄色稀便，镜检：脓球 ++、红细胞 ++；入院后行大便培养检查以排外。

4. 莱姆病　由伯氏疏螺旋体所致的自然疫源性疾病，以蜱虫为媒介的螺旋体感染性疾病。早期以皮肤慢性游走性红斑为特点，以后出现神经、心脏或关节病变。该患者不具备上述特点，进一步行莱姆病抗体检查除外。

5. 肾综合征出血热　由流行性出血热病毒感染所致的自然疫源性疾病，鼠类为主要传染源。以发热、出血、充血、低血压休克及肾脏损害为主要临床特点。该患者不具备上述特点，进一步行出血热抗体检查以除外。

四、初步诊断

发热原因待查
　人无形体病？
　　发热伴血小板减少综合征？

五、诊治经过

入院后行末梢血涂片镜检中性粒细胞内可见桑葚状包涵体（图 3-6），血清发热伴血小板减少综合征病毒核酸检测，结果示阴性。大便培养示未见致病菌生长。明确诊断为：人无形体病。

入院后予卧床休息，半流食，补液、支持对症治疗，给予"盐酸左氧氟沙星 0.3g，静脉滴注，1 次/12 小时、注射用盐酸多西环素 0.2g，静脉滴注，1 次/日"抗感染治疗，监测血压、脉搏、尿量等；给予粒细胞集落刺激因子提升白细胞水平，给予"注射用还原型谷胱甘肽、复方甘草酸苷、多烯磷脂酰胆碱注射液"静脉滴注保肝降酶治疗。患者体温正常，肿大淋巴结消退，复查血常规白细胞、粒细胞、血小板水平恢复正常，肝肾功能正常。好转出院。

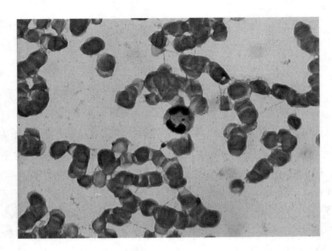

图3-6　末梢血涂片镜检中性粒细胞内可见桑葚状包涵体

六、出院诊断

人无形体病

七、经验总结

1. 人无形体病一般特点　该病是由嗜吞噬细胞无形体，曾称为"人粒细胞埃立克体"侵染人末梢血中性粒细胞引起，以发热伴白细胞、血小板减少和多脏器功能损害为主要临床表现的蜱传播疾病。2006年，我国在安徽省发现人粒细胞无形体病病例，其他部分省份也有疑似病例发生。该病临床症状与某些病毒性疾病相似，容易发生误诊，严重者可导致死亡。

2. 人无形体病诊断要点　人无形体病的诊断主要依据流行病学史、临床表现和实验室检测结果进行诊断。流行病学史包括发病前2周内有被蜱虫叮咬史，在有蜱虫活动的丘陵、山区（林区）工作或生活史，直接接触过危重患者的血液等体液；临床表现为急性起病，主要症状为发热（多为持续性高热，可高达40℃以上）、全身不适、乏力、头痛、肌肉酸痛，以及恶心、呕吐、厌食、腹泻等。个别重症病例可出现皮肤淤斑、出血，伴多脏器损伤、弥散性血管内凝血等。实验室检测：早期外周血象白细胞、血小板降低，严重者呈进行性减少，异型淋巴细胞增多；末梢血涂片镜检中性粒细胞内可见桑葚状包涵体；谷丙（丙氨酸氨基转移酶，ALT）和（或）谷草（天冬氨酸氨基转移酶，AST）转氨酶升高；急性期血清间接免疫荧光抗体（IFA）检测，嗜吞噬细胞无形体IgM抗体阳性，急性期血清IFA检测嗜吞噬细胞无形体IgG抗体阳性，恢复期血清IFA检测嗜吞噬细胞无形体IgG抗体滴度较急性期有4倍及以上升高，全血或血细胞标本PCR检测嗜吞噬细胞无形体特异性核酸阳性,且序列分析证实与嗜吞噬细胞无形体的同源性达99%以上。

3. 人无形体病需要与多种疾病鉴别。

(1)与其他蜱传疾病、立克次体病的鉴别:人单核细胞埃立克体病(HME)、斑疹伤寒、恙虫病、斑点热,以及莱姆病等。

(2)与发热、出血及酶学指标升高的感染性疾病的鉴别:主要是病毒性出血性疾病,如肾综合征出血热、登革热等。

(3)与发热、血白细胞、血小板降低的胃肠道疾病的鉴别:伤寒、急性胃肠炎、病毒性肝炎。

(4)与发热及血白细胞、血小板降低或有出血倾向的内科疾病的鉴别:主要是血液系统疾病,如血小板减少性紫癜,粒细胞减少、骨髓异常增生综合征,可通过骨髓穿刺及相应病原体检测进行鉴别。

(5)与发热伴多项酶学指标升高的内科疾病鉴别:主要是免疫系统疾病,如皮肌炎、系统性红斑狼疮、风湿热,可通过自身抗体等免疫学指标进行鉴别。

4. 人无形体病的治疗原则　及早使用抗生素,避免出现并发症。对疑似病例可进行经验性治疗。一般慎用激素类药物,以免加重病情。多西环素为首选药物,应早期、足量使用。成人口服:0.1g/次,每日2次,必要时首剂可加倍。8岁以上儿童常用量:首剂4mg/kg;之后,每次2mg/kg,每日2次。一般病例口服即可,重症患者可考虑静脉给药。疗程不少于7天。一般用至退热后至少3天,或白细胞及血小板计数回升,各种酶学指标基本正常,症状完全改善。磺胺类药有促进病原体繁殖作用,应禁用。

参 考 文 献

[1] 徐能鹤,熊怡祥,万禧伟,等. 人粒细胞无形体病六例临床分析. 临床内科杂志,2008,25(11):746

[2] Yu Z, Wang H, Wang T, et al. Tick-borne pathogens and the vector potential of ticks in China. Parasit Vectors, 2015, 14(8): 24

[3] Sanchez E, Vannier E, Wormser GP, et al. Diagnosis, Treatment, and Prevention of Lyme Disease, Human Granulocytic Anaplasmosis, and Babesiosis: A Review. JAMA, 2016, 315(16): 1767-1777

[4] Ismail N, McBride JW. Tick-Borne Emerging Infections: Ehrlichiosis and Anaplasmosis. Clin Lab Med, 2017, 37(2): 317-340

第五节 螺旋体感染

病例1 梅毒(神经梅毒)

一、病例资料

患者,男,42岁,主因"右眼视力下降10年、左眼视力下降1年"于2015年9月2日入院。

病前无类似患者密切接触史,否认不洁性行为史及吸毒史。既往体健,否认肝炎、结核病史,无其他慢性病史,无外伤手术史,无中毒史,无药物过敏史。无烟酒嗜好。

患者2005年不明原因出现右眼视力下降,反复就诊于某三甲医院,未明确病因及治疗,视力进行性下降。2014年9月初出现左眼视力下降,伴左眼睑下垂,于9月16日至另一三甲医院住院治疗,血清RPR阳性(1:128),脑脊液RPR阳性(1:32),脑脊液梅毒特异性抗体测定阳性。诊断为"神经梅毒",随后就诊我院门诊,以"神经梅毒"收住我区。病后精神食欲可,大小便未见异常。

二、入院查体

T:36℃,HR:79次/分,R:19次/分,BP:124/86mmHg。面色正常,皮肤无黄染,肝掌阴性,未见蜘蛛痣,浅表淋巴结未触及。左眼睑下垂,巩膜无黄染,角膜反射、直接、间接对光反射迟钝,右眼瞳孔直径约4.5mm,左眼瞳孔直径约5.5mm。胸廓对称,双侧肺呼吸音清晰,未闻及干湿啰音。心界不大,心律规则,各瓣膜听诊区未闻及杂音。腹部平坦,腹壁静脉未见曲张,未见肠型及蠕动波,腹壁柔软,全腹无压痛及反跳痛,肝脏肋缘下未触及,胆囊肋下未触及,脾脏肋缘下未触及,肝区、脾区无叩痛,双下肢无凹陷性水肿。

三、诊断依据

(一)病情特点

1. 青年男性,慢性病程。
2. 流行病学史无特殊。
3. 主要表现为进行性双眼视力下降。
4. 查体 提示角膜反射、直接、间接对光反射迟钝,右眼瞳孔直径约4.5mm,左眼瞳孔直径约5.5mm。
5. 实验室和辅助检查 提示血清RPR阳性(1:128),脑脊液RPR阳性(1:32),脑脊液梅毒特异性抗体测定阳性。

(二)诊断思路

该患者以进行性视力减退起病,化验结果提示神经梅毒。虽梅毒螺旋体感染可以导致梅毒性视神经萎缩,进而引起视力下降,甚至失明;但临床医师需注意鉴别引起视力下降的其他原因及神经梅毒可能引起的其他并发症。

1. 视力下降的其他原因

(1)颅内占位性病变:部分颅内占位性病变可进行性压迫视神经而引起视神经萎缩,进而导致视力下降,完善头颅影像学检查可以明确。

(2)眼科常见引起视力下降的原因如下:①各种类型的屈光不正,包括远视、近视、散光;②晶状体混浊,即白内障;③角膜混浊;④玻璃体混浊及出血;⑤视神经疾患,如视神经萎缩、视神经炎、球后神经炎、慢性青光眼及中毒性弱视;⑥循环性盲,偶见于重症尿毒症、视网膜动脉硬化,多为暂时性;⑦脉络或视网膜的肿瘤及视网膜脱离;⑧急性青光眼;⑨急性虹膜炎;⑩眼球内出血等。

2. 神经梅毒可能引起的其他并发症

(1)脑膜梅毒(meningeal syphilis):可发生于梅毒感染任何时期,多见于梅毒感染1年后,急性脑膜炎表现为发热、头痛、呕吐、脑膜刺激征阳性。慢性脑膜炎时以颅底脑膜炎为主,易累及脑神经,表现为脑神经麻痹症状,如眼肌麻痹、面瘫和听力丧失。如脑脊液循环通路受阻可出现脑积水。脑脊液检查可出现压力增高,细胞数和蛋白增高。

(2)脑膜血管梅毒(meningovascular syphilis):梅毒感染可累及脑血管,引起脑梗死。发生于梅毒感染后数年。内囊和基底节区 Heubner 动脉,豆纹动脉等中小动脉容易受累及。临床表现为偏瘫,偏身感觉障碍,偏盲和失语。患者年龄通常比动脉粥样硬化患者更年轻。头颅 MRI 检查除显示脑梗死病灶外,可见脑膜强化。诊断主要依靠血和脑脊液梅毒检查阳性。

(3)麻痹性痴呆(general paresis of the insane,GPI):一般发生于梅毒感染后 10~20 年,潜伏期很长。发病年龄以 35~45 岁多见。麻痹性痴呆的主要临床症状为进行性的记忆力减退等智能障碍。起病隐袭,早期表现常为性格改变、焦虑不安、易激动、情绪波动、人格改变等,常被忽略或误诊为焦虑抑郁等精神疾病。逐渐出现记忆力、计算力、认识力减退等智能障碍。可伴有各种妄想和幻觉,异常的情感反应,病程晚期发生严重的痴呆。如症状继续发展,最终发展为痴呆状态,痉挛性截瘫或去皮层状态。除智能下降这一核心症状外,20% 的麻痹性痴呆患者可合并癫痫发作,少部分患者可合并面舌部及肢体的抖动,部分患者可见阿-罗氏瞳孔,表现为瞳孔对光反射消失而辐辏反射存在。

(4)脊髓痨:是梅毒螺旋体侵犯脊髓后索及后根引起神经细胞变性坏死的一组临床综合征。常表现为双下肢或全身疼痛,呈针刺样或闪电样,浅感觉障碍表现为肢体麻木,发冷,痛温觉减退,深感觉障碍表现为振动觉和关节位置觉减退,感觉性共济失调。神经系统查体可见腱反射消失,深浅感觉减退,感觉性共济失调和阿-罗氏瞳孔。自主神经障碍表现为性功能和二便障碍。神经营养障碍:出现足底穿孔,溃疡,Charcot 关节表现为髋、膝、踝关节炎,因感觉障碍失去对关节保护作用,反复损伤后关节面变形,易骨折,脱位或半脱位。其他如阿罗瞳孔、内脏危象等。

(5)脊髓梅毒:包括梅毒性脊膜脊髓炎、脊髓血管梅毒。临床表现为横贯性脊髓炎,表现为运动障碍，感觉障碍，二便障碍。

四、初步诊断

神经梅毒

五、诊治经过

入院查脑脊液常规：细胞总数 289×10^6/L、多核细胞 0.02、白细胞总数 89×10^6/L、单核细胞 0.98、潘迪氏试验弱阳性，脑脊液涂片未见隐球菌、细菌、抗酸杆菌等，脑脊液生化：Cl 125.5mmol/L、GLU 2.7mmol/L、PRO 556.00mg/L，脑脊液梅毒螺旋体抗体阳性、RPR 阳性(1∶16)。化验血：ESR 3mm/h、AST 23U/L、GGT 91U/L、ALT 29U/L、CRP 0.6mg/L、免疫球蛋白 A 2.26g/L、免疫球蛋白 G 12.38g/L、免疫球蛋白 M 1.81g/L；血清 RPR 阳性(1∶128)，HIV 抗体阴性。头颅核磁未见异常。胸片、心电图均正常。腹部及心脏超声未见异常。

明确诊断：神经梅毒。给予静脉滴注青霉素 G 治疗 14 天，患者左侧眼睑下垂较前好转，无头痛等不适。复查：血常规、肝肾功能、电解质均正常，脑脊液 RPR 阳性(1∶8)、血清 RPR 阳性(1∶64)，病情好转。嘱患者门诊继续注射苄星青霉素(1 次/周，共 3 次)治疗。

六、出院诊断

神经梅毒

七、经验总结

1. 梅毒的诊断和治疗　梅毒虽然是一种古老的疾病，已建立了几十年的推荐治疗原则，但由于其表现形式多样，诊断和治疗往往具有挑战性。在北美洲和欧洲西部，过去十年梅毒发病率急剧上升，与男男性行为，特别是艾滋病毒感染者有明确相关性。如果不进行治疗，梅毒可以通过一系列的临床阶段持续多年，并导致不可逆转的神经或心血管并发症。

2. 本例提醒临床医生　由于疾病的特殊感染途径，患者往往隐瞒自己的病史。梅毒的临床表现复杂，容易误诊或漏诊。临床表现结合详细病史、血清及脑脊液检查可指导准确诊断。对于视物模糊、视力下降患者应高度注意其脑桥附近病变情况，及时行腰穿脑脊液检查，以免漏诊误诊。因此要加强对神经梅毒认识，尤其对不典型神经梅毒认识，时刻保持警惕，对发现早期梅毒具有现实意义。在明确诊断梅毒后，我们需要化验 HIV 抗体等可能同时存在的感染性疾病。

参 考 文 献

[1] Hook EW Rd. Syphilis. Lancet, 2017, 389(10078): 1550 – 1557

[2] Oliver SE, Cope AB, Rinsky JL. Increases in Ocular Syphilis – North Carolina, 2014—2015. Clin Infect Dis, 2017, 65(10): 1676 – 1682

[3] Ong D, Bhardwaj G, Ong J. Keeping an eye on syphilis. Aust Fam Physician, 2017, 46(6): 401 – 404

[4] Cao SS, Li HY, Xu QG. Clinical features of neurosyphilis with optic neuritis as an initial finding. Zhonghua Yan Ke Za Zhi, 2016, 52(12): 898-904

[5] Shinha T, Weaver BA. Necrotizing retinitis due to syphilis in a patient with AIDS. IDCases, 2016, 21(6): 17-19

病例2 莱姆病

一、病例资料

患者，男，48岁，因"发热8天，皮疹2天"于2015年7月18日，21：42入院。

病前否认类似患者密切接触史，发病当日曾在树林被蜱虫叮咬。

缘于8天前患者在树林左肩被蜱虫叮咬，当日出现畏寒发热，未测体温，高热时伴头痛，无咳嗽、流涕、呕吐、腹痛、腹泻。发病第2天患者发现颈部及左腋窝淋巴结肿大，触痛明显。此后患者每天寒战高热，最高体温40℃，当地诊所输液治疗无效（具体用药不详）。发病第5天患者肿大淋巴结消退。2天前患者身上出现数个红色斑丘疹，无瘙痒，遂到黑龙江哈尔滨某医院就医，查血常规：WBC 3.58×10^9/L、N 0.8、HGB 134g/L、PLT 215×10^9/L；肝酶轻度升高（未见报告单）；肺炎支原体抗体阳性；肺炎衣原体抗体、呼吸道合胞病毒抗体、腺病毒抗体、巨细胞病毒抗体、流行性出血热抗体均阴性；胸片正常；腰穿脑脊液压力、常规、生化均正常。给予静脉滴注"利巴韦林、头孢哌酮他唑巴坦"等药物治疗无效。今日门诊以"发热皮疹原因待查"收入我科。病后精神睡眠欠佳，大小便未见异常。

二、入院查体

T：38.5℃，HR：60次/分，R：16次/分，BP：115/70mmHg。体型正常，轮椅推入病房，自主体位，查体合作。神志清楚，精神差。急性热病容，全身皮肤、巩膜无黄染，躯干及四肢可见散在红色斑丘疹，直径3～5mm，掌心见散在分布红色斑丘疹，左肩部虫叮咬处结痂。浅表淋巴结未扪及肿大。颈软无抵抗。心肺查体未见异常。腹部平软，全腹无压痛、反跳痛，肝脾肋下未及，肝、脾、双肾区无叩痛，肠鸣音4次/分。生理反射存在，病理征阴性。

三、诊断依据

（一）病情特点

1. 中年男性，急性起病，病程8天。
2. 发病当日曾在树林被蜱虫叮咬。
3. 主要表现为发热8天，皮疹2天，发热第6天出现皮疹。
4. 查体 T:38.5℃，急性热病容，躯干、四肢、掌心可见散在红色斑丘疹，直径3～5mm，左肩部虫叮咬处结痂。
5. 实验室和辅助检查 提示中性粒细胞百分比升高、肝酶轻度升高（未见报告单）。

(二)诊断思路

该患者属于发热皮疹原因待查病例,有蜱虫叮咬史,诊断思路分析如下:

1. **莱姆病** 由伯氏疏螺旋体所致的自然疫源性疾病,以蜱为媒介的螺旋体感染性疾病。早期以皮肤慢性游走性红斑为特点,以后出现神经、心脏或关节病变。该患者具有蜱虫叮咬史,发热、皮疹症状,需考虑该病可能,入院后进一步行莱姆病抗体检查除外。

2. **发热伴血小板减少综合征** 为新型布尼亚病毒感染所致感染性疾病。经蜱虫叮咬传播,此类疾病以发热伴白细胞、血小板减少和多脏器功能损害为主要特点,其临床表现主要为全身不适、乏力、头痛、肌肉酸痛,以及恶心、呕吐、厌食、腹泻等,可伴有心肝肾等多脏器功能损害。患者虽曾被蜱虫叮咬,但不具备白细胞、血小板减少特点,可行 PCR 检测发热伴血小板减少综合征病毒核酸以排除。

3. **人粒细胞无形体病** 由嗜吞噬细胞无形体侵染人末梢血中性粒细胞引起,亦主要通过蜱虫叮咬传播,以发热、白细胞减少、血小板减少和多脏器功能损害为主要临床表现。患者虽曾被蜱虫叮咬,但不具备白细胞、血小板减少特点,可检测嗜吞噬细胞无形体 IgM 抗体、IgG 抗体、PCR 检测嗜吞噬细胞无形体特异性核酸以排除。

4. **恙虫病** 由恙虫病立克次体所致自然疫源性疾病,又名丛林斑疹伤寒,主要传播媒介为恙螨幼虫。临床特点为急性起病、发热、皮疹、淋巴结肿大、肝脾大和被恙螨幼虫叮咬处出现焦痂等。该患者不具备上述临床特点,可排除。

5. **肾综合征出血热** 由流行性出血热病毒感染所致的自然疫源性疾病,鼠类为主要传染源。以发热、出血、充血、低血压休克及肾脏损害为主要临床特点。该患者不具备上述特点,进一步行出血热抗体检查以除外。

四、初步诊断

发热、皮疹原因待查

  莱姆病?

  发热伴血小板减少综合征?

五、诊治经过

入院急查血常规:WBC 5.10×10^9/L、N 76.30%、HGB 117g/L、PLT 199×10^9/L。肝功:ALB 35g/L、TBIL 5.5μmol/L、DBIL 2.4μmol/L、ALT 98U/L、AST 89U/L、CHE 5786U/L;肾功正常;电解质:K^+ 4.1mmol/L、Na^+ 132mmol/L;CRP 57.65mg/L,PCT 0.330ng/ml;心功能正常。尿、便常规正常;G 实验阴性、布氏杆菌凝集试验阴性、EB 病毒 DNA 定量 <100IU/ml,CMV DNA 定量 <100IU/ml;肥达、外斐试验阴性;抗莱姆病 BB 抗体蛋白印迹测定:热休克蛋白 p62 +、鞭毛蛋白 p41 +。发热伴血小板减少综合征病毒核酸阴性。心电图:窦性心动过缓。肺 CT:双肺下叶局限性不张。腹部彩超:①肝回声稍增粗、脾大;②胆囊息肉样病变。入院诊断:莱姆病并肝损害。给予"多西环素 0.1g,口服,1 次/12 小时",静脉滴注"异甘草酸镁、还原型谷胱甘肽"保肝、降酶治疗。患者体温第 3 天正常,肝功能好转,无明显不适,好转出院。出院后继续口服多西环素至足疗程。

六、出院诊断

莱姆病并肝损害。

七、经验总结

1. 莱姆病流行病学特点　该病是蜱虫在北半球传播最广的疾病。我国于1985年首次在黑龙江省林区发现莱姆病病例，通常在夏季和早秋发病，可发生于任何年龄，男性略多于女性。发病以青壮年居多，与职业相关密切。以野外工作者、林业工人感染率较高。

2. 莱姆病临床特点　该病是一种由伯氏疏螺旋体感染所致的自然疫源性疾病。最常见的症状为皮肤出现不痛不痒的红斑，称为游走性红斑，通常发生于蜱虫叮咬后1周。大约25%患者无红斑。其他常见症状有发热、头痛、疲乏无力，如治疗不及时，可进展为脸部单侧或双侧麻痹、关节炎等。

需要指出的是，由于莱姆病感染初期的临床表现的非特异性，其环形游走性红斑的表现与诸多皮肤性疾病有类似及重叠的表现，临床医生对莱姆病的危害认识亦不足，导致莱姆病易在临床上误诊或漏诊。

3. 莱姆病治疗　治疗可采用多西环素、阿莫西林或头孢呋辛等抗生素，早期抗生素治疗可有效防止并发症的发生，疗程为2~3周，8岁以下儿童及孕妇禁用多西环素。对于莱姆病关节炎的治疗，可口服阿莫西林或多西环素30~60天，或静脉注射头孢曲松或青霉素14~28天。

参 考 文 献

[1] 谭毓绘, 牛晓珊, 卡力比努尔. 42例莱姆病抗生素治疗效果分析. 北京医学, 2010, 32(6):462-463
[2] 种晓琴, 许宏冰, 张琦. 莱姆病的临床表现与治疗. 医学动物防制, 2010, 26(4):319-320
[3] 李静, 梁张, 宝福凯, 等. 莱姆病流行病学研究进展. 中国热带医学, 2013, (8):1035-1038、1042
[4] 史立敏, 王霖, 石梅, 等. 莱姆病治疗进展. 中国病原生物学杂志, 2013, 8(12):1136-1139
[5] 谢春燕, 刘晓青, 胡国良. 莱姆病的流行病学研究进展. 现代预防医学, 2015, 42(9):1559-1561
[6] Cutler SJ, Rudenko N, Golovchenko M, et al. Diagnosing Borreliosis. Vector Borne Zoonotic Dis, 2017, 17(1):2-11

第六节　原虫感染

病例1　阿米巴病

一、病例资料

患者，男，47岁，主因"间断血便2个月，发热伴乏力、食欲缺乏1周"于2008年12月20日入院。

病前于 2008 年 10 月 8 日到印度旅游，居住地卫生条件差，有不洁饮食史。无肝炎家族史，无输血及血制品史，无牛羊接触史，无疫水接触史。无长期大量饮酒史。既往体健。

缘于 2008 年 10 月因饮食不洁出现腹泻，间断排黏液果酱样血便，每日 3~4 次，每次量不多，无发热，无里急后重，无恶心、呕吐、腹痛、腹胀，对症治疗效果不佳，病情反复。12 月 14 日开始发热，最高达 39.5℃，伴食欲减退、乏力，曾自服用"小柴胡、呋喃唑酮、左氧氟沙星"，无效。12 月 18 日于某医院就诊，查血常规示：WBC 14.4×10^9/L、N 83.4%、HGB 127g/L、PLT 260×10^9/L。便常规：黄色、稀黏便、大便潜血阳性，RBC 100/HP，WBC 40/HP。肝功能：T/DBIL 26.52/5.54μmol/L、ALT/AST 56.44/52.11U/L。HBsAg 阴性。腹部 B 超：肝右叶不均偏低回声肿物。病程中体重下降约 3kg。

二、入院查体

T：37.8℃，HR：90 次/分，R：20 次/分，BP：110/70mmHg。神志清楚，慢性病容，全身皮肤黏膜颜色正常，无黄染，肝掌阴性，蜘蛛痣阴性，全身浅表淋巴结未及异常肿大。巩膜无黄染，睑结膜无苍白，颈软无抵抗，双肺呼吸音清，未闻及干湿啰音及胸膜摩擦音。心界不大，心率 90 次/分，心律齐，各瓣膜听诊区未闻及病理性杂音，腹部平坦，左下腹压痛，无反跳痛，腹部未触及包块，肝、脾、胆囊未触及，墨菲氏征阴性，麦氏点无压痛，双侧输尿管无压痛，肝区叩痛阳性。移动性浊音阴性。双下肢无水肿。

三、诊断依据

（一）病情特点

1. 中年男性，急性起病，病程 2 个月。
2. 发病前有不洁饮食史。
3. 主要表现为间断排果酱样血便 2 个月，发热、乏力、食欲缺乏 1 周。
4. 查体　左下腹压痛，无反跳痛，肝区叩痛阳性。
5. 实验室和辅助检查　提示血象高、肝功异常、大便可见红白细胞，B 超示：肝右叶不均偏低回声肿物。

（二）诊断思路

该病例以腹泻起病，后续出现发热、肝占位，需要考虑疾病如下：阿米巴病、血吸虫病、结肠癌肝转移及其他肠道原虫感染。

1. 阿米巴病　阿米巴肝脓肿症状的出现，约在肠阿米巴病数月、数年，甚至十数年之后，亦有从未患过肠阿米巴病的。起病大多缓慢，以长期不规则发热与夜间盗汗等消耗性症状为主，在发病前一周至数年间可有类似痢疾样发作史。实验室检查疾病早期白细胞总数有显著增加，在 $(15~35) \times 10^9$/L，中性粒细胞比例可超出 80%。粪便内如能找到阿米巴滋养体或包囊，对诊断有助。通过诊断性穿刺，如能抽出典型巧克力样脓液并在其中找到夏-雷结晶及组织残余，诊断即可确立，如再能检得阿米巴滋养体，诊断更为确切。

2. 血吸虫病　有特定的地域分布，疫区患者需要重点排查。在急性期，对发生于初次血吸虫感染者，在接触疫水后 1~2 天，在接触部位的皮肤出现点状红色丘疹，部分患者感到瘙痒。突出症状是发热，特点是患者体温午后开始逐渐升高，傍晚时达到高峰，至午夜大汗热退，热退后患者症状明显减轻。患者绝大多数有肝大，并伴有压痛。感染较重者或反复感染者可出现脾大。若不及时治疗，会迅速出现消瘦、贫血、营养性水肿和腹水，可导致死亡。如急性期患者未得到恰当的治疗，可发展成为慢性血吸虫病，轻者可无明显症状，或偶有轻度肝脏或脾脏增大，多数肝功能正常。但可因重复感染而出现明显的症状与体征。常见的症状有间歇性慢性腹泻、慢性痢疾。腹泻、黏液血便常于劳累后加重。有的可表现明显的肝大，以左叶显著，且部分人有脾大。嗜酸粒细胞多数增高。

3. 结肠癌肝转移　结肠癌早期可以没有任何症状，中晚期可表现为腹胀、消化不良，而后出现排便习惯改变，腹痛，黏液便或黏血便。结肠癌的远处转移主要是肝脏，约50%的患者会发生术前或术后肝脏转移。约有30%的患者在手术前已有B超或CT无法检测的隐匿性肝转移，肿瘤标志物有助于鉴别诊断。但是只有很少的一部分（10%~20%）适合手术切除，且其中70%术后复发。

四、初步诊断

发热、肝占位待查
　　肝脓肿？
　　转移性肝癌？

五、诊治经过

入院后完善血常规 WBC 13.1×10^9/L、N 84%、HGB 121g/L、PLT 318×10^9/L、嗜酸细胞计数22/mm^3。CRP 265.4mg/L，肿瘤标志物正常，便涂片查阿米巴原虫：见到阿米巴包囊，甲乙丙戊等病毒学肝炎均阴性，血培养、便培养均未检出致病菌。B超（图3-7）：肝实质回声偏粗，肝右后叶低无回声（肝脓肿），范围为9.1cm×7.2cm，内血流不明显。腹部CT检查提示肝右叶脓肿（直径约9cm），结合病史考虑肝右叶阿米巴脓肿。12月25日B超引导下行肝脓肿穿刺引流术，抽出巧克力样脓液行常规培养及涂片查阿米巴，脓液查阿米巴原虫：见到阿米巴包囊，脓液培养阴性。明确诊断：阿米巴肠病、阿米巴肝脓肿，经静脉滴注奥硝唑及脓肿穿刺引流等处理，患者临床症状逐渐好转。12月29日复查血常规正常、彩超（图3-8）提示脓肿缩小（5.5cm×3.7cm），建议继续维持上述治疗，但患者及家属要求出院。嘱其继续口服替硝唑治疗2周，门诊复查腹部超声。

六、出院诊断

阿米巴肠病合并阿米巴肝脓肿

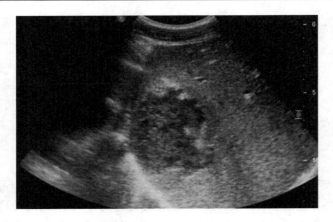

图 3-7　治疗前超声

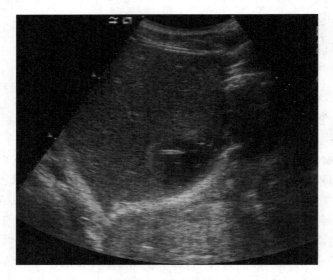

图 3-8　治疗后超声

七、经验总结

1. 阿米巴病诊断　本病例为典型的阿米巴肠病合并阿米巴肝脓肿。阿米巴肝脓肿常表现为持续高热，右侧胸部或右上腹痛，全身消耗，肝大并肝区压痛，贫血等。结合 B 超、CT、一般诊断性肝穿刺抽出巧克力样腥臭味脓液，镜检发现阿米巴滋养体均可确诊。

临床上遇有发热、血象高、肝区痛、体重下降、影像学检查发现肝占位病变的患者，如常规抗生素治疗无效，应考虑到阿米巴肝脓肿的可能。仔细追问流行病学史，包括既往腹泻史、大便性状、气味等。如暂时不能确诊，又高度怀疑该病时，也可进行抗阿米巴诊断性治疗，以减少漏诊及误诊。阿米巴肝脓肿如脓肿较大，在应用抗阿米巴药物同时可反复排脓或手术引流。

2. 阿米巴病流行病学特点　在全球范围内的寄生虫病中，阿米巴病的病死率居第二。随着我国卫生条件的改善和人民生活水平的提高，阿米巴病发病率已经有了非常明显的下降,但在门诊经常看到有患者被诊断,并长期服药达数月、数年之久。甚至有几个月大的婴儿被诊断为阿米巴病并给予抗生素治疗。故在疾病的诊断时一定要注意病史,如婴儿(尤其是城市婴儿)基本没有可能接触到溶组织内阿米巴包囊,除非与之有密切者患有阿米巴病;另外,不是每种阿米巴都是可以致病的,而患儿却因此被给予长期的抗生素治疗,反造成肠道菌群紊乱而导致腹泻加重。

参 考 文 献

[1] Ibarra C, Herrera V, Pérez de Arce E, et al. Parasitosis and irritable bowel syndrome. Rev Chilena Infectol, 2016, 33(3): 268 – 274

[2] Cooper CJ, Fleming R, Boman DA, et al. Varied Clinical Manifestations of Amebic Colitis. South Med J, 2015, 108(11): 676 – 681

[3] Mourra N, Colignon N, Broudin C. Amoebic hepatic and renal abscesses complicating amoebic colitis. Clin Res Hepatol Gastroenterol, 2014, 38(5): 541 – 542

[4] Stanley SL Jr. Amoebiasis. Lancet, 2003, 361(9362): 1025 – 1034

病例 2　疟　疾

一、病例资料

患者,男,37 岁,北京人,主因"发热 6 天"于 2016 年 1 月 6 日 19:40 入院。

流行病学史:10 余年来多次前往非洲工作;2015 年 12 月 28 日夜间由中非喀麦隆回北京,病前于喀麦隆工作 3 个月,有蚊虫叮咬史。既往有"2 型糖尿病"史 15 年,目前用门冬胰岛素 30R 控制血糖,血糖有波动。无烟酒嗜好。

缘于 2016 年 1 月 1 日无明显诱因出现发热,体温最高 39.6℃,伴寒战,感头晕、头痛,伴左膝关节疼痛,无咳嗽咳痰,无咯血,无胸痛胸闷,无腹痛腹泻,无恶心呕吐,自服"阿司匹林泡腾片",大汗后体温可降至正常,后又反复发热。自行服用"莲花清瘟、感冒冲剂"等药物治疗,无好转。1 月 6 日出现恶心明显,伴呕吐胃内容物 10 余次,无呕血,伴口干明显,不伴腹痛腹泻。即来我院就诊,门诊查血常规:WBC 9.67×10^9/L、N 88.10%、RBC 4.49×10^{12}/L、HGB 123.00g/L、PLT 15.00×10^9/L;涂片找到"疟原虫"。生化:ALT 40U/L、TBil 34.3μmol/L、BUN 9.80mmol/L、CRE 104μmol/L、UA 409μmol/L,GLU 18.4mmol/L;淀粉酶 11U/L;CRP 156.59mg/L;降钙素原 61.79ng/ml,拟诊"疟疾"收住我科。自发病以来,精神欠佳,食欲差,睡眠差,大便少,尿量正常,体重无明显变化。

二、入院查体

T：39℃，HR：127次/分，R：20次/分，BP：125/68mmHg。发育正常，营养良好，体型偏胖，自动体位，急性病容，神志清楚，精神欠佳，步态正常，查体合作，语言正常，对答切题。全身皮肤黏膜无黄染，无出血点、皮疹，未见皮下出血点，无皮下结节。全身浅表淋巴结无肿大及压痛。头颅正常，眼睑无水肿，巩膜无黄染，双侧瞳孔等大等圆，直径约为3mm，对光灵敏。口唇无发绀、疱疹、皲裂、溃疡及色素沉着，牙龈无红肿疼痛，无溢脓，无出血，舌体运动灵活，口腔黏膜无异常，扁桃体Ⅱ°肿大，表面未见脓点，软腭正常，咽部充血，咽反射正常。颈软，无抵抗，甲状腺正常。胸廓对称无畸形，肺脏呼吸正常，语颤正常两侧对称，未触及胸膜摩擦感。双肺叩诊呈清音，肺下界活动度正常。未闻及干湿性啰音。语音传导两侧对称。心前区无隆起，心尖冲动正常。未触及震颤，心包摩擦感未触及。心界正常。心率127次/分，律齐，心音正常。各瓣膜听诊区未闻及杂音，心包摩擦音未闻及。腹部平坦，腹壁静脉未见曲张，未见肠形及蠕动波。腹软，无压痛反跳痛，全腹未触及包块。肝脾肋下未触及，肝-颈静脉回流征阴性，胆囊未触及明显异常，墨菲氏征(-)，双肾未触及。移动性浊音(-)，肝上界位于右锁骨中线上平第五肋间，肝区叩击痛(-)，双侧肾区叩击痛(-)。肠鸣音正常，3次/分，未闻及振水音及血管杂音。肛门与直肠及生殖器未查。脊柱发育正常，无畸形，生理弯曲存在，棘突无叩击痛，活动自如。四肢无畸形，无明显水肿，无下肢静脉曲张。浅感觉正常，深感觉正常，浅反射正常，肱二头肌反射正常，跟腱反射正常，生理反射存在，病理反射未引出。

三、诊断依据

（一）病情特点

1. 青年男性，急性起病。
2. 发病前有疟疾疫区居住史，期间有蚊虫叮咬；既往有糖尿病病史。
3. 主要表现为发热、头痛伴大汗。
4. 查体　可见扁桃体Ⅱ°肿大。
5. 实验室和辅助检查　血涂片见疟原虫。

（二）诊断思路

通过该患者的流行病学史及临床表现，首先考虑疟疾，需与以下疾病鉴别：

1. 败血症　患者青年男性，急性起病，既往有糖尿病史，主要表现为反复高热，血象、降钙素原明显升高，PLT下降，需考虑细菌感染导致败血症可能，完善血培养等以鉴别。

2. 流行性脑脊髓膜炎　患者青年男性，冬春季节急性起病，表现为发热、头痛、呕吐，血象、降钙素原明显升高，但全身未见淤点淤斑，脑膜刺激征阴性，必要时行腰穿以鉴别。

3. 登革热　青年男性，急性起病，发病前有登革热疫区居住史，期间有蚊虫叮咬，需警惕同时感染登革热病毒可能，完善相关检查以鉴别。

4. 肾综合征出血热　青年男性，急性起病，表现为发热、头痛、PLT降低、肾功能轻度损害，但无相关流行病学史，可进一步化验肾综合征出血热抗体以鉴别。

四、初步诊断

1. 疟疾
2. 血小板减少症
3. 2 型糖尿病
4. 低钠、低氯血症
5. 上呼吸道感染

五、诊治经过

1. 肌注蒿甲醚(首日 160mg,第 2~第 5 天 80mg/d),同时保肝、降酶、补液等对症支持治疗。

2. 入院查血涂片可见疟原虫(图 3-9),登革热抗体 IgM 弱阳性(双份标本),血清铁蛋白 >2000.000ng/ml、CRP 100.7mg/L、PCT 97.56ng/ml,血生化检查:ALB 25g/L、Na^+ 126mmol/L、K^+ 4.0mmol/L、BUN 8.7mmol/L、GLU 11.5mmol/L,其他无异常。血常规:WBC 8.9×10^9/L、HGB 120g/L、PLT 12×10^9/L。乙肝、丙肝、梅毒、HIV、自身抗体、支原体抗体、EB 病毒、巨细胞病毒、肥达外斐均为阴性,尿常规:酮体 1.5 + + mmol/L、红细胞 25 + +/μl、葡萄糖 56 + + + +mmol/L。

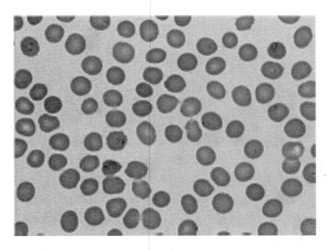

图 3-9　1 月 6 日(入院时)疟原虫密度大于 10%

3. 入院诊断　①恶性疟合并血小板减少症、电解质紊乱(低钠血症);②糖尿病;③登革热?入院第 3 日体温恢复正常,每日复查血涂片可见疟原虫(图 3-10)、PLT 仍明显降低,患者仍诉头痛。

4. 入院第 3 日体温恢复正常,每日复查血涂片可见疟原虫(图 3-10)、PLT 仍明显降低,患者仍诉头痛。

5. 第 4 日 8:00 出现头晕、恶心、左肩关节疼痛、皮肤湿冷、燥热,测血压 143/83mmHg,继续给予抗感染、抑酸、补液、能量支持治疗;9:30 肩痛缓解、腹部绞痛,BP:110/73mmHg,肌注 654-2 解痉,9:50 腹痛缓解,情绪稳定,生命体征平稳;10:00 急查血结果:Na^+ 123mmol/L、K^+ 5.8mmol/L、CO_2-CP 14mmol/L、CRE 283μmol/L。

给予纠酸、补钠等对症处理。11：20 烦躁不安、气促、诉极度乏力。查体：BP：150/100mmHg，HR：105 次/分，R：35 次/分，SPO₂ 94%；心电图提示：心房颤动。给予碳酸氢钠、毛花甙丙、胺碘酮等对症处理，房颤转窦律。2016 年 1 月 9 日 13：36 时转入 ICU。转入时情况：神志清楚，心率 122 次/分，呼吸 36 次/分，血压测不出，血氧 96%，四肢末梢凉，双眼球结膜稍水肿，心肺腹查体无其他明显异常。血气分析：$pH\ 6.95$、$PCO_2\ 12mmHg$、$PO_2\ 141mmHg$、$K^+\ 5.7mmol/L$、$Lac > 15mmol/L$、$HCO_3 < 3.0mmol/L$，胸片：未见异常。

6. ICU 诊断

(1) 疟疾并血小板减少症、贫血（重度）

(2) 登革休克综合征

(3) 休克并代谢性酸中毒

(4) 急性肾功能不全

(5) 心房颤动

(6) 电解质紊乱（低钠高钾血症）

(7) 2 型糖尿病

(8) 低蛋白血症

(9) 腹腔积液

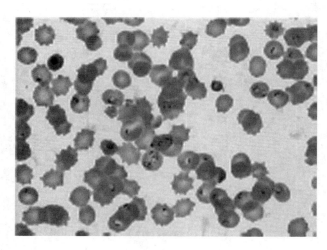

图 3-10　1 月 8 日（死亡前）疟原虫密度大于 30%

7. ICU 抢救措施

(1) 抗休克治疗

(2) NE、E、特利加压素维持灌注压

(3) 维持基本生命体征

(4) 纠正代谢性酸中毒，纠正内环境紊乱

(5) 床旁血液净化

(6) 激素、丙种球蛋白、乌司他丁、血必净等抗炎

(7)美罗培南+替考拉宁+氟康唑联合抗感染

(8)输血

(9)营养支持

8. 2016年1月9日19：22时临床死亡

六、死亡诊断

1. 疟疾并血小板减少症、贫血（重度）
2. 登革休克综合征
3. 严重代谢性酸中毒
4. 休克
5. 急性肾功能不全
6. 心房颤动
7. 电解质紊乱（低钠血症、低铁血症、低钙血症、低磷血症、高钾血症）
8. 2型糖尿病
9. 低蛋白血症
10. 腹腔积液

七、经验总结

1. 诊断

（1）疟疾：该患者每次发作都经过寒战、高热，继之大汗热退的过程，且有明确的流行病区滞留史，加之血及骨髓涂片可见多发疟原虫，疟疾诊断明确。

（2）登革热休克综合征：患者来自疫区，有发热、消化道症状，有腹痛、膝关节疼痛、肩关节疼痛（剧烈疼痛，难以忍受，在床上打滚，呻吟），两次登革热抗体弱阳性、外周血有异淋，支持该诊断。

2. 病情　WHO最新重症疟疾定义：

（1）重症疟疾的临床症状：意识障碍（包括间隔性昏迷）、虚脱（身体虚弱不能独自坐、站立和行走）、多次抽搐（24小时发作2次以上）、深度呼吸和呼吸窘迫（酸性呼吸）、急性肺水肿和急性呼吸衰竭综合征症状、循环衰竭或休克（成人<80mmHg，儿童<50mmHg）、急性肾损伤、临床黄疸+其他重要脏器功能障碍。

（2）重症疟疾的实验室指征：低血糖（<2.2mmol/l或<40mg/dl）、代谢性酸中毒（血浆重碳酸盐<15mmol/L）、严重贫血（血红蛋白：儿童<5g/dl，<7g/dl；红细胞压积：儿童<15%，成人<20%）、血红蛋白尿、高乳酸血症（乳酸>5mmol/L）、肾损害（血肌酐>265μmol/L）、肺水肿（X影像学）。当原虫密度>5%时即为高原虫血症，预示患者病情重，预后不良。该患者各项指标均支持重症疟疾诊断。恶性疟（重型）：高原虫血症型、厥冷型、胃肠型、严重溶血型、急性肾衰竭型、休克型。

3. 治疗　WHO《疟疾治疗指南》（第三版）：青蒿琥酯注射剂（Artesunate）首选、蒿甲醚注射剂（Artemether）、奎宁注射剂（Quinine）；我国《抗疟药物使用规范》：青蒿琥酯注射剂（Artesunate）首选、蒿甲醚注射剂（Artemether）、咯萘啶注射剂（Pyronaridine）。由于北方地区没有青蒿琥酯，我们选择蒿甲醚肌注。

4. 教训　该患者死亡主要原因是：

（1）该患者自发病到明确诊断用了6天时间，未能及时明确诊断，并尽早进行抗疟疾治疗是导致其死亡的重要原因。

（2）高原虫血症且经抗疟治疗没能有效控制，是否存在对蒿甲醚的耐药不得而知。

（3）同时合并登革休克综合征，导致病情进展快。

参 考 文 献

[1] Triller G, Scally SW, Costa G, et al. Natural Parasite Exposure Induces Protective Human Anti–Malarial Antibodies. Immunity, 2017, 47(6): 1197–1209

[2] Winskill P, Slater HC, Griffin JT, et al. The US President's Malaria Initiative, Plasmodium falciparum transmission and mortality: A modelling study. PLoS Med, 2017, 14(11): e1002448

[3] Shah PD, Mehta TK. Evaluation of concurrent malaria and dengue infections among febrile patients. Indian J Med Microbiol, 2017, 35(3): 402–405

病例3　黑热病

例一

一、病例资料

患者，男，2岁8个月，湖南新化人，因"反复发热16天"于2011年4月21日入院病前于2010年5～10月居住于甘肃省陇南市文县矿山区，期间有昆虫叮咬史。既往体健。

患儿于2011年4月5日出现发热，体温最高38℃，无其他不适，按感冒治疗2天，无效，到当地三甲医院就诊给予"头孢甲肟、白霉素"等药物输液治疗5天，每日仍有不规律发热，体温最高39.5℃。4月12日血常规：WBC 3.9×10^9/L、N 21%、L 73%、HGB 100g/L、PLT 47×10^9/L。肝功能：ALT 81U/L、AST 94U/L。CRP 14.5mg/L, ESR 80mm/h。再次先后给予头孢哌酮、头孢吡肟、阿奇霉素和美罗培南等药物治疗7天，体温继续升高，最高40.1℃，行骨髓穿刺涂片未明确诊断，随即转来我院。病后精神睡眠可，大小便未见异常。

二、入院查体

T：40.5℃，HR：128次/分，R：30次/分，体重：10.5kg。神志清楚，精神一般，贫血貌，未见淤点、淤斑。左侧颈部可触及数枚黄豆大小肿大淋巴结，活动可。心肺无异常。腹部平软；肝右肋下3cm，质软，边缘光滑，剑突下未及；脾左肋下3cm，质软，边缘光滑。生理反射存在，病理反射未引出。

三、诊断依据

（一）病情特点

1. 男性幼儿，急性起病。
2. 病前于 2010 年 5～10 月居住于甘肃省陇南市文县矿山区，期间有昆虫叮咬史。
3. 主要表现为反复高热，抗生素治疗无效。
4. 查体　高热，左颈部淋巴结肿大，肝脾大。
5. 实验室和辅助检查　化验血三系降低，血沉增快，伴有肝功损害。

（二）诊断思路

患者突出表现为高热，抗生素治疗无效，查体有颈部淋巴结肿大，肝脾大，化验血三系降低，肝功损害，虽然病情看似严重，但患儿精神很好，考虑到病前 2010 年 5～10 月曾居住于甘肃省陇南市文县矿山区，期间有昆虫叮咬史。而当地是黑热病流行区，黑热病不能除外。另外淋巴瘤可以有上述表现，也需进一步检查除外。

四、初步诊断

1. 黑热病
2. 淋巴瘤？

五、诊治经过

入院后化验血常规：WBC 4.61×10^9/L、N 34%、L 59%、HGB 71g/L、PLT 85×10^9/L。肝功能：TP 70g/L、ALB 27g/L、TBIL 6.0μmol/L、DBIL 2.2μmol/L、ALT 28U/L、AST 80U/L，ESR 99mm/h。患者骨髓片送检验科，结果如图 3-11，可见大量利杜体。诊断黑热病明确。

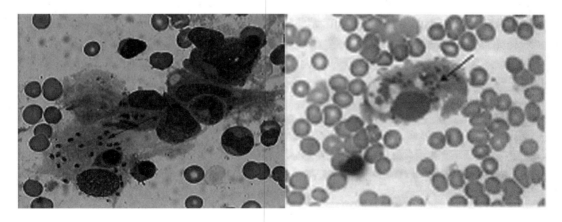

图 3-11　骨髓片可见大量利杜体

给予葡萄糖酸锑钠治疗，总剂量 180mg/kg，疗程 5 天，0.3g/d，肌内注射。用药第 4 天患者体温恢复正常，一般情况明显好转。第 5 天复查血常规：WBC 7.51×10^9/L、N 15%、HGB 78.2g/L、PLT 98×10^9/L。体温正常 3 天后出院。出院后 3 个月电话随访，病情无复发。

六、出院诊断

黑热病

例二

一、病例资料

患者，男，53岁，山西人，因"乏力、食欲缺乏半个月"于2017年12月18日入院。

2015年曾行"右侧臀部痈切开引流术"史，2017年2月因"发热（体温最高40℃）、咳嗽、咽痛"当地医院就诊，曾行肺CT提示陈旧性肺结核，当地考虑"上呼吸道感染"，静脉滴注"抗生素（不详）"2天后体温恢复正常，以后间断轻微咳嗽。2016年发现"高血压病"，曾长期口服"硝苯地平片1次/日"至1个月前停用，自觉无头晕等不适。

缘于2017年12月初出现乏力，伴食欲缺乏，伴咳嗽，无发热、咽痛、胸痛等不适，至当地医院化验血常规：WBC 2.17×10^9/L、N 0.58、HGB 115g/L、PLT 102×10^9/L。肝功：ALT 49U/L、AST 62U/L、ALP 373U/L、CHE 5071U/L。乙肝病毒标志物 HBsAg（-）、抗-HBs（-）、HBeAg（-）、抗-HBe（-）、抗-HBc（-）。AFP 2ng/ml。腹部超声及CT平扫示：肝脾大。诊断"肝脾大原因待查"，为进一步诊治来我院，门诊以"慢性肝炎"收住院。自发病以来，精神尚可，食欲欠佳，睡眠正常，大小便正常，近1个月体重减轻5kg。

二、入院查体

T：36.7℃，HR：78次/分，R：18次/分，BP：102/72mmHg。精神可，神志清，面色稍暗，前额眉心可见直径1cm皮下结节，皮肤巩膜无黄染，肝掌阳性，未见蜘蛛痣，浅表淋巴结未触及。扁桃体不大，胸廓对称，双侧肺呼吸音清晰，未闻及干湿啰音。心界不大，心律规则，各瓣膜听诊区未闻及杂音。腹平坦，未见腹壁静脉曲张，未见肠型及蠕动波，腹壁柔软，全腹无压痛、反跳痛，肝肋下未触及，脾脏肋下5cm，质软，无触痛；胆囊肋下未触及，莫菲氏征阴性，肝区、脾区无叩痛，肝浊音界位于右锁骨中线第五肋间，移动性浊音阴性，肠鸣音正常。双下肢无水肿，扑翼样震颤阴性。

三、诊断依据

（一）病情特点

1. 中年男性，起病隐匿。

2. 2017年2月因"发热（体温最高40℃）、咳嗽、咽痛"当地医院就诊，曾行肺CT提示陈旧性肺结核，当地考虑"上呼吸道感染"，静脉滴注"抗生素（不详）"2天后体温恢复正常，以后间断轻微咳嗽。

3. 主要表现为乏力、食欲缺乏，伴消瘦，无其他不适。

4. 查体　明显脾大。

5. 实验室和辅助检查　化验血白细胞降低，轻度贫血，轻度肝功损害，影像提示肝脾大。

（二）诊断思路

患者有消化道症状，辅助检查提示肝脾大，血白细胞降低，似乎肝脏是主要的损害部位,病因考虑各种原因引起的肝炎,如病毒、酒精、药物、自身免疫等原因。另外,肝脏血管性病变如布加综合征也可引起肝脾大,需进一步检查明确诊断。

四、初步诊断

肝脾大原因待查
  肝炎
  布加综合征?

五、诊治经过

入院后 12 月 19 日化验:血 WBC 2.07×10^9/L、N 55.54%、HGB 94.00g/L、PLT 82.00×10^9/L。肝功:ALB 25g/L、GLO 62g/L、TBIL 12.4μmol/L、DBIL 7.3μmol/L、ALT 43U/L、AST 62U/L、ALP 197U/L、GGT 153U/L。肾功、电解质血糖正常。PT/PA 12.6秒/72.8%。男性肿瘤标志物正常。甲、乙、丙、戊型肝炎病毒标志物阴性。ESR79.00mm/h。HIV 抗原/抗体、梅毒螺旋体抗体、自身抗体五项:抗核抗体(荧光法)胞浆颗粒型(1:100)、余阴性。结核金标抗体阴性。尿便常规:正常。腹部 B 超检查提示:①肝脏增大(肝损害结合临床)、脾大;②门、脾静脉扩张;③轻度脂肪肝;④肝多发囊肿;⑤胆囊炎性改变(结合临床);⑥多发副脾。患者肝脾大原因不明,无肝脏穿刺活检禁忌证,22 日下午至超声科行肝穿。

24 日病理科电话报告,患者肝穿刺病理提示"黑热病"可能大(图 3-12);再次行骨髓穿刺术,涂片可见利杜体(图 3-13)。

诊断黑热病。给予锑剂治疗:葡萄糖酸锑钠注射液 0.6g,肌内注射 1 次/日,病程 6 天,病情好转出院。

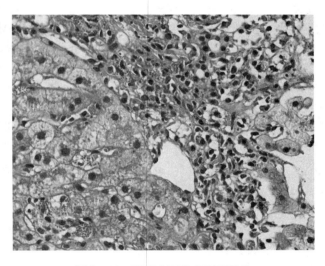

图 3-12　肝窦内可见大量利杜体

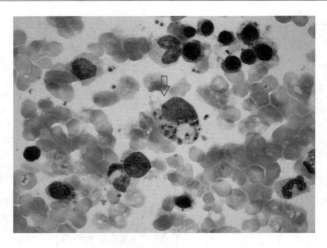

图 3-13　骨髓涂片可见利杜体

六、出院诊断

黑热病

七、经验总结

1. 黑热病又称内脏利什曼病，由杜氏利什曼原虫感染引起的慢性地方性传染病，经由白蛉传播。临床上以长期不规则发热，消瘦，肝脾大，全血细胞减少及血清球蛋白增多为特征。例二表现不典型，曾有发热，此次可能正处于症状缓解期，因肝穿检查提前诊断。

2. 目前黑热病疫区主要分布在山西、陕西、内蒙古、四川、甘肃和新疆，其中新疆、甘肃和四川三省发病例数占全国新发病例数的90%以上，而甘肃主要集聚在陇南地区。

3. 预后取决于早期诊断、早期治疗及有无并发症。自采用葡萄糖酸锑钠以来，病死率减少，治愈率达95%以上。少数可复发，有并发症者预后较差。

参 考 文 献

[1] Kedzierski L. Leishmaniasis. Hum Vaccin, 2011, 7(11): 1204-1214

[2] Croft SL, Olliaro P. Leishmaniasis chemotherapy – challenges and opportunities. Clin Microbiol Infect, 2011, 17(10): 1478-1483

[3] 王利，秦恩强，邱波，等. 北京输入性黑热病1例报道. 传染病信息，2012, 25(1): 44-45

[4] Srividya G, Kulshrestha A, Singh R, et al. Diagnosis of visceral leishmaniasis: developments over the last decade. Parasitol Res, 2012, 110(3): 1065-1078

[5] Kevric I, Cappel MA, Keeling JH. New World and Old World Leishmania Infections: A Practical Review. Dermatol Clin, 2015, 33(3): 579-593

病例4 弓形虫病

一、病例资料

患者,女,24岁,主因"发现HBsAg阳性19年,肝功能异常2个月"于2013年5月18日入院。

有乙肝家族史,5岁时发现乙肝,曾口服中草药,未定期复查;家中长期饲养宠物猫。否认"高血压、糖尿病、肾炎、心脏病、肺病"等病史,否认外伤史,否认输血史,鼻炎病史3年,否认药物、食物过敏史,预防接种史不详。患者平素月经规律,周期7/32~35天,量中,末次月经2013年3月11日,停经30余天自测尿妊娠试验阳性。

患者19年前查体发现HBsAg阳性,无不适,未治疗。2个月前就诊当地医院查ALT 155U/L,AST 96U/L,口服甘草酸二铵肠溶胶囊和双虎清肝颗粒2周,复查肝功能无好转。近20天出现恶心、呕吐等早孕反应持续至今,晨起严重,每日呕吐2~3次,为胃内容物,无腹痛及腹泻。17天前开始口服"叶酸片"至今。1天前就诊我院查ALT/AST 107/53U/L,收入我院。自孕以来,精神尚可,食欲欠佳,睡眠正常,大小便正常,增重5kg。

二、入院查体

T:36.5℃,HR:96次/分,R:18次/分,BP:129/78mmHg,身高:165cm,体重:51.1kg,BMI:18.76kg/m²。发育正常,体型消瘦,自动体位,正常面容,表情自然,神志清楚,精神可,步态正常,查体合作,语言正常,对答切题。全身皮肤黏膜无黄染、出血点及皮疹,未见皮下出血点,无皮下结节,无肝掌,未见蜘蛛痣。全身浅表淋巴结无肿大及压痛。巩膜无黄染,双侧瞳孔等大等圆。口腔黏膜无异常,扁桃体无肿大,软腭正常,咽部无充血水肿,咽反射正常。颈软,无抵抗肺脏呼吸正常,胸式呼吸,语颤正常两侧对称,未触及胸膜摩擦感。双肺叩诊呈清音,肺下界活动度正常。未闻及干湿性啰音。心前区无隆起,心尖冲动正常。未触及震颤,心包摩擦感未触及。心界正常。心率96次/分,律齐,心音正常。各瓣膜听诊区未闻及杂音,心包摩擦音未闻及。腹部平坦,腹壁静脉未见曲张,未见肠形及蠕动波。腹软,无压痛反跳痛,全腹未触及包块。肝脾肋下未触及,肝-颈静脉回流征阴性,胆囊未触及明显异常,墨菲氏征阴性,双肾未触及。移动性浊音阴性,肝上界位于右锁骨中线上平第五肋间,肝区叩击痛阴性,双侧肾区叩击痛阴性。肠鸣音正常,3次/分。四肢无畸形,无明显水肿。

三、诊断依据

(一)病情特点

1. 青年女性,慢性病程急性发作。
2. 有乙肝家族史,5岁时发现HBsAg阳性;停经59天,妊娠试验阳性;家中长期饲养宠物猫。
3. 主要表现为发现HBsAg阳性19年,肝功能异常2个月。

4. 查体 未见明显异常体征。

5. 实验室和辅助检查 提示转氨酶升高。

(二) 诊断思路

该患者慢性乙型肝炎急性发作,需全面评估乙肝病毒活动情况,给予恰当的治疗,如抗病毒、保肝、降酶等,防止患者出现肝衰竭等严重并发症;患者同时处于妊娠早期,医师需在完善对患者的病情评估后,指导患者的妊娠行为。

2015 年,中国慢性乙型肝炎防治指南关于慢乙肝患者妊娠期推荐意见如下:

1. 妊娠期间乙型肝炎发作患者,ALT 轻度升高可密切观察,肝脏病变较重者,在与患者充分沟通并权衡利弊后,可以使用 TDF 或 LdT 抗病毒治疗(A1)。

2. 对于抗病毒治疗期间意外妊娠的患者,如应用 IFN-α 治疗,建议终止妊娠(B2)。若应用的是妊娠 B 级药物(LdT 或 TDF)或 LAM,治疗可继续;若应用的是 ETV 和 ADV,需换用 TDF 或 LdT 继续治疗,可以继续妊娠(A1)。

3. 为进一步减少 HBV 母婴传播,免疫耐受期妊娠中后期 HBV DNA $>2\times10^6$ IU/ml,在充分沟通知情同意基础上,可于妊娠第 24~第 28 周开始给予 TDF、LdT 或 LAM,建议于产后 1~3 个月停药,停药后可以母乳喂养(B1)。

四、初步诊断

1. 早期妊娠

2. 慢性乙型病毒性肝炎 HBeAg 阳性 中度

五、诊治经过

入院后查:血尿便常规正常,肝功:ALB 38g/L、ALT 99U/L、AST 55U/L。凝血功能正常,乙肝病毒标志物 HBsAg、HBeAg、抗 HBc 阳性,HBV DNA 3.88×10^6 IU/ml,妊娠试验阳性,弓形虫抗体 IgM 阳性(两次),水痘、风疹、单纯疱疹病毒抗体阴性,腹部超声提示慢性肝损害。

入院后完善相关检查,给予复方甘草酸苷及多烯磷脂酰胆碱静点保肝治疗。两次查弓形虫 IgM 抗体阳性,考虑近期弓形虫感染,向患者交代早孕期感染弓形虫的风险,经妇产科会诊后建议手术终止妊娠。患者及家属经过慎重考虑决定终止妊娠。患者经保肝、降酶等治疗 1 周后复查 ALT 56U/L、AST 45U/L,要求出院回家休养。

六、出院诊断

1. 弓形虫病

2. 早期妊娠

3. 慢性乙型病毒性肝炎 HBeAg 阳性 中度

七、经验总结

1. 弓形虫病流行病学特点 世界范围内可见弓形体的感染。多年来,美国通过血清学检测显示,接触弓形虫的人数已减少到 9%,年龄在 12~49 岁。弓形体致病可以是先天性的或艾滋病患者的机会性感染。

2. 弓形虫病的诊断 该患者入院时只是个妊娠期的慢性乙型肝炎患者,完善检查后发现弓形虫抗体阳性。因此对于某些特殊情况,如妊娠,应该常规筛查弓形虫病。诊断最好通过间接免疫荧光或酶免疫测定法检测特异性 IgM 和 IgG 抗体或从血液、体液、组织中分离出弓形体确定诊断。

3. 弓形虫病治疗　有严重感染的免疫状态正常的个体和免疫低下或妊娠患者,应该给予吡咯烷酮、磺胺嘧啶、叶酸治疗,以减少血液毒性,疗程 2~6 周(视患者的特点而定)。

参 考 文 献

[1] Oz HS. Fetomaternal and Pediatric Toxoplasmosis. J Pediatr Infect Dis, 2017, 12(4): 202-208

[2] Laboudi M. Review of toxoplasmosis in Morocco: seroprevalence and risk factors for toxoplasma infection among pregnant women and HIV-infected patients. Pan Afr Med J, 2017, 10(27): 269

[3] Rajapakse S, Weeratunga P, Rodrigo C, et al. Prophylaxis of human toxoplasmosis: a systematic review. Pathog Glob Health, 2017, 111(7): 333-342

[4] Martinelli P, Agangi A, Maruotti GM. Screening for toxoplasmosis in pregnancy. Lancet, 2007, 369(9564): 823-824

彩色插图

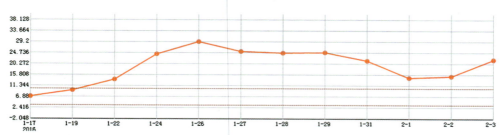

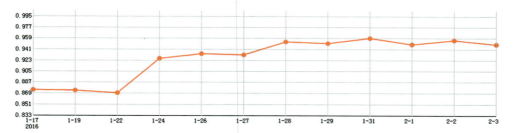

图1-6 血白细胞及中性粒细胞变化趋势图

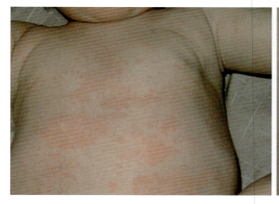 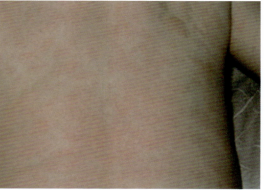

图1-7 麻疹样皮疹：斑丘疹，部分可以融合，疹间皮肤正常

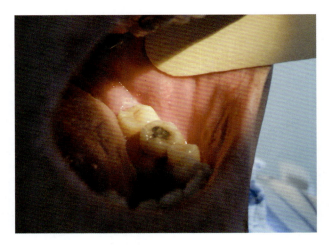

图1-8 麻疹黏膜柯氏斑：第一臼齿颊黏膜上出现的针尖大小的灰白色小点，周围绕以红晕

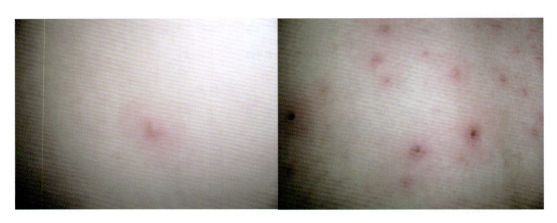

图1-10 水痘皮疹

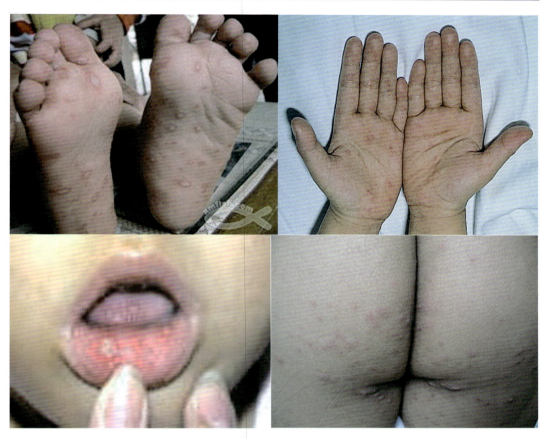

图 1-13 患儿足底、手掌、口唇及臀部皮疹

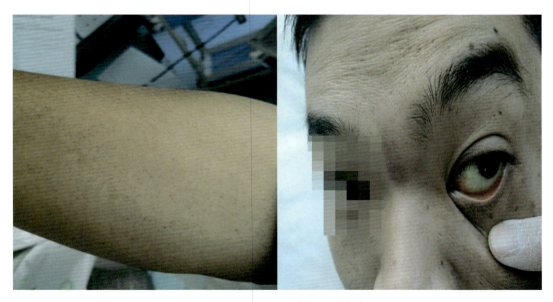

图 1-14 皮肤出血点与巩膜黄染

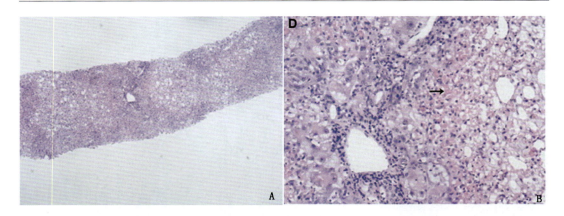

图 1-16 肝组织病理

注：A. 肝组织多小叶坏死（HE 染色，40×）；B. 片状、融合性坏死，较多炎细胞浸润，部分网状支架塌陷，箭头示片状、融合性坏死，肝窦扩张淤血（HE 染色，200×）

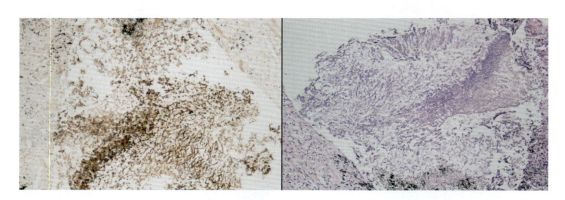

图 1-20 肺组织病理染色

图 1-25 颈部淋巴结活检

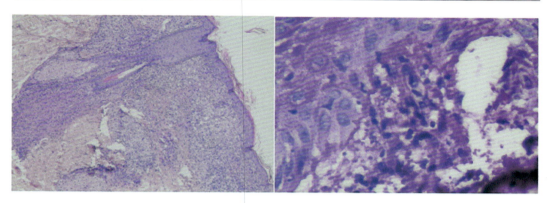

图1-26 胸部皮肤活检

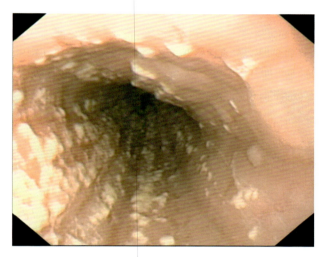

图1-28 胃镜

注:食管 黏膜散在"豆渣样"物质附着,齿状线上方见2条长约0.5cm,条形糜烂,相互无融合

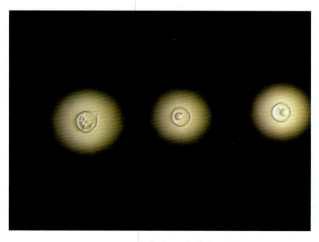

图1-29 脑脊液墨汁染色阳性

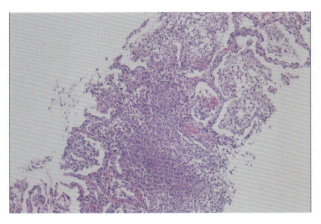

图1-32 肺穿刺活检病理

注:穿刺肺组织内肺泡间隔增宽,肺泡腔内充满大量纤维素样坏死物,伴大量淋巴细胞浸润,细胞碎屑形成。符合肺组织炎性病变,不除外真菌感染。免疫组化:34βE12(-),CK19(-),CK5/6(-),Ki67(-),NapsinA(+),P53(-),P63(-),SP-B(-)。特殊染色:PAS(±),抗酸(-),六胺银染色(±)

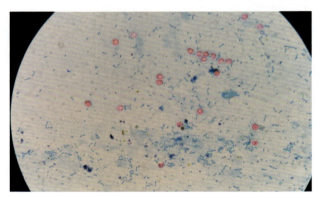

图1-34 大便隐孢子虫

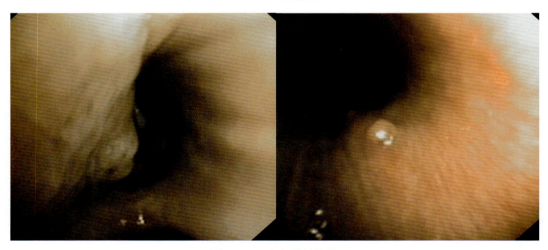

图1-36 支气管镜图像

彩色插图

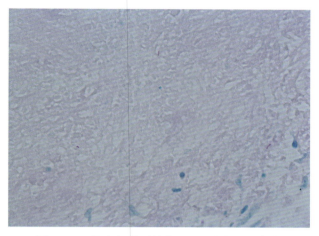

图1-39　肝组织抗酸染色：可见少量抗酸杆菌

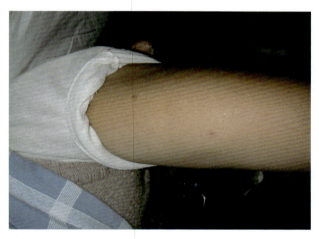

图1-40　蜱虫咬伤

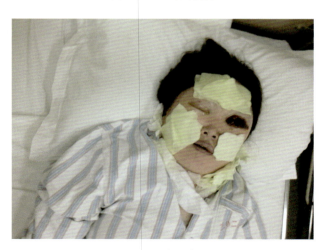

图2-1　患者面部损害

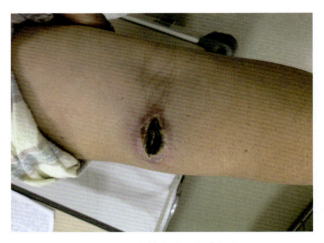

图 2-2　皮肤炭疽：皮肤损害

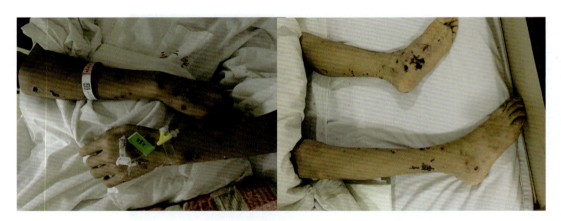

图 2-3　双下肢淤斑，双上肢淤斑

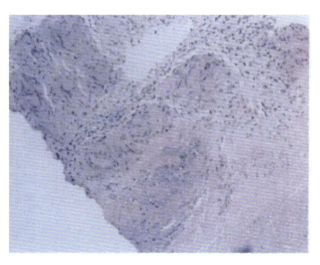

图 2-4　肉芽肿性肝炎

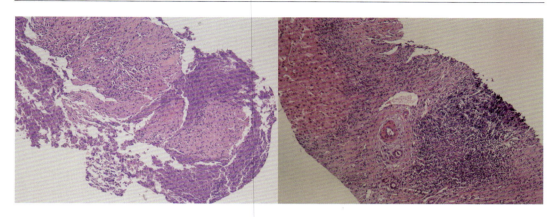

图2-8　11月17日肝组织病理

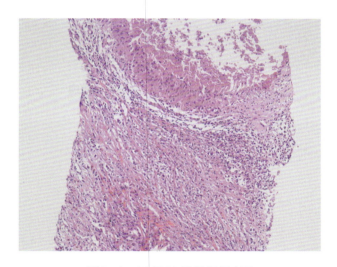

图2-9　11月28日肝组织病理

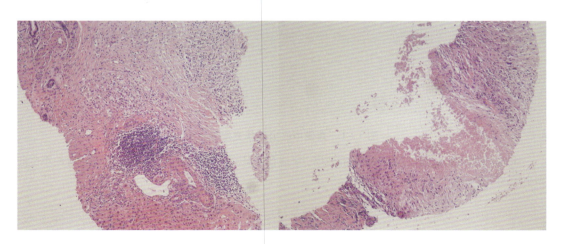

图2-12　2017年3月16日肝组织病理

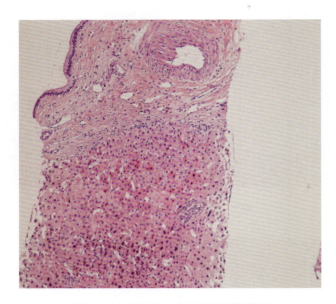

图 2-14　2017 年 8 月 3 日肝组织病理

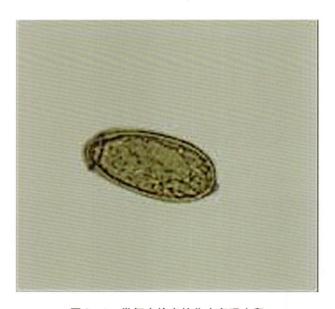

图 3-1　粪便中检出的华支睾吸虫卵

注：前端狭窄，后端宽而钝圆，卵壳较厚，窄端有卵盖，盖旁卵壳隆起称肩峰，圆端可有一小突起称小疣，内含毛蚴

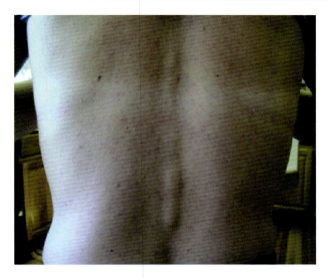

图 3-3　患者皮肤表现

注：患者散在分布的红色斑丘疹，以躯干部居多，直径 2~6mm，大小不等，稍高起皮肤表面，压之褪色

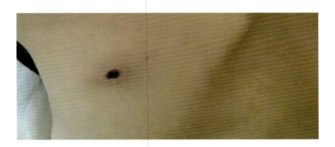

图 3-5　恙虫病焦痂

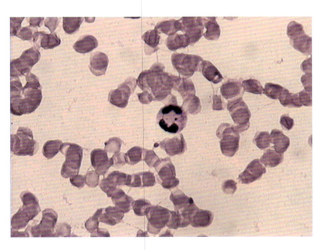

图 3-6　末梢血涂片镜检中性粒细胞内可见桑葚状包涵体

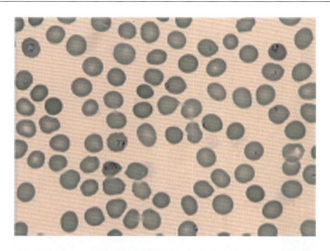

图3-9　1月6日(入院时)疟原虫密度大于10%

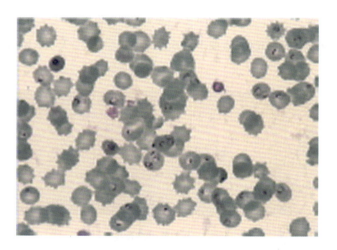

图3-10　1月8日(死亡前)疟原虫密度大于30%

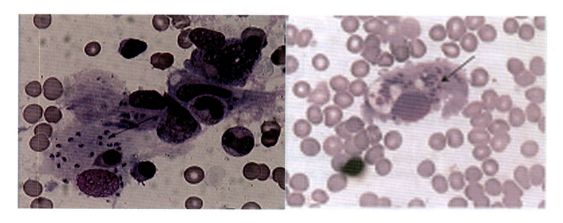

图3-11　骨髓片可见大量利杜体

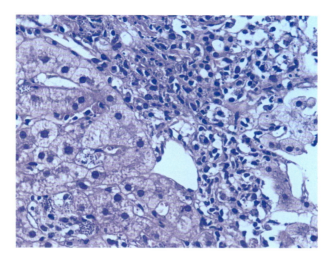

图 3-12 肝窦内可见大量利杜体

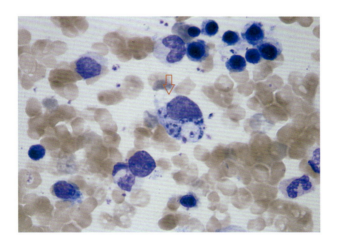

图 3-13 骨髓涂片可见利杜体